Knaur.

Knaur.

Über den Autor:
Prof. Dr. med. Christoph M. Bamberger gehört zu den besten Hormonexperten und Anti-Aging-Ärzten Deutschlands. Er ist der erste und bisher einzige deutsche Professor für Endokrinologie und Stoffwechsel des Alterns. Neben seiner Forschungstätigkeit am Uniklinikum Hamburg-Eppendorf, für die er schon mehrfach ausgezeichnet wurde, bietet er eine eigene Präventiv- und Hormon-Sprechstunde an. Darüber hinaus ist er Direktor des neu gegründeten Medizinischen PräventionsCentrums Hamburg (MPCH) am Uniklinikum Hamburg-Eppendorf. Hier wird eine vom Umfang her einzigartige medizinische Vorsorge angeboten: vom Hormonstatus über eine strahlenfreie Ganzkörper-Kernspintomografie bis hin zum individuellen Lebensstil-Coaching.

Prof. Dr. Christoph M. Bamberger

Besser leben – länger leben

Zehn gesunde Jahre mehr sind machbar – das individuelle Präventionsprogramm

Knaur Taschenbuch Verlag

Besuchen Sie uns im Internet:
www.knaur.de

Vollständige Taschenbuchausgabe März 2008
Knaur Taschenbuch
Ein Unternehmen der Droemerschen Verlagsanstalt
Th. Knaur Nachf. GmbH & Co. KG, München

Umschlaggestaltung: ZERO Werbeagentur, München
Umschlagabbildung: FinePic, München
Satz: Adobe InDesign im Verlag
Druck und Bindung: Nørhaven Paperback A/S
Printed in Denmark
ISBN 978-3-426-78055-8

5 4 3 2 1

Inhalt

Anhang

Vorwort

Prävention: die Medizin des 21. Jahrhunderts

Es gibt wohl kaum einen Menschen, der ein langes, gesundes Leben nicht als das höchste Gut betrachten würde. Gleichzeitig gibt es immer noch sehr wenige Menschen, die meinen, hierauf einen nachhaltigen Einfluss zu haben. Warum ist das so?

Ich denke, wir alle befinden uns, was unseren Körper und unsere Gesundheit angeht, in einem tief verwurzelten Zustand der Unmündigkeit. Und die Wurzeln sind zahlreich. So alt der Menschheitstraum eines Jungbrunnens ist – viele von uns werden das im 16. Jahrhundert gemalte berühmte Bild von Lucas Cranach vor Augen haben –, so alt ist auch die Überzeugung, dass es sich dabei um reines Wunschdenken handelt: Gegenüber Alter und Krankheit nehmen viele Menschen bis heute eine fatalistische Haltung ein. Diese ist häufig mit einer – je nach Standpunkt – moralischen oder moralisierenden Einstellung verknüpft, der zufolge der Mensch nicht allzu sehr in die Pläne der Schöpfung eingreifen sollte. Ende des 19. Jahrhunderts hat dann die Einführung der Sozialversicherungssysteme in Deutschland ein Übriges getan. Wie es häufig bei großen Errungenschaften der Fall ist, so wird auch hier die Kehrseite der Medaille zunehmend offenbar. Denn neben Fatalismus und religiös gefärbter Moral ist die Idee, im Krankheitsfall vom Staat versorgt zu werden, bis zum heutigen Tage gleichbedeutend mit einer nahezu vollständigen Aufgabe der Eigenverantwortung. »Für meinen Körper bin ich nicht zuständig, dafür gibt es doch Ärzte und Krankenkassen«, so könnte man diese Haltung überspitzt formulieren.

Ein Gesundheitssystem ohne Eigenverantwortung wird es in Zukunft nicht mehr geben können.

Das mächtigste Hindernis auf dem Weg zu einem eigenverantwortlichen Umgang mit dem Körper war tatsächlich bisher die Medizin selbst. Genauer gesagt: ihre unglaublichen Erfolge bei der Behandlung so vieler Krankheiten. Man denke nur an die Einführung der Antibiotika, durch die bakterielle Infektionskrankheiten erstmals, seit Menschen diesen Planeten bevölkern, effizient therapiert werden können. Oder an die Entwicklung moderner Narkose- und Operationstechniken, durch die zuvor tödliche Erkrankungen wie zum Beispiel eine Blinddarmentzündung tatsächlich *geheilt* werden können. Genau diese Erfolge aber haben über weite Strecken des 20. Jahrhunderts selbst Experten zu der Ansicht verleitet, alle wesentlichen »Killer« von Herzinfarkt bis Krebs würden in absehbarer Zeit gut therapierbar und somit beherrschbar sein. Dieses Denken hat bei vielen Menschen nicht gerade zu einem verantwortlichen Umgang mit dem eigenen Körper geführt. Mir wird schon nichts passieren, heißt die Maxime, und falls doch, lässt es sich reparieren, und das auch noch kostenlos.

Uns aus dieser Unmündigkeit zu befreien, ist nicht so einfach, denn wir alle sind mit dem hier skizzierten Bild der modernen, kassenfinanzierten Reparaturmedizin aufgewachsen und haben es verinnerlicht. Doch langsam, aber sicher beginnen wir tatsächlich umzudenken. Wir stellen fest, dass die Reparaturmedizin weder alles reparieren kann noch auf Dauer bezahlbar ist. Um Missverständnissen vorzubeugen: Die Erfolge der Reparaturmedizin sind unbestreitbar und auf manchen Gebieten wie etwa der Transplantationschirurgie sogar atemberaubend. Auch wird sich diese Medizin in rasantem Tempo weiterentwickeln. Und wir werden sie immer brauchen, denn eine vollkommene Beseitigung aller Krankheiten wird wohl eine Utopie bleiben. Gleichzeitig wird diese Reparaturmedizin immer teurer werden und immer auch eine Einschränkung der Lebensqualität mit sich bringen. Man lässt sich beispielsweise nicht mal eben so nebenbei operieren, von der Dauerbehandlung chronischer Leiden ganz zu schweigen.

Die Lösung kann also nur in der Entwicklung einer neuen Art von Medizin liegen, die neben der Reparaturmedizin entsteht (und nicht etwa an ihrer Stelle) und die Vorbeugung in den Mittelpunkt stellt. Der Gedanke selbst ist gar nicht so neu. Schon 400 Jahre v. Chr. hat Hippokrates gesagt: »Schön ist es, für die Kranken besorgt zu sein, ihrer Gesundheit wegen; viel schöner, für die Gesunden besorgt zu sein, ihres Nichterkrankens wegen.« Die bekannte Kurzversion dieses Satzes lautet: »Vorbeugen ist besser als Heilen.« Über zwei Jahrtausende führte dieses geradezu revolutionäre Konzept jedoch ein Schattendasein, zum Teil wegen begrenzter Kenntnisse und Möglichkeiten, zum Teil aufgrund der oben genannten Denkbarrieren.

Erst gegen Ende des letzten Jahrhunderts lichtete sich der Nebel, und der Weg einer präventiv angelegten, eigenverantwortlichen Medizin wurde sichtbar. Dafür setzte sich zunächst der Begriff »Anti-Aging« durch. Dieser Begriff ist jedoch unglücklich, denn er suggeriert, dass Altern selbst eine Krankheit sei, die es zu beseitigen gelte. Wir werden uns in diesem Buch auch mit dieser Frage beschäftigen. Zudem ist der Begriff unscharf, bezieht sich auf kosmetische Produkte ebenso wie auf Hormone oder Aspekte der ästhetischen Chirurgie. Schließlich hinterlässt Anti-Aging bei vielen Menschen den Beigeschmack des Unseriösen. Zu viele falsche Versprechungen wurden in diesem Zusammenhang gemacht, zu viele fragwürdige Behandlungen durchgeführt, zu viel Geld wurde damit verdient.

Ich bin daher überzeugt, dass der Anti-Aging-Bewegung kein langes Leben beschieden sein wird (so paradox das auch klingen mag). Anti-Aging ist jedoch keine reine Modeerscheinung, wie viele allzu konservativ denkende Schulmediziner meinen. Es wäre auch falsch, Anti-Aging auf Krankheitserfindung zu reduzieren, wie andere es tun. Anti-Aging gebührt vielmehr das Verdienst, das Vorstadium oder besser die Geburtsstunde einer neuen Art von Medizin zu sein. Mit all den dazugehörigen Geburtswehen. Und diese neue Art von Medizin heißt Prävention. Prävention ist die Medizin des 21. Jahrhunderts. Erst jetzt sind wir so weit. Erst jetzt sind wir – zweifelsohne unter dem Druck einer rasant alternden Gesellschaft und leerer öffentlicher Kassen – in der Lage, alte Denkstrukturen abzulegen. Erst jetzt stehen uns die technischen Mittel zur Verfügung, um aus Prävention mehr zu machen als ein Lippenbekenntnis. Die Zeit ist angebrochen, in der wir tatsächlich mitbestimmen können, wie schnell wir altern, welche Krankheiten wir im Alter bekommen und welche nicht.

Die Reparaturmedizin wird sich weiterentwickeln, doch Prävention wird die Medizin des 21. Jahrhunderts sein.

In diesem Buch möchte ich Ihnen nahe bringen, wie Sie die Medizin des 21. Jahrhunderts für sich persönlich nutzen können. Niemand weiß heute, ob sich Prävention letztlich volkswirtschaftlich rechnen wird. Viele nehmen es an, aber keiner weiß es. Weder die führenden Medizinökonomen noch die Vertreter der Krankenversicherungen können uns darauf eine Antwort geben. Aus diesem Grund werden staatliche Initiativen zur Prävention und Gesundheitsförderung bestenfalls Entwicklungen anstoßen, für sich allein aber niemals mehr als der berühmte Tropfen auf dem heißen Stein sein können. Wie gesagt, um volkswirtschaftlichen Nutzen soll es in diesem Buch auch gar nicht gehen. In diesem Buch geht es um den Nutzen des Einzelnen, in diesem Buch geht es um *Sie selbst*.

Prävention ist auch insofern eine neue Medizin, da sie auf Eigenverantwortung setzt. Das ist eine große Chance. Doch wer Verantwortung für sich und seinen Körper übernehmen will, der muss etwas darüber wissen. Der muss verstehen, warum und wie wir altern. Warum bestimmte Krankheiten im Alter häufiger auftreten als in der Jugend. Ich möchte Sie also einladen, eines der spannendsten Themen unserer Zeit mit mir gemeinsam zu beleuchten. Wir werden Antworten suchen auf Fragen wie: Wie lange wollen wir überhaupt leben? Wie lange können wir leben? Wo können wir in den Alterungsprozess eingreifen und wo (noch) nicht? Danach begeben wir uns gemeinsam in den Dschungel des derzeitigen teils unter Prävention, teils unter Anti-Aging firmierenden Angebotes. Was ist seriös? Was ist gefährlich? Was ist schlichtes Geld-zum-Fenster-Hinauswerfen? Kurz: Wir trennen die Spreu vom Weizen. Dann schneidern wir gemeinsam Ihr persönliches Programm für gesundes und glückliches Altern auf der Grundlage der allerneuesten Erkenntnisse auf diesem Gebiet. Dieses Programm schließt ganz bewusst die geistig-seelische Komponente erfolgreichen Alterns mit ein und enthält daher auch den Entwurf einer »Philosophie der zweiten Lebenshälfte«.

Aus meiner eigenen Sprechstunde kenne ich die Ängste, Wünsche und Ansprüche der Menschen angesichts ihres bevorstehenden Alters. Manche Menschen beginnen bereits mit 30 darüber nachzudenken, andere erst mit 50 oder 60. Gemeinsam ist allen diesen Menschen der Wunsch, lange gesund zu bleiben und eines fernen Tages schmerzfrei und ohne langes Siechtum zu sterben. Unrealistische Ansprüche sind mir selten begegnet. Kein 70-Jähriger hat je von mir gefordert, ihn in einen 20-Jährigen zu verwandeln. Man ist stolz auf seine Lebensleistung und -erfahrung und den meisten würde ein glattes, makelloses Gesicht künstlich erscheinen. Zehn Jahre jünger geschätzt zu werden und sich auch so zu fühlen, wird hingegen meist als ein willkommenes Nebenprodukt einer gesundheitsbewussten Lebensweise begrüßt. Gesund und zehn Jahre jünger – das sind realistische Ziele. Mein Präventionsprogramm soll Ihnen dabei helfen, diese Ziele zu erreichen. Und es soll Ihnen zeigen, dass das sogar Spaß machen kann. Dabei spielt es keine Rolle, wie alt Sie sind. Für Prävention ist es niemals zu früh. Und niemals zu spät.

Gesund und zehn Jahre jünger: realistische Ziele konsequenter Prävention.

Teil I

Altern: Schicksal und Herausforderung

Ist Altern eine Krankheit?

Versuch einer Definition

Jeder hat eine Vorstellung vom Alter. Jeder hat bestimmte Bilder vor Augen. Gebeugte, am Stock gehende Menschen mit tiefen Falten im Gesicht. Patienten im Krankenhaus, die ihre Körperfunktionen nicht mehr im Griff haben. Menschen im Pflegeheim, die nicht mehr wissen, wer und wo sie sind. All dies sind Vorstellungen, die wir schnell wieder verdrängen. Denn wir können den Gedanken nicht ertragen, dass wir eines Tages selbst zu diesen Menschen gehören, diese Menschen *sein* könnten. Doch je älter wir werden, desto mehr drängen sich uns diese Bilder auf, werden von Jahr zu Jahr plastischer, eindringlicher. Aus dem anfänglichen »So will ich nicht enden« wird langsam, aber sicher ein ahnungsvolles »Was ist, wenn ich so ende?«. Liegt es angesichts solcher Bilder und Gedanken nicht nahe, Altern und Alter als Krankheit anzusehen? Als eine Krankheit, die es mit aller Macht zu bekämpfen gilt?

Ich möchte hier gleich zu Anfang bekennen, dass ich Altern *nicht* als eine Krankheit ansehe. Und das kann und werde ich auf den folgenden Seiten auch begründen. Sie werden jedoch sehen, dass diese Überzeugung nur bis zu einem gewissen Grad rational begründbar ist und zu einem Gutteil Bekenntnis bleiben muss – Gleiches gilt natürlich auch für die gegenteilige Überzeugung. Die Unschärfe beginnt schon damit, dass wir die Begriffe »Gesundheit« und »Krankheit« nicht zufriedenstellend definieren können. Es ist erstaunlich, doch die grundlegenden Begriffe in der Medizin sind wesentlich nebulöser, als man annehmen würde.

Gängig ist die Definition der Weltgesundheitsorganisation (WHO): »Gesundheit ist der Zustand umfassenden körperlichen, psychischen und sozialen Wohlbefindens, nicht nur die Abwesenheit von Krankheit.« Aus dieser Definition geht Folgendes hervor:

- Es gibt keine dauerhaft gesunden Menschen, denn einer wie auch immer gearteten Beeinträchtigung unseres Wohlbefindens sehen wir uns ja fast ständig ausgesetzt.
- Es muss zwischen Gesundheit und Krankheit noch einen dritten Zustand geben, in dem unser Wohlbefinden zwar beeinträchtigt ist, wir aber noch nicht krank sind. Wie wir diesen Zustand nennen sollen, dazu schweigt die WHO.

Sie sehen, mit dieser Definition kommen wir nicht viel weiter. Ich möchte sie daher leicht abwandeln und eine Einteilung vorschlagen, die – wie ich später noch ausführen werde – besonders auch für die Prävention sinnvoll ist:

- Gesundheit = objektivierbare normale körperliche, geistige und seelische Funktion
- Risikofaktor = objektivierbarer körperlicher, geistiger oder seelischer Zustand, der die Wahrscheinlichkeit erhöht, dass eine bestimmte Krankheit auftritt
- Krankheit = objektivierbare Störung der körperlichen, geistigen oder seelischen Funktion

»Objektivierbar« bedeutet in diesem Fall: durch eine ärztliche Untersuchung feststellbar. Das kann eine körperliche Untersuchung sein, aber auch ein Labortest oder eine Röntgenaufnahme. Doch was heißt »normal«? Was ist eine »normale körperliche, geistige und seelische Funktion«? Welche Normwerte legen wir zugrunde? Was ist beispielsweise eine normale Knochendichte? Die einer 30-Jährigen? Der Mittelwert des Alterskollektivs, also der Gleichaltrigen?

Altern ist ein natürlicher Prozess

Merken Sie, wie wir uns im Kreis drehen? Definitionen helfen uns eben nur wenig, um uns zu orientieren. Die Frage, ob Altern eine Krankheit ist, können wir mit ihrer Hilfe nicht beantworten. Denn immer können wir die Definition so interpretieren, wie es uns gerade passt. Schalten wir also lieber den gesunden Menschenverstand ein. Schauen wir uns dazu einmal den Lebensbogen eines Menschen von der Geburt bis zum Tod im Zeitraffer an: Die Entwicklung der Organe einschließlich des Gehirns setzt sich nach der Geburt zunächst noch fort. Der Körper wächst. Die Regenerationsfähigkeit ist maximal. Selbst Nervenzellen im Gehirn können noch ersetzt werden. Dass wir von Geburt an altern, wie einige Experten meinen, beruht daher aus meiner Sicht auf zumindest sehr ungenauem Denken. Die Pubertät ist der abschließende körperliche Entwicklungsschub. Die volle Geschlechtsreife wird erreicht und das Längenwachstum kommt zum Abschluss. Zwischen 20 und 30 Jahren leben wir dann körperlich auf einem Hochplateau: Die körperliche Entwicklung ist abgeschlossen, die Reparaturmechanismen unseres Körpers funktionieren optimal. Prävention wird in dieser Lebensphase daher gerne besonders klein geschrieben. Bei den meisten beginnt es dann mit Mitte 30. Durchwachte Nächte werden schlechter verkraftet, die morgendlichen Ringe unter den Augen bilden sich tagsüber langsamer zurück, allererste Augenfältchen werden sichtbar, beim Sport lässt der Schwung nach. Mit anderen Worten: Der Alterungsprozess hat begonnen. Ab Mitte 40 werden nicht nur die Falten tiefer, auch das *Risiko*, ernsthaft zu erkranken oder gar zu versterben, steigt stetig an. Tatsächlich verdoppelt es sich ungefähr alle acht Jahre: Liegt das Sterberisiko mit 40 noch bei etwa 0,2 Prozent pro Jahr, so ist es mit 48 bereits auf 0,4 Prozent pro Jahr gestiegen. Mit 56 liegt das jährliche Sterberisiko dann bei etwa 0,8 Prozent pro Jahr, mit 64 bei 1,6 Prozent und mit 72 bei etwa 3,2 Prozent. Und so weiter. Irgendwann nach dem 90. Lebensjahr steigt das Sterberisiko überraschenderweise von Jahr zu Jahr langsamer an. Warum das so ist, wissen wir nicht, aber es ist ein kleiner Trost.

Das altersabhängig steigende Risiko zu versterben fließt direkt in eine der gängigsten Definitionen des Begriffs »Altern« ein (im Übrigen die letzte Definition, die ich in diesem Buch bringen werde). Sie wurde von dem amerikanischen Altersforscher L. Stephen Coles in Anlehnung an die Erkenntnisse des französischen Arztes Claude Bernard (1813–1878) formuliert: »Altern ist ein natürlicher Prozess, der mit einer zunehmenden Funktionseinschränkung sämtlicher Organsysteme einhergeht und der mit einer zunehmenden Wahrscheinlichkeit zu erkranken und zu sterben verbunden ist.«

Wie kann ich vor dem Hintergrund dieser recht deprimierenden Definition immer noch behaupten, dass Altern keine Krankheit sei? Nun, lesen Sie sich die Definition noch einmal durch. »Natürlicher Prozess« kommt darin vor. Das bedeutet: ein Prozess, der alle Menschen betrifft. Genau wie die Geburt oder die Pubertät. Würde man auf die Idee kommen, die Geburt als Krankheit zu bezeichnen, weil sie mit dem Risiko verbunden ist, dass sich einem die Nabelschnur um den Hals wickelt und man daran erstickt? Oder das Kindesalter, weil bestimmte Tumoren nur in diesem Lebensabschnitt auftreten (wenn auch glücklicherweise äußerst selten)? Oder die Pubertät, weil sie mit einer schweren Akne und mitunter schweren Störungen im psychosozialen Bereich einhergehen kann? Nein, auf diese Idee würde man nicht kommen. Man würde sich immer auf die Natürlichkeit dieser Prozesse beziehen. Und so verhält es sich auch mit dem Altern. Ganz abgesehen davon, dass der Alterungsprozess auch Verbesserungen mit sich bringt. Der Gewinn an Lebensweisheit und Gelassenheit, die Verfeinerung des Lebensstils erinnern gelegentlich an das Reifen eines guten Weins, insbesondere wenn es einem gelingt, eine echte »Philosophie der zweiten Lebenshälfte« zu entwickeln, wie sie im Kapitel »Die vier Module der Prävention« skizziert ist. Aber selbst wenn wir das Bild des reifenden Weins als bloßen Zweckoptimismus abtun, bleibt die *universelle* Natürlichkeit des Alterungsprozesses. Diese Erkenntnis bewahrt uns natürlich nicht vor einer gewissen Wehmut angesichts der Vergänglichkeit unseres Daseins und angesichts der Gewissheit, dass wir eines Tages sterben müssen. Doch sie bewahrt uns davor, uns als krank stigmatisieren zu lassen oder gar selbst zu stigmatisieren.

Altern ist keine Krankheit, sondern die längste Phase unseres Lebens.

Nach der Definition der Weltgesundheitsorganisation wäre Altern ganz sicher eine Krankheit. Überspitzt formuliert wäre sogar das Leben selbst überwiegend eine Krankheit. Denn perfektes Wohlbefinden ist und bleibt der Ausnahmezustand. Wenn wir allerdings die universelle Natürlichkeit des Alterungsprozesses mit in unsere Überlegungen einbeziehen, dann ist Altern keine Krankheit. Dann ist Altern lediglich ein *Risikofaktor* für bestimmte Erkrankungen wie zum Beispiel Herzinfarkt und Schlaganfall. Alle Menschen altern. Aber nicht alle Menschen bekommen diese *altersassoziierten* Erkrankungen, wie man sie auch nennt. Ich denke, dabei sollten wir bleiben: Altern ist keine Krankheit, sondern ein Risikofaktor. Zugegebenermaßen ein unbeeinflussbarer Risikofaktor, denn der Chronologie können wir uns nicht entziehen. In diesem Buch möchte ich daher gemeinsam mit Ihnen die beeinflussbaren Risikofaktoren für diese mit dem Alter gehäuft auftretenden Erkrankungen identifizieren. Sie werden staunen, wie viele es davon gibt. Und sie werden am Ende hoffentlich überzeugt sein, dass gesundes Altern weder ein Widerspruch in sich noch eine Utopie ist.

Ab welchem Alter ist man »alt«?

Zum Abschluss dieses ersten Kapitels möchte ich mich noch ganz kurz einer etwas anders gelagerten Frage widmen. Wir haben über Altern und den Alterungsprozess gesprochen. Dieser Prozess ist schleichend, findet von Stunde zu Stunde, von Tag zu Tag, von Jahr zu Jahr statt. Aber ab wann ist ein Mensch wirklich *alt*? Wo liegt die Grenze? Gibt es eine solche Grenze überhaupt?

Ich erinnere mich an meine ersten Eindrücke, die ich vor mehr als 20 Jahren von der modernen Intensivmedizin gewann. Vor allem aber erinnere ich mich daran, wie schockiert ich war, als ich damals erfuhr, dass die Altersgrenze für die Verlegung auf eine Intensivstation in einigen Krankenhäusern bei 65 Jahren lag. In anderen Worten: Wenn sich ihr Gesundheitszustand kritisch verschlechtert hatte, wurde über 65-Jährigen die Intensivmedizin mit all ihren Möglichkeiten der Überwachung, Kreislaufkontrolle und künstlicher Beatmung vorenthalten.

»Lohnt sich bei den Alten nicht mehr«, war die mehr oder minder unverblümt ausgesprochene Begründung. Diese Altersgrenze hat man glücklicherweise längst fallengelassen. Tatsächlich ist der überwiegende Anteil der Patienten auf der Intensivstation inzwischen über 70 Jahre alt. Nichtsdestotrotz hält die Diskussion über Altersgrenzen, jenseits derer bestimmte medizinische Maßnahmen nicht mehr zum Einsatz kommen sollten, in unserer Gesellschaft an. Denken Sie nur an die Frage, ob Hüftoperationen bei über 85-Jährigen noch von den Kassen bezahlt werden sollten. Zwar wird diese Grenze immer weiter nach hinten verlagert – das ist bei steigender Lebenserwartung auch nicht anders zu erwarten –, aber die Forderung nach einer Grenze, nach einer blanken Zahl bleibt. Nach einem unausgesprochenen und dennoch allgemein akzeptierten Konsens liegt diese Grenze derzeit bei 80 Jahren. Jenseits der 80 ist man nach heutigem Verständnis alt.

Wie ich es sehe

Der Volksmund, meist ein verlässlicher Garant für den gesunden Menschenverstand, sagt etwas anderes: »Man ist so alt, wie man sich fühlt«, heißt es da. In diesem Spruch steckt mehr Wahrheit als in willkürlich gezogenen Altersgrenzen. Wer hat nicht von der rüstigen 85-Jährigen gehört, die noch Bergwanderungen unternimmt und äußerlich als 70-Jährige durchgehen könnte? Oder auf der anderen Seite von dem 65-Jährigen, der sich nach jeder Stufe an die arthrotische Hüfte fasst und dem nach der ersten Treppe schon die Luft ausgeht? Wir sprechen hier vom biologischen Alter, das vom chronologischen Alter um bis zu zwei Jahrzehnte abweichen kann (siehe hierzu den Test im Anhang). Das biologische Alter, der allgemeine körperliche und geistige Zustand sind entscheidend, wenn wir schon Grenzen ziehen wollen. Selbstverständlich können diese Grenzen dann immer auch nur im Einzelfall gezogen werden. So kann es durchaus sinnvoll sein, einer 90-Jährigen einen Herzschrittmacher einzusetzen, wenn man ihr damit noch zehn gute Jahre schenken kann. Oder denselben einer 80-Jährigen vorzuenthalten, die nach mehreren Schlaganfällen gelähmt in ihrem Bett liegt. An diesen Grenzsituationen ärztlichen Handelns wird besonders deutlich, wie relativ der Altersbegriff ist und wir sehr wir uns vor starren Grenzen hüten sollten.

Warum die Natur das Altern erfunden hat

Von Steinzeitmenschen und Hundertjährigen

Die Hauptüberschrift dieses Kapitels suggeriert, dass der Alterungsprozess nicht nur ein natürlicher Vorgang ist, sondern auch noch einen Vorteil für die Spezies in sich birgt. Wenn wir von der in ihren Grundzügen heute nicht mehr umstrittenen Evolutionstheorie ausgehen, »erfindet« die Natur ja ständig neue Formen, Verhaltensmuster und biochemische Prozesse. Diese Erfindungen werden dann gegenüber der harten Realität geprüft. Nur den tauglichen Varianten gelingt es, sich erfolgreich fortzupflanzen und ihre genetische Information an die nächste Generation weiterzugeben. Welchen Überlebens- und Fortpflanzungsvorteil könnte in diesem Zusammenhang die Variante »Altern« liefern? Bei der Variante »Sterben« ist diese Frage leichter zu beantworten: Unsterbliche Arten könnten sich veränderten Umweltbedingungen nicht anpassen, da die Träger neuer, möglicherweise besserer genetischer Information sich nicht gegen die Übermacht ihrer potenziell ewig lebenden Artgenossen durchsetzen könnten.

Aber Altern? Welchen Vorteil bringt es einer Spezies – nehmen wir die Spezies Mensch –, wenn ihre Mitglieder altern? Rein biologisch zunächst keinen, lautet die lapidare Antwort. Und zwar deshalb, weil die Natur den Alterungsprozess ursprünglich eigentlich gar nicht vorgesehen hat. Das klingt auf den ersten Blick nach einem Paradoxon: ein natürlicher Prozess, den die Natur nicht vorgesehen hat. Schauen wir uns daher, um das besser zu verstehen, die ersten Menschen in ihrer natürlichen Umgebung an.

Wir gehen heute davon aus, dass diese Menschen, deren Gene wir immer noch in uns tragen, nicht älter als 30 Jahre alt wurden. Verletzungen, Tierattacken und Infektionen machten ihrem Leben vorzeitig ein Ende (»vorzeitig« nach heutigem Verständnis). In diesen bis zu 30 Jahren aber erfüllten viele von ihnen ihre biologische Aufgabe: Zeugung, Geburt und Aufzucht von Nachkommen bis zu deren Geschlechtsreife. Um diesem biologischen Zweck dienen zu können, musste ihre körperliche Verfassung in diesen 30 Jahren optimal sein. Ihr Körper war also für 30 Jahre ungestörte Funktion angelegt.

Danach war der biologische Zweck erfüllt. Und von nun an überließ die Natur den Körper sich selbst und vernachlässigte die Mechanismen der Selbstreparatur (was damit auf der Ebene der Körperzellen gemeint ist, sehen wir im nächsten Kapitel). Biologisch war es einfach nicht sinnvoll, Energie in die Erhaltung eines Körpers zu stecken, der seine Aufgabe erfüllt hatte. Kraft, Schnelligkeit und Sehfähigkeit ließen nach, so dass Begegnungen mit Raubtieren wahrscheinlicher zum Tod führten. Die Funktion des Immunsystems wurde schwächer, so dass selbst kleinere Verletzungen lebensbedrohliche Infektionen nach sich ziehen konnten. Die Fortpflanzungsfähigkeit ließ ebenfalls nach, um bei den Frauen einige Jahre später ganz zu versiegen.

Einigen wenigen Menschen gelang es natürlich, allen Gefahren zum Trotz zu überleben, durchzukommen, älter zu werden als die anderen. Doch nicht, um eine noch leichtere Beute für wilde Tiere abzugeben. Nein, diese Menschen verfügten nun über so etwas wie Lebenserfahrung. Sie wussten vielleicht Tierspuren besser zu deuten oder das Wetter besser vorherzusagen (eine Fähigkeit, die sich im Gegensatz zu vielen anderen menschlichen Fähigkeiten über die Jahrtausende nur unwesentlich weiterentwickelt hat). Und dank eines Gehirns, das dem aller bisherigen Lebewesen weit überlegen war, konnten sie diese Lebenserfahrung auch weitergeben. Sie konnten sie in Situationen, die für die Jüngeren nicht zu bewältigen waren, in konkrete Handlungsanweisungen umsetzen. Das war die Geburtsstunde dessen, was wir heute Altersweisheit nennen.

Und dennoch änderte die Natur ihr Konzept nicht. Bis zum Alter von 30 passte sie gut auf, dass dem Körper nichts passierte. Danach überließ sie ihn dem freien Spiel der Kräfte. Die Menschen, denen es trotzdem gelang, älter zu werden, reichten aus, um das zum Teil durchaus lebensnotwendige Wissen an die nächste Generation weiterzugeben. Ein erweitertes Schutzprogramm für diese Menschen war nicht notwendig.

Und so leben wir heute weiter in unseren Steinzeitkörpern. Weil uns aber Tiere und Infektionen nur noch sehr selten den Garaus machen, müssen wir ab dem 30. Lebensjahr dem ständig wachsenden Erkrankungsrisiko etwas entgegensetzen, um die folgenden Jahrzehnte auch *gut* leben zu können. Altern ist also keine echte Erfindung der Natur. Altern ist eine Lücke, welche die Natur mangels Notwendigkeit nicht geschlossen hat. Man könnte es auch anders formulieren: Bis 30 hat der Körper sein internes Präventions- und Anti-Aging-Programm, danach müssen wir ein externes dazuschalten.

Auch heute noch leben wir in unseren für 30 Lebensjahre angelegten Steinzeitkörpern.

Es ist jedoch nicht alles nur passiver Verfall, nicht nur Abschalten von Schutz- und Reparaturprogrammen. Diejenigen nämlich, die durch das immer dichter werdende Netz aus Risiken bis ins hohe Alter hindurchzuschlüpfen vermögen, gelangen irgendwann an eine Mauer, die sie nicht mehr durchdringen oder überwinden können: die Mauer der maximalen Lebenserwartung. Die maximale Lebenserwartung ist der letzte Schutzwall der Natur gegen die Unsterblichkeit. Sie ist eine speziesspezifische Konstante und scheint aktiv programmiert zu sein (siehe folgendes Kapitel). So können Fliegen nur einige Tage, Eichhörnchen sieben Jahre, Pferde 35 Jahre, Elefanten 65 Jahre und Schildkröten bis zu 200 Jahre alt werden. Wir Menschen befinden uns mit etwa 120 Jahren maximaler Lebenserwartung durchaus in der Spitzengruppe. Jeanne Louise Calment, auf die wir noch eingehender zu sprechen kommen werden, verstarb 1997 im Alter von 122 Jahren. Sie ist damit der dokumentiert älteste Mensch, der bisher gelebt hat. Wie wir in den folgenden Kapiteln sehen werden, können wir von ihr und anderen sehr alt gewordenen Menschen viel darüber lernen, wie wir gesund altern können.

Bis 30 haben wir ein internes Präventions- und Anti-Aging-Programm, danach müssen wir ein externes dazuschalten.

Gene, Gifte, Radikale

Wie wir altern

Vor über hundert Jahren behauptete der zu seiner Zeit berühmte russische Immunologe und Nobelpreisträger (!) Elie Metchnikoff: »Altern beruht auf der Wirkung von Toxinen, die von Darmbakterien produziert werden. Eine Korrektur der Darmflora durch regelmäßigen Joghurtkonsum kann die Toxinbildung hemmen und die Lebensspanne des Menschen auf zweihundert Jahre erhöhen.« Entsprechend ging Metchnikoff davon aus, dass die unterschiedliche maximale Lebenserwartung verschiedener Tierarten auf einer artspezifischen Zusammensetzung ihrer Darmflora beruhte. Metchnikoff selbst wurde trotz seines Joghurt-Konsums »nur« 81 Jahre alt und hat damit seine eigene Theorie über das Altern eindrucksvoll widerlegt. Dennoch hat seine Idee in Teilen überlebt, wie der Kampf um den Markt sogenannter probiotischer Joghurts beweist.

Ähnlich geht es vielen anderen Alternstheorien, die interessant klingen, aber jeder wissenschaftlichen Grundlage entbehren. Insgesamt schwirren über hundert solcher Theorien herum, suchen nach gläubigen Anhängern und finden sie meist auch. So ließen sich in den 20er-Jahren des letzten Jahrhunderts viele Männer Tierhoden in ihren eigenen Hodensack verpflanzen. Sie folgten damit der Annahme, dass diese Ziegen- oder Affenhoden Substanzen produzieren würden, die das Leben verlängern könnten. Heute wissen wir, dass das wichtigste

Sekretionsprodukt des Hodens das Hormon Testosteron ist, welches das männliche Leben angenehmer machen, aber möglicherweise auch verkürzen kann (siehe »Hormone auf dem Prüfstand«). Ganz abgesehen davon, dass die Tierhoden als Transplantat natürlich sofort vom menschlichen Körper abgestoßen werden.

So viel aus dem Absurditätenkabinett der Alternstheorien. Ich möchte nun auf die Theorien über das Altern zu sprechen kommen, die auf wissenschaftlich erhobenen Daten beruhen und damit als hieb- und stichfest gelten können. Das ist insofern wichtig, als wir später ganz persönliche Konsequenzen aus diesen Theorien ziehen werden. Wir müssen verstehen, wie wir altern, um zu wissen, wie wir altern *sollen*.

Dies sind die vier wissenschaftlich fundierten Alternstheorien, auf die wir näher eingehen werden:

- die Gentheorie
- die Abnutzungstheorie
- die Telomerasetheorie
- die Hormontheorie

Die Suche nach dem Methusalem-Gen – die Gentheorie des Alterns

Jeanne Louise Calment habe ich weiter oben schon erwähnt. Madame Calment wurde 122 Jahre alt und ist damit bis heute der älteste Mensch, der je auf der Erde gelebt hat. Ausgerechnet von dieser Frau wird berichtet, dass sie über viele Jahrzehnte geraucht und diesem Laster erst im Alter von 119 Jahren entsagt hat. Schon höre ich viele Raucher sagen: »Siehst du, so schlimm ist es doch gar nicht mit dem Rauchen. Sogar der älteste Mensch der Welt hat geraucht.« Dies ist jedoch ein Trugschluss, der von Rauchern immer wieder gerne gezogen wird. Madame Calment ist kein Beispiel für die Unschädlichkeit des Rauchens. Madame Calment war einer der ganz wenigen Menschen, die es sich leisten konnten. Ihr konnten die Schadstoffe im Tabakrauch wenig anhaben, weil sie eine optimale genetische Ausstattung hatte, um diese Schadstoffe und ihre schädliche Wirkung auf den Körper zu neutralisieren. Eine solche genetische Konstellation ist vermutlich so selten wie ein Lottogewinn. Und es ist müßig sich zu fragen, wie lange Madame Calment gelebt hätte, wenn sie nicht geraucht hätte.

In den Lebenswissenschaften gärt seit Jahrzehnten ein Streit über die Frage, in welchem Ausmaß bestimmte Verhaltensweisen und Merkmale eher umweltbedingt oder eher genetisch festgelegt sind. Sie kennen diese Diskussion sicher aus der Intelligenzforschung, wo sie von beiden Seiten zum Teil sehr ideologielastig geführt wurde. Ideologien dominieren immer dann, wenn das Wissen fehlt oder nicht genügend verbreitet ist. Und so ist man sich auch beim Thema Altern nicht einig. Einen genauen Prozentsatz des genetischen Anteils am Alterungsprozess kann ich Ihnen daher nicht nennen, tendenziell ist er jedoch über die letzten Jahre nach unten korrigiert worden und liegt nach derzeitigem Kenntnisstand irgendwo zwischen 20 und 40 Prozent. Es scheint zudem ein Unterschied zwischen alt werden und *sehr* alt werden vorzuliegen. Das heißt: Bis 80 spielen die Gene eine geringere Rolle, wenn man allerdings 100 werden will, braucht man schon gute Gene.

Mit Prävention kann fast jeder 80 werden. Um 100 zu werden, braucht man zusätzlich gute Gene.

Einen Zweifel daran, *dass* unsere genetische Ausstattung den Alterungsprozess und die Entstehung der damit verbundenen Erkrankungen beeinflusst, kann es jedoch nicht mehr geben. Madame Calment ist hier nur ein prominentes Beispiel. Die Wahrscheinlichkeit, über 80 Jahre alt zu werden, ist in der Familie Calment über zehnmal höher als in der Normalbevölkerung – ein weiterer Hinweis auf eine Beteiligung der Gene. Genauere Belege erhalten wir aus Zwillingsstudien. Eineiige Zwillinge sind genetisch identisch. Wäre der Einfluss der Gene auf den Alterungsprozess 100 Prozent, müssten eineiige Zwillinge am selben Tag sterben. Das ist natürlich nicht der Fall. Die Wahrscheinlichkeit, 100 zu werden, ist jedoch bei einem eineiigen Zwilling eines 100-Jährigen viermal höher als in der Normalbevölkerung. Umgekehrt stimmt die Lebenserwartung von Adoptiveltern und ihren Adoptivkindern weniger überein als in leiblichen Familien, obwohl man in beiden Fällen eine übereinstimmende Lebensweise voraussetzen kann.

Schließlich gibt es noch den sehr interessanten Befund, dass die Lebenserwartung von Mädchen umso niedriger ist, je höher das Alter des Vaters bei der Zeugung war. Väter geben also irgendeine bisher unbekannte genetische Information an ihre Töchter (weniger an ihre Söhne) weiter, die den Alterungsprozess mit beeinflusst. Dies sind alles indirekte Hinweise darauf, dass die Geschwindigkeit unseres Alterungsprozesses und damit auch unsere individuelle Lebenserwartung von den Genen beeinflusst werden. Doch kennen wir diese Gene auch?

Was ist ein Gen?

Für diejenigen von Ihnen, die nicht in den Naturwissenschaften zu Hause sind oder die nicht regelmäßig den Wissenschaftsteil ihrer Zeitung lesen, möchte ich ganz kurz und in einfachen Worten erklären, was das überhaupt ist: ein Gen. Die auf diesem Gebiet Versierteren können diesen Abschnitt gerne überspringen.

Bekanntlich bestehen wir aus mehreren Billionen mikroskopisch kleiner Einheiten, den Zellen. Der Kern einer jeden Zelle enthält die Erbinformation für den gesamten Organismus. Es handelt sich bei dieser Erbinformation um hauchdünne Fäden, die im Zellkern aufgeknäult sind und die auch DNS-Fäden (DNS = Desoxyribonukleinsäure) genannt werden. Ein solches DNS-Fadenknäuel wird als Chromosom bezeichnet. Bei noch stärkerer Vergrößerung wird offensichtlich, dass diese Fäden in Wirklichkeit Ketten sind, wobei die Glieder dieser Ketten aus sogenannten Basen bestehen. Es gibt vier verschiedene Basen, die mit den Buchstaben A, C, G und T bezeichnet werden. Die Erbsubstanz ist also im Grunde eine Kette aus mehreren Milliarden Buchstaben. Die Abfolge dieser Buchstaben macht den Informationsgehalt der Erbsubstanz aus oder anders gesagt: ATGGA bedeutet etwas anderes als TTTCC oder als GGAGGC usw. Mehrere Tausend Buchstaben werden zu einem Gen zusammengefasst. Ein Gen wird auch gerne mit einem Buch verglichen und die Gesamtheit der gut 30 000 Gene des Menschen könnte man entsprechend als Bibliothek bezeichnen.

Ich möchte betonen, dass es sich bei den Genen um reine Information handelt. Die Gene sind der Bauplan, nicht das Gebäude. Die in den Genen enthaltene Buchstabenfolge muss erst noch in die einzelnen Bausteine übersetzt werden. Diese Bausteine heißen Proteine (Eiweiße) und jedes Gen enthält die Information für ein Protein. Wenn nun diese 30 000 Gene und damit diese 30 000 Proteine zusammenwirken, entsteht das Gebäude eines ganz bestimmten Körpers, eines ganz bestimmten, einzigartigen Menschen. Stellen Sie sich vor: Bei Gen X heißt es an einer Stelle TTATTA, bei einem anderen Menschen heißt es an genau der gleichen Stelle der Buchstabenkette TTATTT. Stellen Sie sich weiter vor, dass Gen X für die Augenfarbe zuständig ist. So kann schon dieser kleine Unterschied, dieser eine ausgetauschte Buchstabe zu einer leicht veränderten Augenfarbe führen. Das ist so ähnlich, als würde man in dem Wort »Meer« den Buchstaben e austauschen, so dass »Mehr« entstünde.

Also noch einmal zusammengefasst: Gene sind Bauanleitungen für Eiweiße, die mit einem Vier-Buchstaben-Alphabet geschrieben sind und die sich von Mensch zu Mensch minimal, aber folgenreich unterscheiden. Diese minimalen Abweichungen nennt man auch Polymorphismen. Mit Hilfe der modernen genetischen Diagnostik können diese Polymorphismen nachgewiesen werden. Gendiagnostik spielt auch in der Prävention eine immer wichtiger werdende Rolle, um die »genetische Achillesferse« eines Menschen zu identifizieren und die Vorsorge daran anzupassen (siehe »Prävention durch Früherkennung«).

Gene sind Bauanleitungen für Eiweiße, die sich von Mensch zu Mensch minimal, aber folgenreich unterscheiden.

Gene und Altern

Wir wissen inzwischen, dass es ganz bestimmte Gene gibt, die den Alterungsprozess beschleunigen – ich nenne sie vereinfachend »Aging-Gene« –, während andere den Alterungsprozess bremsen, die »Anti-Aging-Gene«. Wieder andere Gene haben mit dem Alterungsprozess selbst nichts zu tun, sondern erhöhen oder senken nur die Anfälligkeit für bestimmte Erkrankungen, wie zum Beispiel Herzinfarkt oder Alzheimer. Doch bleiben wir einen Moment bei den Aging- und Anti-Aging-Genen. Um solche Gene zu finden, um möglicherweise das »Methusalem-Gen« zu entdecken, arbeitet man ungern am Menschen und lieber mit kurzlebigen Tieren wie Fadenwürmern, Fruchtfliegen oder Mäusen. Zum einen natürlich aus ethischen Gründen, zum anderen aber auch aus purem Pragmatismus. Um herauszufinden, ob sich eine bestimmte genetische Konstellation lebensverkürzend oder lebensverlängernd auswirkt, würde beim Menschen ein ganzes Forscherleben verstreichen und es könnte passieren, dass der Forscher selbst verstirbt, ehe das Ergebnis vorliegt. Außerdem lassen sich bei den genannten Kleintieren relativ leicht genetische Manipulationen vornehmen, was sich beim Menschen natürlich verbietet.

Der große Star der Alternsforschung ist ein kleiner unscheinbarer Wurm namens C. elegans. Er ist nur einen Millimeter lang, besteht aus etwa 1000 Zellen und lebt ganze drei Wochen. Seine Erbinformation setzt sich aus 19 000 Genen zusammen, das heißt, aus mehr als halb so vielen wie bei uns Menschen. Einige dieser Gene hat man ganz gezielt verändert und dabei zum Teil verblüffende Resultate erhalten. So führt die Manipulation des Gens daf-2 zu einer Verlängerung des Wurmlebens um das Fünf- bis Sechsfache! Auch beim Menschen kommt dieses Gen vor, hier ist es aber wichtig für die Insulinwirkung. Ein Mensch ohne dieses Gen würde nicht länger leben, sondern vermutlich frühzeitig Diabetes bekommen. Die Übertragbarkeit von Tierversuchen ist also nicht immer gegeben, wie wir es ja auch aus anderen Bereichen kennen.

Durch genetische Manipulation kann man das Leben von Fadenwürmern um das Fünf- bis Sechsfache verlängern.

Drosophila, die Fruchtfliege, ist eine Spur verwandter mit uns. Auch sie ist ein beliebtes Objekt der Alternsforscher. Und auch bei ihr hat man mehrere genetische Abweichungen identifizieren können, die mit einer Verlängerung ihres Lebens einhergehen. Diesen genetischen Typen verpasst man gerne schillernde Namen. So wird beispielsweise ein Langlebigkeitsgen als »Indy« bezeichnet. Dies steht für »I'm not dead yet«.

Noch interessanter wird es natürlich, wenn wir uns mit Säugetieren beschäftigen, die etwas mehr mit uns zu tun haben als Würmer und Fliegen. Genetisch veränderte Mäuse sind heute überall in der Biologie und der Medizin zu wichtigen Studienobjekten geworden, und so verwundert es nicht, dass auch die Alternsforscher auf die Maus gekommen sind. Mäuse leben normalerweise drei Jahre, was die Geduld eines Forschers schon arg strapazieren kann, aber noch im Bereich des Möglichen liegt. Das Gen, das sie fünfmal solange leben lässt, hat man bei Mäusen noch nicht gefunden, allerdings gibt es genetische Varianten, die das Mausleben um 30 Prozent verlängern. Das wären auf uns übertragen schon einmal 30 Jahre.

Kommen wir also zurück zu uns selbst. Den kleinen Ausflug in die Tierwelt habe ich nicht unternommen, um Ihnen die Artenvielfalt auf diesem Planeten näherzubringen, sondern um Ihnen Beweise (und eben nicht nur Hinweise) vorzulegen, dass Gene den Alterungsprozess steuern können. Beim Menschen kommen die wichtigsten genetischen Daten zum Thema Altern aus der schon angesprochenen Zwillings- und Hundertjährigenforschung. Gerade Letztere hat sich zu einem eigenen

Zweig innerhalb der Alternsforschung entwickelt. Was ist das genetische Geheimnis dieser Menschen? Konkret: Welche Gene sind es, welche Buchstabenfolge in ihrem Bauplan ist es, die sie länger leben lassen als andere?

Um diese Frage zu beantworten, hat man schlicht und einfach geschaut, welche genetischen Varianten bei 100-Jährigen häufiger vorkommen als in der Gesamtbevölkerung. Und man ist zu einem interessanten Ergebnis gekommen: Es sind nicht etwa die Aging- und Anti-Aging-Gene, die bei den sehr Alten eine andere Konstellation aufweisen (wobei man einschränkend hinzufügen muss, dass diese beim Menschen auch noch nicht alle bekannt sind). Nein, es sind die Gene, die uns vor altersbedingten Krankheiten schützen bzw. uns anfällig dafür machen. In Anfälligkeitsgenen für erhöhte Blutfette (Herzinfarkt, Schlaganfall), verstärkte Blutgerinnung (Herzinfarkt, Schlaganfall, Thrombosen) oder gestörte Immunabwehr (Infektionen, Krebs) waren bei den 100-Jährigen am häufigsten günstige Genvarianten zu finden. Dies ist insofern beruhigend, als wir in diesen Bereichen durch unsere Lebensweise einiges bewirken und somit genetische Nachteile teilweise ausgleichen können.

Was lange währt, geht endlich kaputt – die Abnutzungstheorie des Alterns

Aus dem Alltag kennen wir es alle. Kein Gegenstand des täglichen Gebrauchs hält ewig, weder die Glühbirne noch die Waschmaschine noch das Auto. Hier und da entstehen Schäden, bis ein entscheidendes Teil getroffen wird. Dann erlischt die

Funktion und wir müssen das Einzelteil ersetzen oder uns ein neues Gerät zulegen.

Und hier werden auch schon die Grenzen der Analogie zu unserem Körper offenbar. Denn mit Ersatzteilen ist es so eine Sache und im Ganzen ersetzen können wir uns selbst eben nicht. Auf der anderen Seite verfügt unser Körper über die grandiose Möglichkeit der Selbstreparatur, die ihn langlebiger sein lässt als alle von uns gebauten Maschinen.

Begeben wir uns einmal auf das Niveau unserer Zellen und schauen uns an, wie jede einzelne von ihnen Schäden erleidet und altert. Denn eines ist klar: Wir altern, weil unsere Zellen altern. Eine Zelle ist zeitlebens einem permanenten Bombardement aus schädigenden Substanzen und Strahlen ausgesetzt. Ganz im Vordergrund steht dabei der oxidative Stress: Bei jedem unter Sauerstoffverbrauch ablaufenden Stoffwechselvorgang (und das sind nun einmal die meisten in unserem Körper) entstehen – quasi als Nebenprodukt – auch sogenannte freie Radikale. Ähnlich wie ihre politischen Pendants können diese aggressiven Sauerstoffverbindungen innerhalb der Zelle großen Schaden anrichten. Sie werden dabei unterstützt von Alkohol, Tabakgiften, Radioaktivität und UV-Licht, um nur einige zu nennen. Wie die Bomben und Raketen in einem Computerspiel regnen sie auf unsere Zellen herab und schädigen nach dem Zufallsprinzip die Erbsubstanz, die Eiweiße und die Zellmembran. Meist werden unwichtige Bereiche getroffen, gelegentlich kommt es jedoch vor, dass für die Zellfunktion entscheidende Areale geschädigt werden. Solche Schäden häufen sich und führen irgendwann dazu, dass die betreffende Zelle ihre Funktion nicht mehr erfüllen, ihren Job nicht mehr machen kann. So kann es sein, dass eine Nervenzelle die elektrischen Signale nicht mehr ordentlich weiterleitet. Oder dass eine Hautzelle aufhört, Kollagen zu produzieren. Oder dass eine Drüsenzelle keine Hormone mehr bildet. In anderen Worten: Die Zelle ist gealtert. Für den gesamten Organismus ergeben sich daraus die typischen »normalen« Symptome des Alterns:

- Verminderung der körperlichen und geistigen Leistungsfähigkeit, mitunter relativ plötzlich als »Leistungsknick« auftretend
- Verringerung des allgemeinen Wohlbefindens bis hin zu depressiven Verstimmungen
- Ein- und Durchschlafstörungen
- sexuelle Störungen, Nachlassen von Libido und Potenz
- Gewichtszunahme durch Vermehrung des Körperfetts
- Abnahme der Muskelmasse und -kraft
- Abnahme der Knochendichte
- Verminderung der Hautdicke und -elastizität, ungleichmäßige Zunahme der Hautpigmentierung (Altersflecken), Zunahme der Faltenbildung
- Haarausfall, Depigmentierung der Haare (graue/weiße Haare)

Leider kann das Giftbombardement aber auch noch gefährlichere Konsequenzen haben. Im schlimmsten Fall verliert eine Zelle ihre Fähigkeit, sich kontrolliert zu teilen. Stattdessen vermehrt sie sich ungehemmt und breitet sich im Körper aus: Eine Krebserkrankung ist entstanden.

Wir altern, weil unsere Zellen altern. Oxidativer Stress (= freie Sauerstoffradikale) wird heute als die wichtigste Ursache der Zellalterung angesehen.

Körpereigene Reparaturprogramme mit Verfallsdatum

»Wie kann ein Mensch angesichts dieser Horrorszenarien, die sich tagtäglich in jeder einzelnen Zelle abspielen, auch nur ein einziges Jahr überleben?«, werden Sie sich fragen. Nun, hier kommen die bereits erwähnten Schutz- und Reparaturprogramme ins Spiel. So werden freie Radikale zu einem Großteil durch sogenannte Radikalfänger neutralisiert. Einige davon werden von unseren Zellen selbst gebildet, wie zum Beispiel die Superoxid-Dismutase, ein Enzym, welches hoch aggressive Sauerstoffradikale abbauen und somit neutralisieren kann. Hier berühren sich übrigens die Gentheorie und die Abnutzungstheorie des Alterns, denn durch Veränderung des Superoxid-Dismutase-Gens lässt sich (im Tierexperiment) auch die Lebensdauer manipulieren. Andere Radikalfänger müssen wir von außen zuführen. Hierzu gehören unter anderem die Vitamine C und E und Hunderte bisher nur zum Teil bekannte sekundäre Pflanzenstoffe.

Doch damit nicht genug. Sollten aggressive Substanzen die Phalanx aus Radikalfängern einmal durchbrechen und der Zelle Schaden zufügen, so kann dieser Schaden anders als bei von Menschen gebauten Maschinen durch Selbstreparatur behoben werden. Die Zelle verfügt nämlich über ganz bestimmte Eiweiße, die Reparaturenzyme genannt werden. Wie ihr Name sagt, sind sie sofort zur Stelle, wenn irgendwo in der Zelle Schäden entstanden sind, und beheben diese umgehend.

Eigentlich könnten Sie sich also ruhig zurücklehnen, den lieben Gott einen guten Mann und Prävention Prävention sein lassen. »Wo liegt das Problem?«, könnten Sie fragen. »Alle Schäden, die ich meinem Körper zufüge, werden doch wieder repariert. Oder?«

Im Kapitel »Warum die Natur das Altern erfunden hat« habe ich bereits über das körpereigene Präventions- und Anti-Aging-Programm gesprochen, welches nach dem 30. Lebensjahr nach und nach abgeschaltet wird. Damit waren genau die Reparaturenzyme gemeint, von denen hier die Rede ist. Tatsächlich werden diese Reparaturenzyme aber nicht aktiv abgeschaltet. Was mit ihnen geschieht, können wir nun, nachdem wir über oxidativen Stress und andere Zellgifte gesprochen haben, besser verstehen. Es ist nämlich so, dass diese Reparaturenzyme irgendwann auch selbst das Opfer eines zellfeindlichen Angriffs werden können. Wenn das passiert, wird die Selbstreparaturfunktion der Zelle beeinträchtigt. Von diesem Moment an nehmen die Schäden in der betreffenden Zelle unweigerlich zu. Das ist ein langsamer Prozess, denn wir haben Billionen von Zellen und in jeder von ihnen Millionen von Reparaturenzymen. Nichtsdestotrotz ist ungefähr um das 30. Lebensjahr eine kritische Zahl von voll funktionsfähigen Reparaturenzymen unterschritten. Von nun an altert unser Körper und wird anfälliger für Erkrankungen. Es ist in etwa so, als würde man in einer Stadt nach und nach alle Handwerker aus dem Verkehr ziehen. Und jeden entstehenden Schaden, jeden Rohrbruch, jedes zerbrochene Fenster, jedes Schlagloch würde man einfach so belassen. Es würde nicht lange dauern und das Bild der Stadt würde sich wandeln, und mit der Zeit werden sich auch alle täglichen Abläufe verändern.

Wie ich es sehe

Ich glaube, vor dem Hintergrund dieser nicht nachlassenden Angriffe auf unsere Zellen bei gleichzeitigem Aktivitätsverlust unserer Reparaturenzyme ist es leicht verständlich, warum und wie wir aktiv Prävention betreiben sollten, statt uns auf die Seite der ohnehin schon mächtigen Armee von Zellaggressoren zu stellen und unseren Körper noch mit weiteren Giften zu belasten. Alles andere wäre damit vergleichbar, einem Stürzenden auch noch einen Tritt zu versetzen, statt ihn sanft aufzufangen. Wie wir im zweiten Teil dieses Buches sehen werden, stehen uns für dieses »Auffangen« nicht unerhebliche Mittel zur Verfügung.

Ewiges Leben = Krebs? – die Telomertheorie des Alterns

Was glauben Sie: Wissen unsere Zellen, wie alt sie sind? Vor einigen Jahren noch wäre diese Frage selbst von Experten als albern aufgefasst worden. Aber seit wir die Rolle der Telomere und der Telomerase besser zu verstehen beginnen, tendieren mehr und mehr Wissenschaftler dazu, diese Frage mit Ja zu beantworten. Es lohnt sich also, diese merkwürdigen Gebilde einer näheren Betrachtung zu unterziehen.

Telomere nennt man die Kappen unserer Chromosomen. Chromosomen sind, wie wir uns erinnern, Knäuel von DNS-Fäden. Die Erbsubstanz ist aber nicht nur deswegen aufgeknäult, damit sie besser in den Zellkern hineinpasst. Die Bildung dieser Knäuel, dieser Chromosomen, dient auch dem Schutz unserer Erbsubstanz. Dicht verpackt ist sie einfach schwerer angreifbar. Frei liegende Chromosomenenden wären jedoch nach wie vor ungeschützt, wenn die Natur nicht noch einen zusätzlichen Schutzmechanismus erfunden hätte: die Telomere. Telomere sitzen also wie Schutzkappen auf unseren Chromosomenenden.

Das große Problem ist, dass sich diese Schutzkappen mit jeder Zellteilung verkürzen. Und es kommt der Tag, an dem die Telomere so kurz geworden sind, dass eine weitere Zellteilung nicht mehr möglich ist, ohne die Chromosomenenden blankliegen zu lassen. Dies würde jedoch zum Zusammenbruch der gesamten Erbsubstanz und damit der Zelle führen. Also teilt sich die Zelle nicht weiter. Sie können sich vorstellen, dass Gewebe, die auf Zellteilung angewiesen sind, früher oder später darunter leiden. Die Haut zum Beispiel braucht ständig Nachschub an neuen Zellen. Bleibt dieser aus, weil zu viele Zellen sich aufgrund der verkürzten Telomere nicht mehr teilen können, sinkt die Regenerationsfähigkeit der Gewebe rapide ab. Irgendwann erlischt sie ganz und der Organismus als Ganzes kann nicht mehr überleben.

Die Telomere sind also tatsächlich die Uhren in unseren Zellen. Ähnlich wie die Jahresringe eines Baums zeigt ihre Länge das Zellalter an. Und irgendwann ist diese Uhr abgelaufen und wir müssen sterben. Die Länge der Telomere und die Geschwindigkeit ihrer Verkürzung bestimmt, wie alt wir überhaupt werden können. Sie determiniert unsere maximale Lebenserwartung.

Interessanterweise bietet uns die Natur hier aber einen verführerischen Ausweg. Sie hat nämlich ein Enzym erfunden, das die Telomere wieder verlängern, also gleichsam als Jungbrunnen für unsere Zellen wirken kann. Telomerase heißt dieses Enzym und es verspricht Unsterblichkeit. Wenn wir uns aber anschauen, in welchen Zellen die Telomerase vorkommt, so wird uns die Tücke dieses Enzyms schnell bewusst: Telomerase ist fast ausschließlich in Krebszellen aktiv! Krebs wäre eine harmlose Krankheit, wenn sich die Krebszellen ab einem bestimmten Zeitpunkt nicht mehr weiter teilen könnten. Doch gerade ihre unendliche Teilungsfähigkeit zeichnet Krebszellen ja aus. Und genau um diese unlimitierte Teilungsfähigkeit zu erreichen, bilden sie das Enzym Telomerase. Überspitzt könnte man also sagen: Bis auf weiteres ist Unsterblichkeit mit Krebs gleichzusetzen. Selbst wenn wir es könnten, sollten wir uns zum gegenwärtigen Zeitpunkt also davor hüten, die Telomerase-Aktivität in unseren Zellen zu steigern. Es gibt allerdings andere Wege, die fortschreitende Telomerverkürzung zumindest zu verlangsamen. Auf diese Wege werden wir im zweiten Teil dieses Buches zu sprechen kommen.

Es wirkt fast wie eine Ironie der Natur: Unsterblichkeit gibt es nur für Krebszellen.

Lebenselixier oder Schierlingsbecher – die Hormontheorie des Alterns

Die Hormontheorie ist eindeutig die populärste unter den Alternstheorien. Das liegt vermutlich daran, dass sie auf den ersten Blick scheinbar einfach zu verstehen ist. Außerdem scheint sie eine bequeme Lösung des Problems »Altern« zu versprechen.

Hormone sind Botenstoffe, die von einer Drüse produziert werden, über das Blut zu anderen Organen gelangen und dort bestimmte Effekte auslösen. Die Hormontheorie beruht auf der Annahme, dass die hormonproduzierenden Drüsen im Rahmen des Alterungsprozesses ihre Funktion einstellen. Die Folge sind sinkende Hormonspiegel. Und da Hormone einer weit verbreiteten Überzeugung zufolge nun einmal Jugend- und Sexsubstanzen sind, muss der an Hormonen verarmte Körper zwangsläufig altern. Da liegt es doch nahe, die fehlenden Hormone einfach zu ersetzen und den Alterungsprozess auf diese Weise zu stoppen. So weit – gar nicht einmal so sehr vereinfacht – die Philosophie der Lebenselixierfraktion.

Nicht minder simpel klingt, was die Schierlingsbecherfraktion zum Thema Hormone zu sagen hat. Auch sie gesteht den Hormonen durchaus eine verjüngende Wirkung zu, ist aber überzeugt davon, dass diese nur um den Preis von Krebs oder Schlimmerem zu haben ist.

Ich bin nicht dafür, die Dinge unnötig zu verkomplizieren, aber beim Thema Hormone haben Generalisierungen und Schwarzweißmalerei ein geradezu religiöses Ausmaß erreicht, das einen rationalen Umgang mit ihnen massiv erschwert. Im Kapitel »Hormone auf dem Prüfstand« werde ich dieses Thema gemeinsam mit Ihnen entdämonisieren und detailliert besprechen, was Hormone wirklich können und was nicht, und auch wo sie wirklich Schaden anrichten können und wo nicht. Ein paar Sätze möchte ich Ihnen aber schon jetzt mit auf den Weg geben, damit sie sich in Ihrem Gehirn einnisten und den Prozess einer differenzierteren Sichtweise anstoßen können:

- Hormon ist nicht gleich Sexualhormon. Insulin zum Beispiel hat recht wenig mit der Fortpflanzung zu tun.
- Nicht alle Hormone fallen im Rahmen des Alterungsprozesses ab. Das Stresshormon Kortisol bleibt beispielsweise zeitlebens auf dem gleichen Level, sein Gegenspieler, das Antistresshormon Dehydroepiandrosteron (DHEA), sinkt hingegen stetig ab.
- Nicht alle Hormone sind gleich harmlos oder gleich gefährlich. Während Melatonin den bisher vorliegenden Daten zu-

folge wenig Schaden anrichten kann, hat das Wachstumshormon in vielen Studien das Wachstum bösartiger Tumoren begünstigt.

Beim Thema Hormone hat die Schwarzweißmalerei ein fast religiöses Ausmaß erreicht, das mit vernunftorientiertem Handeln nicht mehr vereinbar ist.

Auf der Suche nach dem Jungbrunnen

Die Präventions- und Anti-Aging-Bewegung

Altern ist ein natürlicher Prozess und keine Krankheit, wie wir eingangs festgestellt haben. Das verbietet uns natürlich dennoch nicht, etwas dagegen zu unternehmen. Die Natur mutet uns ja so einiges zu. Und von Anfang an hat sich der Mensch dadurch ausgezeichnet, dies nicht einfach so hinzunehmen, sondern der Natur etwas abzutrotzen, ihr etwas entgegenzustellen. Inzwischen sind ein paar Jahrtausende vergangen und es ist eine künstliche Parallelwelt entstanden, die neben der Natur existiert und teilweise eben auch gegen sie. Sehr spät haben wir erkannt, dass wir uns bemühen müssen, die von uns geschaffene künstliche Welt wieder mit der Natur zu versöhnen, mit ihr in Einklang zu bringen. Eine ähnliche Aufgabe haben wir auch beim Thema »Altern« zu bewältigen.

Schon immer haben die Menschen davon geträumt, ihr Leben verlängern oder gar Unsterblichkeit erlangen zu können. Lucas Cranach mit seinem Bild »Der Jungbrunnen« ist nicht der Einzige. Schon im Alten Testament ist vom Baum des Lebens die Rede. Durch den Genuss seiner Früchte hätte der Mensch sein Leben immer wieder verlängern können (was aber offensichtlich nicht dem Willen des Schöpfers entsprach). Anderswo spricht man von Lebenselixieren. So verstieg sich beispielsweise Paracelsus, der berühmteste Arzt des ausgehenden Mittelalters, zu der Annahme, Salbei könnte ein solches

Unsterblichkeit bringendes Lebenselixier sein. In mehreren asiatischen Kulturen findet man Rezepturen für Lebenselixiere, die Quecksilber enthalten, so dass man hier eher von lebensverkürzenden Elixieren sprechen sollte.

Jungbrunnen und Lebenselixiere sind also alte Hüte, die seit etwa 20 Jahren unter neuem Namen eine Renaissance erleben. Dieser neue Name ist Anti-Aging. Mit diesem neuen Namen ist die Hoffnung verbunden, dass es uns dieses Mal gelingen wird. Dass uns jetzt die Mittel zu Gebote stehen, der Natur ein Schnippchen zu schlagen. Kurz: Dass das Jungbrunnen-Projekt endlich erfolgreich abgeschlossen werden kann. Der Glaube daran, dass wir das Altern tatsächlich besiegen können, hat mitunter sogar sektenartigen Charakter angenommen, und nicht von ungefähr ist von gewissen Anti-Aging-Gurus die Rede. Sie zeichnen sich dadurch aus, dass sie falsche Versprechungen abgeben und dafür auch noch Geld verlangen. Leider haben diese schwarzen Schafe die gesamte Anti-Aging-Bewegung in Misskredit gebracht und ihr den Makel der Unseriosität eingebracht. Und so hat ein an sich schon unglücklicher Begriff innerhalb der Medizin bereits seine Gesellschaftsfähigkeit verloren und schickt sich an, sie auch in der breiten Öffentlichkeit zu verlieren. Das krampfhafte Bemühen um alternative Namen zeigt das nur allzu deutlich an: »Happy Aging« heißt es da, »Healthy Aging« oder »Best Aging«. Auch bei diesen Namen kann man sich des Eindrucks der Oberflächlichkeit nicht erwehren. Bestenfalls geeignet für eine Modeerscheinung, denkt man unweigerlich, nicht aber für einen neuen Ast, nein: einen neuen Stamm der Medizin.

Den gesunden Alten gehört die Zukunft

Im Vorwort habe ich mich schon dazu bekannt, dass ich Anti-Aging nicht für eine reine Modeerscheinung halte. Ich denke, wir haben es hier mit einem gesellschaftlichen Phänomen zu tun, das durchaus einer näheren und auch schonungslosen Betrachtung wert ist. Es geht nämlich nicht nur um die Erfüllung eines uralten, recht diffusen Menschheitstraums.

Im Jahr 1900, also vor kaum mehr als hundert Jahren, betrug die durchschnittliche Lebenserwartung in Deutschland gerade einmal 47 Jahre. Heute liegt die mittlere Lebenserwartung eines neugeborenen Mädchens bei fast 82 und die eines neugeborenen Jungen bei knapp 76 Jahren. Und die Tendenz ist steigend: Jedes Jahr wächst die mittlere Lebenserwartung in Deutschland um drei Monate. Jedes zweite heute geborene Mädchen hat zudem eine realistische Chance, 100 Jahre alt zu werden. Grund für diese geradezu revolutionäre Entwicklung sind die verbesserten Lebensbedingungen in unserem Land, wobei die Errungenschaften der Medizin hier den Löwenanteil ausmachen. Säuglingssterblichkeit, Müttersterblichkeit und vorzeitiges Ableben durch Infektionskrankheiten konnten so massiv eingedämmt werden, dass Altern und Alter kein Ausnahmezustand, sondern die Regel wurden. Gleichzeitig erleben wir seit den späten 1960er-Jahren einen anhaltenden Rückgang der Geburtenrate. Bekam 1900 noch jede Frau durchschnittlich fünf Kinder, so sind es heute 1,3. Auch hier spielt die Medizin durch die von ihr ermöglichte Empfängnisverhütung eine entscheidende Rolle. Konsequenz beider Entwicklungen ist eine nachhaltige Veränderung der Altersstruktur unserer Gesellschaft. Anders formuliert: Die Alterspyramide hat begonnen, oben immer breiter und unten immer schmaler zu werden, sich gleichsam umzudrehen.

Dieses dramatische Problem wird viel diskutiert und bisher wenig verstanden, von konkreten Lösungsansätzen ganz zu schweigen. Frank Schirrmacher hat in seinem aufsehenerregenden Buch »Das Methusalem-Komplott« eindrucksvoll darauf hingewiesen, dass die Alten in Kürze die neue Macht im Lande sein und das gesellschaftliche Leben prägen werden. Ich rechne damit, dass von dieser immer stärker werdenden gesellschaftlichen Gruppe ein enormer Druck ausgehen wird, das Alter in deutlich besserer Gesundheit und mit größerer Lebensfreude zu verbringen, als es heutzutage noch üblich ist. Die Menschen werden es immer weniger akzeptieren, einen wesentlichen Teil ihres Lebens krank, körperlich unattraktiv und sexuell inaktiv zu sein. Dieser Druck hat jetzt schon eine medizinische Bewegung angestoßen, deren Vorhut wir als »Anti-Aging« erleben und die uns als »Prävention« durch das 21. Jahrhundert begleiten wird. Ich schließe mich Herrn Schirrmacher an, wenn er einen wachsenden Einfluss älterer Menschen auf alle Bereiche des gesellschaftlichen Lebens prognostiziert, möchte aber präzisieren und sagen: Den *gesunden* Alten gehört die Zukunft.

Selbstverständlich geht dieser Druck nicht nur vom älteren Teil der Bevölkerung selbst aus. Hier kommen auch andere Interessen ins Spiel, denn die Alternden und die Alten spielen natürlich auch als Zielgruppe eine immer wichtiger werdende Rolle. Als Zielgruppe für alle erdenklichen Produkte vom Reiniger für die dritten Zähne über auf ihre Bedürfnisse abgestimmte Wellnesshotels bis hin zu ambulanten Pflegediensten. Ganz besonders sind die Älteren natürlich im Visier der Anbieter von Medizinprodukten. Mit den Alten werden auch die mit dem Alterungsprozess verbundenen typischen Krankheiten und Störungen zunehmen. Das ist zweifelsohne ein gigantischer Markt, der bedient werden will. Osteoporose, hohes Cholesterin und Impotenz ermöglichen Absatzsteigerungen ungeahnten Ausmaßes für neue Medikamente. Ärzte, die – im Korsett der Kassenmedizin gefangen – um ihre Existenz kämpfen, erschließen sich neue Einkommensfelder, indem sie Anti-Aging auf Selbstzahlerbasis anbieten. Hier besteht zweifelsohne die Gefahr, dass Bedürfnisse suggeriert, dass falsche Versprechungen abgegeben werden, kurz: dass aus rein pekuniären Gründen dem Jugendwahn gehuldigt wird.

Bei Anti-Aging und Prävention pauschal von Krankheitserfindung zu sprechen, ist unverantwortlich.

Ich habe aber auch schon angedeutet, dass ich es für unverantwortlich halte, in diesem Zusammenhang pauschal von erfundenen Krankheiten zu sprechen, eigens von Ärzten und Pharmafirmen ins Leben gerufen, um den Profit zu maximieren. In einer sich entwickelnden Gesellschaft steigen nun einmal die Ansprüche. Und ganz ohne Zweifel ist das von all denen gewollt, die damit Geld verdienen können. Das spricht aber nicht dagegen, dass diese Ansprüche zum Teil berechtigt sind und dass ihre Erfüllung das Leben besser machen kann. Einfacher formuliert: Nur weil Gesundheit ein Markt ist, müssen die dort angebotenen Produkte nicht schlecht sein. Auf diese Idee würde man ja bei anderen Märkten auch nicht kommen. Und es wäre fatal, die altersbedingten Krankheiten und Störungen nur deshalb als erfunden zu bezeichnen, weil man sie früher nicht behandelt hat (und auch nicht behandeln konnte). Eine verminderte Knochendichte erhöht nun einmal das Frakturrisiko. Und nur weil Frauen früher aufgrund multipler Wirbelbrüche ihr Alter gebeugt und am Stock erlebt haben, können wir der heutigen

Generation alternder Frauen doch eine Prävention und Behandlung der Osteoporose nicht vorenthalten.

Prävention schließt Anti-Aging-Effekt mit ein

Wie immer suchen wir nach dem goldenen Mittelweg. Wildwuchs gehört zu den Merkmalen eines jeden neuen Marktes, auch der Gesundheitsmarkt ist davon betroffen. Vieles von dem, was Anti-Aging hervorgebracht hat, ist in diese Kategorie einzuordnen. Doch auch auf diesem Markt wird sich zuletzt die Qualität durchsetzen. Überflüssige und gefährliche Behandlungen werden sich auf Dauer nicht halten können. Die Spreu wird sich vom Weizen trennen. Dieses Buch soll unter anderem dazu dienen, diesen Prozess mit anzustoßen.

Von entscheidender Bedeutung ist es dabei, dass unsere Ziele realistisch sind. Echte Verjüngung und ewige Jugend erfüllen diesen Anspruch nicht. Und so gehören all die Maßnahmen zur Spreu, die solches versprechen. Zehn Jahre länger gesund zu leben, sich zehn Jahre jünger zu fühlen und auch so auszusehen, das sind hingegen realistische Ziele, wie ich an dieser Stelle ganz bewusst wiederhole. Oder, um einen in der Präventions- und Anti-Aging-Szene gängigen Spruch zu zitieren: »Dem Leben Jahre, vor allem aber den Jahren Leben geben.« Es geht um die Verlängerung der »gesunden Lebenserwartung«. Das ist im Gegensatz zur gesamten Lebenserwartung der Abschnitt unseres Lebens, den wir gesund, eigenverantwortlich und unabhängig von Pflegemaßnahmen und medizinischer Dauerbehandlung verbringen können.

Die mittlere gesunde Lebenserwartung liegt in Deutschland bei 75 Jahren (Frauen) bzw. bei 68 Jahren (Männer). Im Durchschnitt verbringen wir also die letzten sieben bis acht Jahre unseres Lebens bei schlechter Gesundheit. Um diese Jahre in gute und bei bester Gesundheit verbrachte Jahre umzuwandeln und dann eines Tages »gesund zu sterben«, müssen wir bei der Vermeidung der mit dem Alterungsprozess einhergehenden typischen Erkrankungen ansetzen. *Prävention* ist nichts anderes. Und wie wir noch sehen werden, haben die meisten Maßnahmen, die das Risiko dieser sogenannten altersassoziierten Erkrankungen reduzieren, gleichzeitig auch einen Anti-Aging-Effekt, das heißt, wir sehen jünger aus und fühlen uns besser. Da Anti-Aging also in Prävention enthalten ist, werde ich den Anti-Aging-Begriff von nun an so weit wie möglich vermeiden und stattdessen von Prävention sprechen. Prävention schließt all das mit ein, was Anti-Aging wirklich kann, abgesehen von bestimmten kosmetischen Maßnahmen vielleicht. Und genau denen sollte der Anti-Aging-Begriff auch vorbehalten bleiben.

Ein langes, gesundes und glückliches Leben zu ermöglichen, ist das höchste Gut einer fortschrittlichen Gesellschaft. Dazu gehört aber nicht nur, dass wir Prävention betreiben und unseren Lebensstil optimieren. Dazu gehört auch, dass wir erkennen, was unvermeidlich ist, und uns darein fügen. Unser Altern und schließlich auch unser Sterben zu akzeptieren, gehört zu den wesentlichen und sicher auch zu den schwersten Aufgaben, die uns das Leben stellt. Diese Aufgabe bewältigen zu können, ist ein unverzichtbarer Bestandteil eines erfolgreichen Lebens.

Der Psychologe Erik H. Erikson hat jeder Lebensphase eine Schicksalsfrage zugeordnet, die es zu beantworten und zu lösen gilt, um unser nicht immer leichtes Leben bestehen zu können. So kommt es zum Beispiel im jungen Erwachsenenalter darauf an, emotionale, sexuelle und moralische Bindungen an andere Personen einzugehen, um sich nicht selbst zu isolieren (»Intimität versus Isolation«). Die dem Alter zugeordnete Schicksalsfrage lautet »Ich-Integrität oder Verzweiflung«. Entweder gelingt es dem alternden Menschen, sein Leben zufrieden und eines Tages auch in positiver Rückschau zu leben, oder er verzweifelt daran, nicht alles erreicht zu haben und auch nicht mehr erreichen zu können. Eine grundsätzliche Akzeptanz des Alterungsprozesses ist Voraussetzung dafür, dass wir glücklich altern können. Die weiteren Bausteine eines glücklichen Alterungsprozesses werden wir im Kapitel »Die vier Module der Prävention« kennenlernen, wenn von der »Philosophie der zweiten Lebenshälfte« die Rede sein wird. Altern als Lebensphase auslöschen und das Alter beseitigen zu wollen, kann dagegen nur zu abgrundtiefer Enttäuschung führen. Dieses Versprechen wird daher in diesem Buch ausdrücklich nicht gegeben.

Teil II

Prävention: was wirklich etwas bringt – und was nicht

Mit Genuss gesund

Die Optimierung des Lebensstils

Irgendwo haben wir diesen Witz alle schon einmal gehört. Er hält sich hartnäckig und wird in tausend Varianten immer wieder erzählt: »Kommt ein Mann zum Arzt. Sagt der Arzt: ›Lassen Sie das Rauchen, das Trinken und die Frauen, dann können Sie hundert Jahre alt werden.‹ Daraufhin entgegnet der Mann: ›Schön und gut, Herr Doktor, aber wozu dann noch?‹«

In diesem Witz wird ein Gegensatz zwischen gesundheitsbewusster Lebensweise und Genuss aufgebaut, der in vielen Köpfen tief verankert ist und der dennoch nicht existiert. Zum einen, weil das Rauchen die einzige in diesem Witz genannte Tätigkeit ist, die eindeutig gesundheitsschädlich ist – Alkoholgenuss in Maßen und Sex sind dagegen auch in gesundheitlicher Hinsicht positiv zu bewerten. Zum anderen, weil uns dieser Witz suggeriert, dass es außerhalb der genannten Tätigkeiten keine Möglichkeiten gibt, das Leben zu genießen. Was natürlich großer Unsinn ist, wie wir noch sehen werden. Insofern handelt es sich aus mehreren Gründen ganz eindeutig um einen schlechten Witz, auch wenn die von Woody Allen stammende Variante eines gewissen intellektuellen Charmes nicht entbehrt: »Wenn du dir wünschst, hundert Jahre alt zu werden, musst du alles aufgeben, was dich wünschen lässt, hundert Jahre alt zu werden.«

Richtig ist hingegen die andere in diesem Witz enthaltene

Aussage: Durch Modifizierung unseres Lebensstils können wir unsere Lebenserwartung verlängern, und zwar unsere gesunde Lebenserwartung. Auch wenn ich mit genauen Prozentzahlen wie gesagt nicht dienen kann (weil es sie ganz einfach nicht gibt), besteht heute kein Zweifel mehr daran, dass die Lebensweise wichtiger für unsere Gesundheit ist als unsere genetische Ausstattung. Das bedeutet aber nicht, dass wir jedem Trend hinterherlaufen, jede neue Diät ausprobieren und jeden noch so absurden Modesport nachturnen müssen.

Ganzheitliche Schulmedizin

In diesem Kapitel wollen wir uns ganz in Ruhe anschauen, welche Maßnahmen wirklich etwas bringen und welche nicht. Dafür gibt es in der modernen Medizin hauptsächlich ein Kriterium: Die Wirkung einer Maßnahme oder eines Medikamentes muss durch Studien belegt sein. Nicht mehr und nicht weniger sollten wir fordern. Vornehm ausgedrückt heißt das »evidenzbasierte Medizin«. Andere nennen es Schulmedizin. Doch darin steckt eine negative Wertung, die an kalte, symptombezogene Apparatemedizin und an »Chemie« denken lässt. Der Begriff Schulmedizin wird häufig abwertend gebraucht, insofern werden Sie kaum einen Arzt treffen, der sich selbst als Schulmediziner bezeichnet. Da man sich aber auch schlecht »evidenzbasierter Mediziner« nennen kann, bleibe ich bei Schulmedizin und möchte an dieser Stelle gleich eine Lanze für sie brechen. Schulmedizin ist nämlich keineswegs zwangsläufig kalt und chemisch. Sie kann genauso gut warm und sanft sein. Für die Schulmedizin zählt ausschließlich die Wirksamkeit, und die muss in kontrollierten Studien bewiesen worden sein. Dabei ist es vollkommen gleichgültig, ob es sich bei der untersuchten Methode um eine Strahlentherapie, eine Heilpflanze, eine neue Art des Bauchtanzes oder ein einfühlsames psychologisches Gespräch handelt. Wer in einer solchen Studie zeigen kann, dass eine Stunde Kopfstehen täglich einen günstigen Einfluss auf das Schlaganfallrisiko hat (was ich bezweifle), ist genauso ein Schulmediziner wie derjenige, der den Nachweis führt, dass ein bestimmtes Chemotherapeutikum das Leben eines Krebskranken verglichen mit einem Placebo signifikant verlängert. Der Zweck heiligt die Mittel, könnte man auch sagen. Wer dagegen seine Diagnostik und Therapie nur auf Behauptungen und Meinungen gründet, der verlässt die Schulmedizin. Durch Zuwendung, Sich-Zeit-Nehmen und vielleicht auch persönliches Charisma mag er durchaus Positives bewirken, rein medizinisch werden sich seine Erfolge aber eher nach dem Zufallsprinzip einstellen.

Ich selbst sehe mich als ganzheitlichen Schulmediziner. Deshalb weiß ich und kann ich es auch zugeben, dass die Schulmedizin nicht immer so objektiv ist, wie sie vorgibt zu sein, sich selbst gegenüber nicht immer so hart ist, wie sie es von anderen fordert. Das liegt schlicht und einfach daran, dass bestimmte Studien nicht durchführbar sind, sei es, weil sie zu aufwendig wären, sei es, weil sie grundlegenden ethischen Prinzipien widersprechen würden. Ein Beispiel: Eine akute Blinddarmentzündung wird seit langem durch eine sofortige operative Entfernung des Wurmfortsatzes behandelt. Es handelt sich dabei um eine äußerst erfolgreiche Behandlungsmethode. Nun könnte es aber doch sein, dass eine akute Blinddarmentzündung genauso gut auf eine antibiotische Behandlung ansprechen würde und man so eine Operation vermeiden könnte. Um das zu klären, müsste man eine kontrollierte Studie durchführen, in der man den Erfolg der Operation mit dem der Antibiotikatherapie vergleichen würde. Diese Studie ist niemals durchgeführt worden und wird wohl auch niemals durchgeführt werden. Grund: Die Blinddarmoperation wurde vor den Antibiotika erfunden, hat sich durchgesetzt, funktioniert und kann daher aus ethischen Gründen keinem Patienten mehr verweigert werden.

Studien in der Präventivmedizin

In der Prävention haben wir weniger das Problem der ethischen Vertretbarkeit als das der schwierigen Durchführbarkeit von Studien. Ob eine präventive Maßnahme wirkt oder nicht, stellt sich nämlich erst nach vielen Jahren, manchmal erst Jahrzehnten, heraus. Gleiches gilt für potenziell gesundheitsschädigende Einflüsse. So wurden zum Beispiel die Gefahren des Rauchens erst erkannt, als es sich bereits über hundert Jahre in der westlichen Welt etabliert hatte.

Vor diesem Hintergrund stellen sogenannte Morbiditäts- und Mortalitätsstudien in der Präventivmedizin einen akzeptablen Kompromiss dar. In solchen Studien schaut man sich an, ob ein bestimmtes Medikament oder eine bestimmte Verhaltensweise die Erkrankungshäufigkeit und die Sterblichkeit in einem möglichst mehrjährigen Beobachtungszeitraum verlängert, verkürzt oder gar nicht beeinflusst. Wenn es zu einem Thema solche Studien gibt, liegen sie meinen in diesem Buch ausgesprochenen Empfehlungen zugrunde. Gibt es diese nicht, müssen Studien herhalten, die eine kürzere Laufzeit haben. Gibt es diese auch nicht, so muss ich mir auf eine Weise behelfen, wie es die Schulmedizin in solchen Situationen immer tut: durch Annahmen, die sich auf Plausibilität gründen. Auch hier ein Beispiel: Es ist wenig plausibel, dass man mit Elektroschocks in der Darmkrebsvorbeugung große Erfolge erzielen kann. Obwohl das durch keine einzige Studie belegt ist, würde man eine entsprechende Empfehlung wohl kaum abgeben.

Eine sehr interessante Studie zum Thema Lebensstil und Lebenserwartung wurde vor einiger Zeit im angesehenen »British Medical Journal« veröffentlicht. In dieser Studie wurde 11 000 Briten nur eine einzige Frage gestellt, nämlich ob sie ihrer eigenen Einschätzung nach eher gesundheitsbewusst lebten oder eher nicht. Keine weiteren Fragen zum Ernährungs- oder Rauchverhalten, zum Gewicht oder zu Erkrankungen in der Familie. Schummeln lohnte sich bei dieser Studie nicht, da die Daten komplett anonymisiert wurden. Die Teilnehmer wurden dann 17 Jahre lang weiterverfolgt. Dann wurde lediglich protokolliert, ob sie noch am Leben waren oder nicht. Wiederum keine weiteren Details.

Das Ergebnis dieser Studie hat selbst die Wissenschaftler überrascht. Ein Unterschied zwischen beiden Gruppen war erwartet worden, aber nicht, dass er so deutlich ausfallen würde: Die Sterblichkeitsquote nach 17 Jahren lag in der Gruppe der Gesundheitsbewussten um 40 Prozent niedriger als in der Gruppe der Nichtgesundheitsbewussten. Wenn man dann noch bedenkt, dass sich einige Nichtgesundheitsbewusste (sinnloserweise) vielleicht doch in die Gruppe der Gesundheitsbewussten geschummelt haben, dann war der wirkliche Unterschied möglicherweise noch größer. Aber blenden wir diesen möglichen Fehler ruhig aus, denn es handelt sich ja nicht um eine Studie zur Sexualität, wo erfahrungsgemäß am meisten geschummelt wird.

Was machen die Gesundheitsbewussten nun anders als die Nichtgesundheitsbewussten? Vor allem aber: Welche Aspekte ihres Verhaltens haben ihnen im Vergleich zur Gruppe der

Nichtgesundheitsbewussten tatsächlich zusätzliche Lebensjahre beschert und welche nicht? Um diese Frage zu beantworten, untersucht man gerne den Lebensstil besonders langlebiger Populationen. Die Menschen auf der griechischen Mittelmeerinsel Kreta sind das Paradebeispiel einer solchen Population. Nirgendwo sonst in Europa ist die durchschnittliche Lebenserwartung höher. Ein anderes Beispiel findet sich auf der japanischen Pazifikinsel Okinawa, wo die Menschen durchschnittlich (!) das stolze Alter von 85 Jahren erreichen. Das Geheimnis dieser Menschen liegt in einer Kombination von Faktoren, die folgende Bereiche des Lebensstils betreffen:

- Ernährung (+++)
- Bewegung (+++)
- Genussmittelkonsum (+++)
- Sexualität (+)
- Schlaf (+)
- Strahlenhygiene (++)
- Psychohygiene und Stressmanagement (+)

Die Pluszeichen in Klammern geben an, wie gut der genannte Bereich durch kontrollierte Studien untersucht ist (+++ = sehr gut untersucht, ++ = mäßig untersucht, + = wenig untersucht).

Schauen wir uns nun an, was wir von den Kretern und den Japanern und aus allen anderen in diesen Bereichen durchgeführten Studien lernen können.

Ernährung – gesund essen statt Diät halten

Es kann keinen Zweifel geben: Wir sind nicht dafür gemacht, uns jeden Tag satt zu essen. Und schon gar nicht mit Fleisch. Unsere Steinzeitkörper sind im Wesentlichen auf pflanzliche Nahrung eingestellt. Energiereichere Fleischmahlzeiten waren zwar hochwillkommen, waren seinerzeit aber nur an besonderen Tagen verfügbar, nämlich dann, wenn die Jagd erfolgreich war und Beute gemacht wurde. Weil das eben nicht so häufig vorkam, hat die Natur ein sehr effizientes System der Energiespeicherung entwickelt: Sie legt Fettreserven an, von denen wir auch in schlechteren Zeiten leben können. Im Fett ist die Energie kompakt gespeichert (1 Gramm Fett enthält mehr als doppelt so viel Energie wie 1 Gramm Zucker oder 1 Gramm Eiweiß). Hinzu kommt, dass Fett auch noch ein hervorragender Isolator gegen Kälte ist. Bei einigen funktioniert dieses Speichersystem besser als bei anderen, diese Menschen hatten früher bessere Überlebenschancen. Bei mehr als ausreichender Nahrungszufuhr sind sie dagegen heute im Nachteil, weil sie eben noch schneller Fett ansetzen. Und weil die effiziente Fettspeicherung über viele Jahrtausende einen Überlebensvorteil mit sich brachte, sind diese Menschen heute immer noch in der Überzahl.

Unser Körper ist von Natur aus nicht auf tägliche Fleischmahlzeiten eingestellt.

Da verwundert es nicht, dass »kalorische Restriktion« die robusteste und am besten untersuchte Maßnahme zur Lebensverlängerung ist, zumindest im Tierexperiment. Kalorische Restriktion bedeutet nichts anderes als »Einschränkung der

Kalorienzufuhr«. Wenn man Mäusen, die ja eine Lebenserwartung von drei Jahren haben, ein Drittel ihrer täglichen Kalorienration streicht, dann leben diese Mäuse um ein Drittel länger, das heißt vier Jahre. Das ist schon seit über 50 Jahren bekannt und wurde seitdem weltweit in vielen Forschungslabors wiederholt nachgewiesen. Mäuse sind nun aber einmal keine Menschen. Aus diesem Grunde hat 1987 ein aufsehenerregendes Experiment an Rhesusaffen begonnen. Zwar sind auch Rhesusaffen keine Menschen, aber fast. Immerhin gehören sie wie wir zu den Primaten und haben über 95 Prozent der Gene mit uns gemeinsam.

Von Geburt an wurde diesen Affen eine Dauerdiät verpasst, die sie bis heute bekommen. Genau wie die Mäuse in den vorherigen Experimenten enthält ihre Nahrung eine genau berechnete Kalorienmenge, die genau ein Drittel unter der liegt, die Rhesusaffen normalerweise zu sich nehmen. Das ist im Übrigen keine Unterernährung und insofern auch keine Tierquälerei. Parallel wird eine Vergleichsgruppe untersucht, die fressen kann, so viel sie will. Rhesusaffen werden normalerweise etwa 30 Jahre alt.

Das Experiment hatte also vor kurzem Halbzeit. Zu einer möglichen lebensverlängernden Wirkung der kalorischen Restriktion kann also noch nichts gesagt werden, der Zwischenbericht der Wissenschaftler ist dennoch höchst aufschlussreich. Es wurde berichtet, dass die auf Reduktionsdiät gesetzten Affen insgesamt unruhiger wirken, vermutlich weil sie ständig ein leichtes Hungergefühl verspüren. Sie sind zudem schlanker als ihre Artgenossen in der Kontrollgruppe. Positiv konnte jedoch insbesondere vermeldet werden, dass die Werte einiger Altersmarker bei den Wenig-Fressern deutlich jugendlicher sind als bei den Mehr-Fressern. Dazu gehören auch die Anti-Aging-

Hormone DHEA und Melatonin. Dies wurde von den Forschern als eindeutige Verzögerung des Alterungsprozesses gewertet.

Worauf beruht diese Verzögerung? Und woran liegt es, dass Mäuse, wahrscheinlich auch Affen und vermutlich auch Menschen länger leben, wenn sie weniger essen? Die Antwort ist banal, aber wichtig: weil sie weniger und später unter altersbedingten Erkrankungen zu leiden haben. Sie erkranken seltener an Herzinfarkt, Schlaganfall und Krebs. Und das liegt wiederum daran, dass Wenig-Fresser nicht übergewichtig sind. Das Körpergewicht, genauer: die Körperfettmasse oder noch genauer: die Bauchfettmasse ist und bleibt einer der wichtigsten Risikofaktoren überhaupt. Darauf werden wir noch detaillierter eingehen. Hinzu kommt, dass Mehr-Fresser auch mehr Energie verbrennen müssen und somit mehr freie Radikale produzieren. Und was diese anrichten können, haben wir weiter oben schon besprochen.

Was das Körpergewicht für die Gesundheit bedeutet

Doch bleiben wir zunächst beim Körpergewicht. Wie bei allen wichtigen Themen hört man auch hier viel Kontroverses. Und das Gewicht ist ganz sicher ein wichtiges Thema in unserer Gesellschaft, wird jedoch vorwiegend unter kosmetischen Gesichtspunkten diskutiert. Diese wollen wir hier einmal außen vor lassen und nur auf die medizinische Bedeutung eingehen. Da es einen Unterschied macht, ob man bei 1,60 Metern Körpergröße 90 Kilogramm auf die Waage bringt oder bei 1,90 Metern, wird das Körpergewicht heute immer auf die Körpergröße bezogen und als Body Mass Index, kurz BMI, ausgedrückt.

Der BMI errechnet sich nach folgender Formel:

$$\frac{\text{Körpergewicht in kg}}{(\text{Körpergröße in m})^2}$$

Eine 60 Kilogramm schwere, 1,70 Meter große Frau hat demnach einen BMI von 20,76 = 60 : (1,7 × 1,7). Das liegt im Normalbereich, denn der wurde für Frauen bei 19 bis 24 festgelegt. Für Männer liegt er aufgrund der größeren Muskelmasse etwas höher (20–25). Es handelt sich hier wohlgemerkt um den medizinischen Normalbereich. Das kosmetische Schönheitsideal liegt teilweise unter diesen Werten. Models haben fast immer einen BMI unter 19 und damit medizinisch gesehen Untergewicht.

Will man den für seine Körpergröße normalen Gewichtsbereich herausfinden, so muss man die Gleichung nur ein wenig umstellen. Wieder ein Beispiel: Ein 1,60 Meter großer Mann wiegt 80 Kilogramm. Sein aktueller BMI liegt entsprechend bei 31,25 = 80 : (1,6 × 1,6). Das liegt nicht nur im übergewichtigen (BMI 25–30), sondern sogar im adipösen (fettsüchtigen) Bereich (BMI > 30). Bei welchem Gewicht erreicht dieser Mann einen normalen BMI (< 25)? Hierzu rechnet man 25 × (1,6 × 1,6) = 64 kg. Bei 64 Kilogramm Körpergewicht liegt der BMI dieses Mannes also genau bei 25 und somit an der Obergrenze des Normalbereichs.

Wie werden Körpergewicht und BMI nun reguliert? Warum ist der eine dünn, obwohl er wie ein Scheunendrescher (fr)isst, während der andere schon beim Zuschauen zunimmt? Das Körpergewicht resultiert zunächst einmal ganz einfach aus dem, was wir dem Körper an Energie (Kalorien) zuführen, minus dem, was wir verbrennen. Auch wenn wir überhaupt nichts tun, wenn wir den ganzen Tag nur im Bett liegen, verbrennen wir einige Kalorien, um die Funktion unserer Organe zu erhalten. Das Herz braucht Energie, um zu schlagen, die Atemmuskeln, um ein- und auszuatmen usw. Diese Energie holt sich der Körper entweder aus der Nahrung oder im Hungerzustand aus seinen Energiereserven, zum Beispiel aus dem Körperfett. Die Energie, die wir im absoluten Ruhezustand täglich verbrennen, wird auch als Grundumsatz bezeichnet.

Den Grundumsatz können wir kaum steuern. Er ist weitgehend genetisch festgelegt und macht eben genau den Unterschied zwischen guten und schlechten »Futterverwertern« aus. Einige Menschen verbrennen in Ruhe 1500 Kalorien pro Tag, andere 1000 Kalorien. Tückischerweise sinkt der Grundumsatz mit zunehmendem Alter ab. Wenn wir also zeitlebens die gleiche Menge an Kalorien zu uns nehmen und uns gleich viel bewegen, nehmen wir unweigerlich zu. Langsam, aber sicher. Man spricht hier auch von der altersbedingten Gewichtszunahme.

Unser Grundumsatz wird also im Wesentlichen von der genetischen Ausstattung und dem Lebensalter bestimmt, die häufig beschuldigten Hormone spielen meist eine Nebenrolle. Da er eine unbeeinflussbare Größe ist, können wir nur gegensteuern, indem wir uns weniger Energie zuführen (weniger essen) und zusätzlich zum Grundumsatz mehr verbrennen (uns mehr bewegen). Wie wir noch sehen werden, enthält ein sinnvolles und machbares Programm zur Gewichtskontrolle *immer* beide Komponenten.

Weil die meisten Menschen ihr Ernährungs- und Bewegungsverhalten aber nicht dem abnehmenden Grundumsatz anpassen, werden wir fast alle irgendwann übergewichtig. Das Risiko, im Laufe des Lebens Übergewicht zu bekommen, liegt in Deutschland bei über 80 Prozent! Anders ausgedrückt: Nur ein Fünftel der Deutschen hält zeitlebens das jeweilige Normalgewicht.

80 Prozent der Deutschen werden im Laufe ihres Lebens übergewichtig.

Nachdem man sich über viele Jahre einig war, dass Übergewicht ein Risikofaktor für Herz- und Kreislauferkrankungen sei, hört man in letzter Zeit wieder andere Töne. Übergewicht sei überwertet, ein paar Kilo zu viel würden nicht schaden usw. In der Presse, auch in der anspruchvolleren, war mehrfach desgleichen zu lesen. Dem liegt folgendes, häufig anzutreffendes Problem zugrunde: Übergewicht wurde in vielen, vielen Studien eindeutig als Risikofaktor identifiziert. Nun meint eine kleine Gruppe von Wissenschaftlern, durch eine neue, durchaus kritikwürdige Studie das Gegenteil herausgefunden zu haben. Da dieses Ergebnis im Widerspruch zur bisherigen Datenlage steht und dadurch ein wesentlich höheres Sensationspotenzial hat, wird es von der Laienpresse dankbar aufgegriffen und gleichberechtigt neben all die vielen vorangegangenen Studien gestellt. Da aber kein Mensch alle Studien im Kopf haben kann, sorgt solch eine neue Entwicklung selbst bei ärztlichen Kollegen für Verwirrung. Eine ähnliche Situation kennen wir ja auch bei den Östrogenen, auf die wir später noch näher eingehen werden. Wie kann man sich in diesem Informationsdschungel zurechtfinden? Nun, man kann die größten und einwandfrei durchgeführten Studien heranziehen. Das ist auch für Ärzte nicht immer leicht, da dies recht zeitaufwendig ist. Alternativ verlässt man sich auf das Ergebnis sogenannter Meta-Analysen. Hier werden alle bekannten Studien zu einem Thema zusammengefasst und noch einmal ausgewertet, als würde es sich um eine einzige, riesige Studie handeln. Aufgrund der hohen Fallzahlen ist die Wahrscheinlichkeit, dass eine solche Meta-Analyse ein falsches Ergebnis bringt, sehr klein.

Übergewicht ist zweifellos ein Risikofaktor für Herzinfarkt, Schlaganfall, Arthrose und einige Krebsarten.

Beim Übergewicht nun ist die Datenlage eindeutig. Übergewicht ist ganz ohne Zweifel ein wichtiger Risikofaktor für Herzinfarkt, Schlaganfall und – wie wir inzwischen wissen – auch für einige Krebsarten, wie Brustkrebs und Darmkrebs. Hinzu kommt die ständige Belastung der Gelenke, weshalb Gelenkverschleiß (Arthrose) entsprechend häufiger bei Übergewichtigen anzutreffen ist als bei Normalgewichtigen. So überrascht es nicht, dass Übergewicht ebenso eindeutig mit einer erhöhten Sterblichkeit verbunden ist. In Amerika hat Übergewicht bereits das Rauchen als Risikofaktor Nummer eins für vorzeitiges Ableben abgelöst. Das liegt zum Teil am Rückgang des Rauchens, zum Teil aber auch am immer weiter ansteigenden Durchschnittsgewicht der Bevölkerung. Bei uns geht die Entwicklung in die gleiche Richtung. Und so wundern wir uns auch nicht zu erfahren, was wir eigentlich schon immer gewusst haben: Menschen, die sehr alt werden, sind fast niemals übergewichtig.

Das metabolische Syndrom

Doch Gewicht und BMI sind noch nicht die ganze Geschichte. Es kommt nämlich nicht nur darauf an, *wie viel* Fett wir mit uns herumtragen, es kommt auch darauf an, *wo* es sitzt. Denn Fett ist schon längst nicht mehr gleich Fett. Während das periphere, an Hüften, Po, Armen und Beinen sitzende Fett (»Birnentyp«) medizinisch gesehen als relativ harmlos gelten kann, geht die Hauptgefahr von dem Fett aus, das im Bauchraum sitzt (»Bierbauch« oder »Apfeltyp«). Deshalb sollte man nicht nur seinen BMI kennen, sondern auch seine Waist-to-Hip-Ratio (WHR), die das Verhältnis von Taillen- zu Hüftumfang bezeichnet. Wer viel Bauchfett hat, der hat einen großen Taillenumfang und somit eine hohe WHR. Bei Frauen gilt eine WHR von 0,85 als Obergrenze, bei Männern liegt sie bei 1,0.

Dieser Wert ist deshalb so wichtig, weil gerade das Bauchfett in der Lage ist, eine Reihe schädlicher Substanzen, sogenannte Zytokine zu produzieren, die ein *metabolisches Syndrom* erzeugen können.

Das metabolische Syndrom ist in unserer Gesellschaft neben dem Rauchen zum wichtigsten Risikofaktor überhaupt avanciert. Das vom Bauchfett hervorgerufene metabolische Syndrom ist es, das Übergewicht so gefährlich macht. Deshalb ist es wichtig, diesen Begriff zu kennen und zu wissen, was sich dahinter verbirgt. Unter einem metabolischen Syndrom versteht man die Kombination aus:

- Insulinresistenz (Vorstadium des Diabetes mellitus, also der Zuckerkrankheit)
- Fettstoffwechselstörungen (erhöhtes Cholesterin und erhöhte Triglyzeride)
- Bluthochdruck

Alle drei sind schon lange Zeit als Risikofaktoren für Herzinfarkt und Schlaganfall bekannt. In Kombination sind sie natürlich erst recht gefährlich. Eine Untersuchung an japanischen Sumo-Ringern unterstreicht die Bedeutung des Bauchfetts und des metabolischen Syndroms eindrucksvoll: Zu ihrer aktiven Zeit sind Sumo-Ringer zwar alles andere als schlank, aufgrund ihres regelmäßigen Trainings haben sie aber kaum Fett innerhalb ihres Bauchraums. Beenden sie dann ihre Karriere und essen weiter wie vorher, verschiebt sich das Verhältnis von Energiezufuhr und Energieverbrennung. Von nun an speichern sie überall mehr Fett, also auch im Bauchraum. Sie bekommen ein metabolisches Syndrom und sind schon nach wenigen Jahren anfällig für Diabetes, Herzinfarkt und Schlaganfall. Das ist leider die Entwicklung, die auch viele von uns im Rahmen des Alterungsprozesses durchlaufen, langsamer zwar, aber mit den gleichen Konsequenzen.

Bauchfett verursacht ein metabolisches Syndrom. Ein metabolisches Syndrom ist der wichtigste Risikofaktor für Herzinfarkt und Schlaganfall.

Es gibt jedoch auch eine gute Nachricht: Beim metabolischen Syndrom handelt es sich um einen Risikofaktor, der ganz hervorragend zu beeinflussen ist. In einer viel zitierten finnischen Studie wurden Menschen mit einem metabolischen Syndrom in zwei Gruppen eingeteilt. Die eine Gruppe erhielt keine Behandlung und lebte weiter wie zuvor. Die andere Gruppe erhielt ein gezieltes und wiederholtes Coaching zu den Themen Ernährung und Bewegung. Durch diese Maßnahmen konnte das Diabetesrisiko in der zweiten Gruppe um über 50 Prozent gesenkt werden. Außerdem waren Gewicht, Blutdruck und Blutfette in der zweiten Gruppe ganz ohne Medikamente deutlich zurückgegangen. Die Botschaft dieser und vieler anderer Studien ist klar: Das metabolische Syndrom und seine Folgekrankheiten sind durch eine Verbesserung der Lebensweise vermeidbar und sogar rückgängig zu machen!

Das metabolische Syndrom kann durch eine Verbesserung des Lebensstils vermieden und sogar rückgängig gemacht werden.

Gut, reichlich und gesund essen

Was sollen wir also tun? Welche Konsequenzen sollen wir aus diesen Erkenntnissen ziehen? Wir können doch unmöglich mit einem ständigen Hungergefühl durch unser dann doch ziemlich langes Leben gehen. Auch das inzwischen allerorten angepriesene Dinner Cancelling, also das Weglassen des Abendessens, wird sich aus meiner Sicht aufgrund fehlender sozialer Verträglichkeit nicht durchsetzen (und die ist ja für ein langes und gesundes Leben nicht ganz unwichtig). Auch der kleinere Bruder des Dinner Cancelling, das Dinner Skipping (gelegentliches Weglassen des Abendessens), wird es schwer haben, da eine angenehme Gewohnheit immer wieder von neuem durchbrochen werden muss.

Also machen wir es doch lieber wie die Kreter. Die nehmen weniger Kalorien zu sich, ohne das Gefühl zu haben, ständig »auf Diät« zu sein, dem guten Leben zu entsagen und von Hunger geplagt zu sein. Diäten sollten nur vorübergehend Platz in unserem Ernährungsplan haben, etwa wenn wir unser Gewicht nicht nur halten, sondern auf normales Niveau reduzieren wollen. Eine Dauerdiät ist mit einem genussvollen Leben schwer vereinbar und wird daher nicht von Erfolg gekrönt sein. Vielmehr geht es um eine langfristige Ernährungsoptimierung, die gleichzeitig kalorienarm und wohlschmeckend ist. Die Kreter machen es uns vor. Sie essen mengenmäßig genauso viel wie wir. Nur dass das, was sie essen, weniger Kalorien enthält. Und dabei stehen sie nicht gerade im Verdacht, lebens- und genussfeindliche Asketen zu sein.

Grundsätzlich geht es darum, den Fleischkonsum zu reduzieren und den Fischkonsum sowie den Verzehr von Obst und Gemüse zu steigern. Modernen Empfehlungen zufolge sollten wir:

- Brot, Getreideflocken, Nudeln, Reis und Kartoffeln als Basisnahrungsmittel verwenden
- mindestens fünfmal am Tag eine Portion Obst oder Gemüse zu uns nehmen (1 Portion = 1 Apfel oder 1 Salat oder 1 Gemüsebeilage)
- täglich Milchprodukte zu uns nehmen
- pflanzliche Öle bevorzugen
- mindestens zweimal pro Woche eine Fischmahlzeit essen
- höchstens zweimal pro Woche eine Fleischmahlzeit essen und nur ausnahmsweise Wurstwaren zu uns nehmen
- nur ausnahmsweise freie Zucker (Süßigkeiten, Kuchen etc.) zu uns nehmen

Allein auf diese Weise können das Herzinfarkt- und auch das Krebsrisiko um jeweils über 30 Prozent gesenkt werden. Ein vollständiger Verzicht auf Fleisch bringt allerneuesten Studien zufolge gegenüber gelegentlichem Fleischkonsum übrigens keine Vorteile.

Das Ernährungsmuster der Menschen auf Kreta, etwas allgemeiner auch mediterrane Ernährung genannt, hat gegenüber der westlichen Ernährungsweise aber nicht nur den Vorteil einer dauerhaft geringeren Kalorienzufuhr bei gleichem Sättigungsgrad. Mit dieser Art der Ernährung kann man gleich mehrere Fliegen mit einer Klappe schlagen. Denn beim Essen geht es nicht nur um das *Wieviel*, sondern auch um das *Was*. Es geht darum, welche schädlichen und welche schützenden Substanzen wir uns da jeden Tag zuführen.

Tierische Fette zum Beispiel, auf denen unsere Ernährung aufgebaut ist, sind nicht nur sehr kalorienreich (das sind Fette grundsätzlich), sondern sie enthalten auch viel Cholesterin. Cholesterin ist ein lebenswichtiger Stoff. Wir brauchen es für den Aufbau unserer Zellmembranen, außerdem ist es eine Vorstufe für zum Teil lebenswichtige Hormone, wie zum Beispiel das Kortisol. Trotzdem gibt es ein Zuviel des Guten. Ein erhöhter Cholesterinspiegel ist ganz sicher mit einem erhöhten Herzinfarkt- und Schlaganfallrisiko verbunden. Das ist durch so viele einwandfrei durchgeführte Studien belegt, dass von einer Cholesterin-Lüge zu sprechen geradezu unverantwortlich ist.

Fisch enthält dagegen andere Fette, von denen die Omega-3-Fettsäuren am besten untersucht sind. Omega-3-Fettsäuren können bei regelmäßiger Zufuhr das Herzinfarkt- sowie Schlaganfall- und wohl auch das Alzheimerrisiko senken. Außerdem ist Fisch eine wertvolle Selen- und Zinkquelle. Beide Spurenelemente spielen eine wichtige Rolle bei der Bekämpfung des oxidativen Stresses.

Wiederum andere Fette finden sich in pflanzlicher Nahrung: Mehrfach ungesättigte Fettsäuren, wie sie beispielsweise im Olivenöl enthalten sind, können ebenfalls aktiv das Risiko für Gefäßerkrankungen senken.

Doch damit noch lange nicht genug. Obst und Gemüse sind nicht nur relativ kalorienarm und weisen günstige Fettzusammensetzungen auf. Sie enthalten auch einen ganzen Cocktail an Antioxidanzien, Radikalfängern also, die den permanent auf uns einwirkenden oxidativen Stress neutralisieren können. Einige dieser Antioxidanzien sind schon länger bekannt, Vitamin C und Vitamin E zum Beispiel. Andere sind erst in den letzten Jahren hinsichtlich ihrer antioxidativen Wirkung charakterisiert worden, hierzu gehört zum Beispiel das Lycopin in Tomaten und beinahe täglich kommen neue dazu. Wir können davon ausgehen, dass es in Obst und Gemüse noch Tausende weitere

Stoffe gibt, die unser antioxidatives Schutzschild verstärken, ohne dass wir von ihrer Existenz bisher auch nur etwas ahnen. Sekundäre Pflanzenstoffe nennt man diese verborgenen Helfer auch, und sie sind der Grund dafür, dass Obst- und Gemüsekonsum so effektiv Zellschäden vorbeugen kann. Das ist nicht nur gut für den Teint, sondern reduziert nachweislich auch das Herzinfarkt- und Schlaganfallrisiko sowie die Wahrscheinlichkeit, an Krebs zu erkranken.

Schließlich sind Obst und Gemüse auch wichtige Lieferanten von Ballaststoffen, die zwar von unserem Darm nicht aufgenommen werden, die Darmtätigkeit jedoch stimulieren und letztlich das Darmkrebsrisiko deutlich senken.

Obst und Gemüse enthalten Antioxidanzien, die den Alterungsprozess verlangsamen und Herzinfarkt, Schlaganfall und Krebs vorbeugen können.

Ich fasse zusammen: Unsere Nahrung soll gut schmecken, uns dabei helfen, unser Gewicht zu halten, und reich an Antioxidanzien und Ballaststoffen sein. Das ist leichter zu bewerkstelligen, als man auf den ersten Blick meinen möchte. Andere Völker gehen uns hier mit gutem Beispiel voran, folgen wir ihnen unauffällig. Wobei unauffällig vor allem ausgewogen bedeutet. Es hat keinen Sinn, einzelne Ernährungsgewohnheiten zu kopieren und bis zum Exzess zu treiben. Schreibt eine Zeitung, dass Kirschen den Melatoninspiegel anheben können (was zudem reine Spekulation ist), stopfen sich die Menschen mit Kirschen voll. Ist in einem anderen Magazin zu lesen, dass Ananas schlank macht (was ebenfalls zumindest stark vereinfacht ist), kommt die Ananas-Diät. Sich von Diät zu Diät zu hangeln ist aber der falsche Weg zur gesunden Ernährung.

Vielfältig, abwechslungsreich und im oben beschriebenen Sinne ausgewogen sollte unsere Ernährung sein, dann ist sie auch auf Dauer im wahrsten Sinne des Wortes genießbar.

Wie ich es sehe

Gerne wird von kritischen Geistern angeführt, dass unsere Nahrungsmittel durch den Einsatz von Pestiziden und Insektiziden in der Landwirtschaft und durch den Prozess der industriellen Fertigung längst nicht mehr die Qualität wie »früher« hätten. So reiche beispielsweise der Vitamingehalt von Obst und Gemüse längst nicht mehr aus, um unseren Bedarf zu decken. Das ist nichts anderes als defätistische Schwarzmalerei. Tatsächlich müssen wir die allerstrengsten Qualitätsmaßstäbe an unsere Lebensmittel anlegen und diese entsprechend streng kontrollieren – biologisch angebaute Lebensmittel schneiden bei solchen Kontrollen übrigens im Durchschnitt tatsächlich etwas besser ab als konventionell angebaute. Wachsamkeit ist allemal geboten. Aus gelegentlich überschrittenen Grenzwerten allerdings die Konsequenz zu ziehen, prinzipiell gesunde Nahrungsmittel nicht mehr zu sich zu nehmen, wäre etwa so, als würde man sich weigern weiterzuatmen, weil ein bestimmter Schadstoff in der Luft entdeckt wurde.

Wie viel und was sollen wir trinken?

Zum Abschluss des Kapitels über Ernährung möchte ich noch etwas zum Thema Trinken sagen. Häufig diskutiert werden Getränke, die gleichzeitig auch Genussmittel sind, wie etwa alkoholische Getränke oder Kaffee. Auf diese Getränke werden wir im übernächsten Kapitel eingehen. Hier soll es um die Frage gehen, mit welchen Getränken wir unseren Flüssigkeitsbedarf decken sollten.

Zunächst einmal geht es um die Menge. »Viel trinken!«, lautet eine gängige Maxime, und gerne wird betont, dass das in besonderem Maße für sehr alte Menschen gilt. Dies ist im Prinzip auch richtig – doch was ist viel? Wie bei den Kalorien, so gibt es auch bei der Flüssigkeitszufuhr einen Grundbedarf, da wir ständig Flüssigkeit über die Nieren, den Darm, die Atemluft und die Haut verlieren. Bei moderater Außentemperatur und ohne besondere körperliche Anstrengung beträgt der Grundbedarf eines erwachsenen Menschen 20 Milliliter pro Kilogramm Körpergewicht pro Tag. Ein 70-Kilo-Mann braucht also mindestens 1400 Milliliter, das sind 1,4 Liter pro Tag. »Viel« bedeutet nun nichts anderes, als dass dieser Grundbedarf sicher überschritten werden soll, dass wir also quasi einen Puffer von gut einem halben Liter mit einbauen sollen. So erklärt sich die überall nachzulesende, durchaus korrekte Empfehlung von zwei Litern pro Tag. Ist es sehr heiß oder schwitzen wir im Rahmen unseres präventiven Bewegungsprogramms (siehe folgendes Kapitel), so kommen im Schnitt noch einmal ein halber bis ein Liter täglich dazu. Mehr bringt nichts, insbesondere sollte man nicht dem Irrglauben anhängen, dass die Haut bei vier Litern pro Tag straffer ist als bei zweieinhalb Litern pro Tag. Der alternden Haut kommt nämlich durch den Kollagenverlust zunehmend die Fähigkeit abhanden, Wasser zu binden. Auch dagegen lässt sich etwas tun, allerdings nicht durch exzessives Trinken (siehe »Prävention und Kosmetik«). Zu viel trinken kann sogar gefährlich werden. Gerade sehr alte Menschen kann man auch »überwässern«, dann nämlich, wenn eine Pumpschwäche des Herzens, auch Herzinsuffizienz genannt, vorliegt. Für diese Menschen gilt eher: mindestens und höchstens eineinhalb Liter pro Tag, also eine genau kontrollierte Flüssigkeitszufuhr. Da diese Menschen aber häufig auch noch wassertreibende Mittel (Diuretika) erhalten, obliegt es dem behandelnden Arzt, die Flüssigkeitszufuhr festzulegen.

Kommen wir nun zu der Frage, *was* wir denn trinken sollen. Hier kommt es vor allem auf eines an: kalorienarm muss es sein. Es hat wenig Sinn, die Ernährung zu optimieren und sich die eingesparten Kalorien dann über Getränke zurückzuholen. Zuckerhaltige Softdrinks sind in diesem Zusammenhang an erster Stelle zu nennen. Gerade bei Jugendlichen nimmt die Zahl derjenigen zu, die ihr Übergewicht durch den exzessiven Konsum eines gewissen braunen, süßen, kohlensäurehaltigen Getränks aufrechterhalten, obwohl man ihnen den Konsum von Junkfood bereits erfolgreich abgewöhnen konnte. Es sind sogar Fälle bekannt, in denen der gewichtsreduzierende Effekt einer operativen Magenverkleinerung durch regelmäßigen Softdrink-»Genuss« wieder aufgehoben wurde.

Auch Fruchtsäfte sind meist alles andere als kalorienarm und sollten daher nur als Obstersatz im Rahmen einer kontrollierten Nahrungsergänzung konsumiert werden (zum Beispiel ein Glas pro Tag, siehe »Brauchen wir Nahrungsergänzungsmittel?«).

Bei alkoholhaltigen Getränken besteht das Problem der versteckten Kalorien in besonderem Maße. Da sie aber gleichzeitig

Genussmittel sind, ist hier die Problematik komplexer, sie werden daher später gesondert besprochen.

Bleiben also nur die kalorienfreien Getränke. Natürlich kann man das Kalorienproblem durch Zuckerersatzstoffe umgehen. Viele Softdrink-Hersteller bieten entsprechende Lightprodukte an. Man sollte jedoch im Hinterkopf behalten, dass die üblichen Süßstoffe Saccharin und Cyclamat im Tierexperiment Blasenkrebs auslösen können. Die Dosis, die in diesen Experimenten verwendet wurde, liegt zwar tausendfach höher als die übliche Tagesdosis eines durchschnittlichen Süßstoffkonsumenten. Auch haben Untersuchungen am Menschen den Verdacht bisher nicht erhärten können. Allerdings fehlen Langzeitstudien, so dass ein kleines Fragezeichen stehenbleiben muss.

Wie ich es sehe

Die idealen Getränke sind Wasser und Tee. Für beide möchte ich gleichermaßen eine Lanze brechen. Beim Wasser spricht – zumindest in unseren Breitengraden – nichts dafür, kommerziell und in Flaschen abgefüllte Mineralwässer dem Leitungswasser vorzuziehen. Eine eigene Heilwirkung bestimmter Mineralquellwässer wird genauso häufig postuliert wie sie unbewiesen ist. Beim Tee gilt die grüne Variante heutzutage als besonders gesund. Tatsächlich enthält grüner Tee mehr Antioxidanzien (Polyphenole) als andere Teesorten, hat also zusätzich zur kalorienfreien Flüssigkeitszufuhr möglicherweise auch vorbeugende Wirkung gegen Herzinfarkt und Krebs. Ich sage »möglicherweise«, da eine groß angelegte Studie kürzlich ergeben hat, dass grüner Tee das Tumorrisiko nicht verringert. Hier ist das letzte Wort sicherlich noch nicht gesprochen. Wenn einem grüner Tee also schmeckt, sollte man ihn vorziehen. Was die präventive Wirkung angeht, ist der Unterschied zu anderen Teesorten aber nicht so ausgeprägt, dass man zu seinen Gunsten auf seine Lieblingsteesorte, ob schwarzer, Kräuter- oder Früchtetee, verzichten sollte.

Bewegung – es geht sogar mit »No sports«-Mentalität

Die Neigung, viel zu leicht Gewicht zuzunehmen, beruht nicht nur darauf, dass unsere Steinzeitkörper biologisch gesehen auf einen Wechsel von Hungerphasen und Sättigung und nicht auf das heutige Nahrungsüberangebot eingestellt sind. Die Natur hat auch vorgesehen, dass wir körperlich mehr dafür tun müssen, um überhaupt an Nahrung zu gelangen. Wir sind als hungrige Jäger und Sammler konzipiert und zu satten und trägen Supermarktjunkies mutiert.

Die Botschaft dieses Kapitels möchte ich daher gleich zu Beginn klar und unmissverständlich formulieren: Ohne regelmäßige Bewegung gibt es keine langfristige Gewichtskontrolle. Dies gilt sowohl für Menschen, die ihr Gewicht reduzieren wollen, als auch für solche, die es »nur« halten wollen. Das angebliche »No sports«-Paradigma von Winston Churchill hat auf diesem Gebiet großes Unheil angerichtet. Es immer wieder im Zusammenhang mit erfolgreichem Altern zu zitieren, kann nur als gezielte Desinformation bezeichnet werden. Denn erstens ist es noch nicht einmal sicher als Churchill-Zitat verbürgt. Zweitens steht es im Gegensatz sowohl zur tatsächlichen Lebensweise von Churchill, die vor allem in seiner Jugend durch sehr viel Sport geprägt war, als auch zu anderen Zitaten von ihm (»Keine Stunde, die man mit Sport verbringt, ist verloren.«). Drittens (und am wichtigsten): Für wenige Verhaltensweisen ist die positive Datenlage so klar wie für die präventive Wirkung regelmäßiger Bewegung. Die Ergebnisse fast aller großer Studien gehen in diese Richtung. So habe ich weiter oben schon eine Studie zitiert, in der das Auftreten der ebenso unterschätzten wie gefährlichen Zuckerkrankheit durch eine Kombination aus gesunder Ernährung *plus* regelmäßiger Bewegung verhindert werden konnte.

Gesund und fit mit Ausdauertraining

Damit hier kein Missverständnis entsteht: Es geht nicht um Leistungssport. Es geht auch nicht um tägliches mehrstündiges Training. Es geht schlicht und einfach um regelmäßige Bewegung. Als Idealwert wurde ein Mehrverbrauch von 2000 Kalorien pro Woche ermittelt. Durchschnittlich verbrennt man durch leichtes Ausdauertraining etwa 500 bis 600 Kalorien pro Stunde. Fünfmal 45 Minuten Bewegung pro Woche sind also als ideal einzustufen, doch auch dreimal 30 Minuten pro Woche bringen schon sehr viel. Das kann leichter Ausdauersport (Joggen, Walken, Schwimmen, Radfahren) sein, genausogut aber auch flottes Spazierengehen. »No sports« ist also dann akzeptabel, wenn es nicht gleichbedeutend mit »keine Bewegung« ist.

Die präventiv wirksame Bewegungsdosis hängt natürlich auch davon ab, wie viele Kalorien man täglich zu sich nimmt. Führende Sportmediziner lassen sich daher gerne zu dem Satz verleiten: »Man kann essen, was man will, solange man sich nur genug bewegt.« Das ist natürlich nicht ganz richtig, da wir uns durch Bewegung keine Antioxidanzien zuführen. Doch was den Kalorienaspekt angeht, stimmt dieser Satz, denn es geht ja um das Gleichgewicht zwischen Energiezufuhr und Energieverbrennung.

Ohne Bewegung gibt es keine langfristige Gewichtskontrolle.

Bewegung wirkt aber nicht nur, weil durch sie das Gewicht kontrolliert wird. Bewegung macht unsere Muskeln »hungrig« und bereit, dem Blut Zucker zu entziehen. Das metabolische Syndrom wird also ganz direkt günstig beeinflusst und Diabetes wird effektiv verhindert. Eine neue amerikanische Studie unterstreicht das eindrucksvoll. In dieser Studie wurden die Teilnehmer in vier Gruppen eingeteilt:

- Gruppe 1: Übergewichtige, die sich nicht bewegen
- Gruppe 2: Übergewichtige, die sich regelmäßig bewegen
- Gruppe 3: Normalgewichtige, die sich nicht bewegen
- Gruppe 4: Normalgewichtige, die sich regelmäßig bewegen

Es überrascht wenig, dass die Normalgewichtigen besser abschnitten als die Übergewichtigen, was das Auftreten von Herzinfarkt und Schlaganfall und auch was die Gesamtsterblichkeit anging. Interessanter ist jedoch, dass Gruppe 2 besser abschnitt als Gruppe 1 und Gruppe 4 besser als Gruppe 3. In anderen Worten: Bewegung hat einen direkten präventiven Effekt, und zwar sowohl bei den Übergewichtigen als auch bei den Normalgewichtigen. Das müsste vor allem diejenigen motivieren, weiterzumachen, die sich trotz eines regelmäßigen Bewegungsprogramms schwertun, ihr Normalgewicht zu erreichen.

Alle Gewichtsklassen erhalten als Gratisbonbon übrigens noch einen Anti-Osteoporose-Effekt dazu. Denn wer sich regelmäßig bewegt, dessen Knochen bleiben stabiler, wie durch zahlreiche Studien ebenfalls eindeutig belegt ist.

Auch das Risiko für einige Krebsarten (Darmkrebs, Prostatakrebs, Brustkrebs, Gebärmutterkrebs) ist bei Menschen, die sich regelmäßig bewegen, um bis zu 30 Prozent niedriger als bei Bewegungsmuffeln.

Ein weiteres Organ, das von körperlicher Bewegung profitiert, ist kein geringeres als unser Gehirn. Durch Ausschüttung von Endorphinen (körpereigenen Glückshormonen) wirkt Bewegung antidepressiv. Auch fördert Bewegung die Synapsenbildung (Synapsen sind die Verbindungen zwischen zwei Nervenzellen). Das Netzwerk unserer Nervenzellen wird also enger geknüpft, die Hirnleistung verbessert, Demenz vorgebeugt. Die Zeiten, in denen körperliche Bewegung oder Sport aus intellektueller Sicht etwas Verachtenswertes war, sind mithin eindeutig vorbei.

Sie sehen, gerade der Bereich Bewegung zeigt uns, dass wir bei der Prävention mit einer einzigen Maßnahme häufig sehr viele Fliegen mit einer Klappe schlagen können.

Der Nutzen von Kraft- und Koordinationstraining

Bis hierher habe ich Bewegung mit reinem Ausdauertraining gleichgesetzt, um dessen präventive Wirkung gegenüber dem metabolischen Syndrom und den daraus resultierenden Herz-Kreislauf-Erkrankungen zu beschreiben. Doch so gesund und eindeutig lebensverlängernd das regelmäßige leichte Ausdauertraining auch ist, bleibt dennoch ein kleiner Wermutstropfen. Und der betrifft die Muskeln, die bei der jeweiligen Trainingsart nicht beansprucht werden. Zwar werden diese Muskeln durch normales Ausdauertraining nicht aktiv abgebaut, wie manchmal zu lesen ist (dies kann allerdings bei exzessiver Dauerbelastung sehr wohl passieren). Dem normalen altersbedingten Muskelabbau von knapp 500 Gramm pro Jahr wirkt Ausdauertraining jedoch nicht entgegen. Und so möchte ich auch auf das Muskelaufbautraining (Krafttraining) eingehen, das nicht nur dem Muskelabbau entgegenwirkt, sondern zusätzlich einer großen Gruppe anderer Erkrankungen effektiv vorbeugen kann. Sehr gut belegt ist das für den Rücken. Ein professionell durchgeführtes Rückentraining kann nachweislich das Auftreten subjektiver Beschwerden (Rückenschmerzen, Bewegungseinschränkungen) und objektiver Veränderungen (Bandscheibenvorfall) verhindern. Grundsätzlich gilt außerdem: Ein regelmäßig beanspruchter Muskel wird nicht abgebaut, steht somit für die Fettverbrennung zur Verfügung und beteiligt sich dadurch an der Prävention des metabolischen Syndroms. Zweimal 20 Minuten Krafttraining pro Woche reichen dafür aus.

Die Muskel*koordination* trainiert man am besten durch Sportarten mit komplexen Bewegungsabläufen, wie etwa Tennis oder Golf. Eine gute Koordinationsfähigkeit ist auch langfristig von großem Vorteil. Im Alter stellen Stürze nämlich ein signifikantes Gesundheitsrisiko dar. Ungefähr 30 Prozent der über 65-Jährigen stürzen einmal pro Jahr. Die Folge sind nicht selten schwere Verletzungen mit daraus resultierender Pflegebedürftigkeit. Kraft- und Koordinationstraining können hier nachweislich effektiv vorbeugen: Ein trainierter Mensch stürzt seltener. Und wenn er stürzt, sind die Folgen weniger schwerwiegend.

Fassen wir zusammen:

1. Von essenzieller Bedeutung ist das regelmäßige Ausdauertraining, da es dem metabolischen Syndrom, Herzinfarkt, Schlaganfall, Krebs, Osteoporose, Depressionen und Demenz vorbeugen kann. Um so schonend und effektiv wie möglich durchgeführt zu werden, erfolgt Ausdauertraining idealerweise unter professioneller Anleitung, bedarf einer solchen

jedoch nicht unbedingt. Nach dem 40. Lebensjahr sollte man keinesfalls ohne vorherige ärztliche Untersuchung damit beginnen.

2. Um dem altersbedingten Muskelabbau und damit chronischen Rückenbeschwerden und Stürzen vorzubeugen, sollte das Ausdauertraining durch ein regelmäßiges Krafttraining ergänzt werden. Dies bedarf in jedem Fall einer professionellen Anleitung, insbesondere gilt das für das gezielte Rückentraining (Rückenschule).
3. Koordinationstraining ist ebenfalls effektive Sturzprävention. Geeignet sind Sportarten mit komplexen Bewegungsabläufen, dadurch ist das Training spielerisch durchzuführen. Um sich keine falschen Bewegungsabläufe anzugewöhnen, ist auch hier eine professionelle Begleitung wichtig.

Genuss- und Suchtmittel – macht allein die Dosis das Gift?

Rauchen

Humphrey Bogart gibt der schönen und aufreizend coolen Lauren Bacall Feuer, bevor er sich – nicht minder cool – selbst eine anzündet. Sharon Stone hält ihre Zigarette lässig in die Luft, während sie ihre Beine lasziv und nicht ohne zu zeigen, was dazwischen ist, übereinanderschlägt. Nur zwei von Tausenden Filmszenen, in denen Rauchen als kosmopolitisch, lässig und sexy dargestellt wird. Ganz zu schweigen von den unzähligen Werbungen, die Ähnliches behaupten und glamourös in Szene setzen. Das alles ist nicht ohne Wirkung geblieben. Und hat jemand erst einmal diese Botschaften verstanden und umgesetzt, so übernimmt recht bald das Nikotin und hält ihn bei der Stange. Es mag zynisch klingen, doch es besteht kein Zweifel: Die Zigarette ist eine der ganz großen Erfolgsstorys des 20. Jahrhunderts. Auch wenn sie für diesen Erfolg buchstäblich über Leichen gegangen ist.

Der Konsum von Tabak ist seit Urzeiten bei vielen Völkern bekannt und üblich. Gut dokumentiert ist er bei den Indianern Nord- und Mittelamerikas. Was diese Völker allerdings von den heutigen Rauchern unterscheidet, ist schlicht und einfach die Dosis. War das Rauchen ursprünglich ritualisierten Ausnahmesituationen vorbehalten (Friedenspfeife), so wurde es seit Mitte des 19. Jahrhunderts mehr und mehr Bestandteil des täglichen Lebens. Die leichter zu rauchende Zigarette löste die schwer entzündliche Zigarre ab und vervielfachte schlagartig den Tabakkonsum. Bis in die frühen 1960er-Jahre versprach die Zigarette dann ungetrübten Lebensgenuss. Beim starken Raucher Thomas Mann wurde 1946, im Alter von 70 Jahren, Lungenkrebs festgestellt. Weder er selbst noch die behandelnden Ärzte wären auf die Idee gekommen, dass zwischen diesem Tumor und dem Rauchen eine Verbindung bestehen könnte.

1964 wurde dann alles anders. Der amerikanische Surgeon General (Leiter der obersten amerikanischen Gesundheitsbehörde) gab die Ergebnisse einer großen Studie bekannt, die den Zusammenhang zwischen Rauchen und Lungenkrebs unzweifelhaft belegte. In diesem Moment begann langsam, aber sicher ein Polarisierungsprozess, der sich bis heute fortsetzt. Auf der einen Seite befindet sich das Heer der Raucher, die angesichts immer neuer Schreckensmeldungen über Folgen des Rauchens ihren Konsum mit einer Mischung aus Trotz, schlechtem Gewissen und Sucht fortsetzen. Beeinflusst – andere gebrauchen hier das Wort »manipuliert« – von der Tabakindustrie, setzte sich unter Rauchern die »Strategie der Verharmlosung« durch. Sprüche wie »So alt will ich gar nicht werden«, »An irgendetwas muss ich ja sterben«, »Dafür macht Rauchen schlank«, der Verweis auf langlebige Raucher und die Einführung von Lightzigaretten sind nur einige wenige Beispiele für diese Tendenz zur Verharmlosung. Auch die andere Seite hat ihren Teil dazu beigetragen, dass der Boden der Sachlichkeit schnell verlassen und eine Art Religionskrieg um das Thema Rauchen entfacht wurde. Denn nicht immer ging es den Nichtrauchern nur um die Gefahren des Passivrauchens, häufig war die Anti-Raucher-Haltung auch Ausdruck persönlicher Animositäten oder sozialer Diffamierungskampagnen.

Dies ist das Szenario, in dem sich – zumindest in den Industrienationen – das Ende des Rauchens als sozial akzeptierte Form des Genusses abzuzeichnen beginnt. Vor diesem Hintergrund wollen wir uns fern von pseudoreligiösen Überzeugungen noch einmal vollkommen vorurteilslos vor Augen halten, welche Veränderungen das Zigarettenrauchen, bei dem man den Rauch inhaliert, in unserem Körper objektiv bewirken kann.

Beim Rauchen geht es – neben der ritualisierten sozialen Geste – vor allem um die Aufnahme von Nikotin über die Lunge. Da nur ein kleiner Teil des in einer Zigarette enthaltenen Nikotins aufgenommen wird und dieser auch nur in Raten, steht die unmittelbar giftige Wirkung nicht im Vordergrund. Nikotin dockt im Gehirn an sogenannte Rezeptoren an und aktiviert auf diese Weise Nervenzellen. Diese befinden sich hauptsächlich im Belohnungssystem unseres Gehirns. Dadurch verursacht das anflutende Nikotin ein allgemeines Wohlgefühl. Wäre das alles, könnten wir natürlich an dieser Stelle abbrechen und das Rauchen zur ersten Bürgerpflicht machen. Eines der Probleme des Rauchens ist jedoch, dass die Rezeptoren bei wiederholtem Konsum zunehmend unempfindlich werden. Höhere Nikotindosen werden benötigt, um das Wohlgefühl auslösen zu können. Nach einiger Zeit sind die Rezeptoren so unempfindlich geworden, dass sich das Wohlgefühl überhaupt nicht mehr auslösen lässt. Das Rauchen einer Zigarette kann nun gerade noch das normale Wohlbefinden aufrechterhalten. Ohne Zigarette sinkt der Emotionslevel des Rauchers in den negativen Bereich ab, aus dem ihn das Rauchen immer wieder für kurze Zeit herausholen kann. Anders ausgedrückt: Aus dem Genussmittel ist ein Suchtmittel geworden.

Wie viel Nikotin in einer Zigarette enthalten ist, spielt hierfür eine untergeordnete Rolle, denn durch eine Änderung der Inhalationsdauer, -frequenz und -tiefe kann die Nikotinaufnahme sehr einfach dem individuellen Bedarf angepasst werden. Eine Lightzigarette macht also keineswegs weniger abhängig. Nikotinabhängigkeit ist eine der am schwersten zu durchbrechenden Süchte überhaupt. Das Abhängigkeitspotenzial von Nikotin steht dem des Heroins kaum nach! Das ist keine präventivmedizinisch motivierte Übertreibung, sondern objektiv belegt.

Das Abhängigkeitspotenzial von Nikotin ist kaum geringer als das von Heroin.

Und dabei ist das Suchtpotenzial des Rauchens immer noch das kleinere Problem, wenn wir bedenken, was wir noch alles mit dem Zigarettenrauch inhalieren. Der oben beschriebene Teufelskreis der Sucht gilt im Prinzip für alle Genussmittel. Jedes Genussmittel kann daher auch irgendwann zum Suchtmittel werden. Das gilt für Schokolade ebenso wie für Alkohol und eben auch für Nikotin. Einzig beim Zigarettenrauchen mit Inhalation geht die Hauptgefahr nicht vom Suchtmittel selbst aus, sondern von den Giftstoffen, die wir unserem Körper quasi nebenbei noch zuführen. Auf andere Genussmittel übertragen wäre es etwa so, also würden wir mit jedem Stückchen Schokolade auch ein Quentchen Arsen aufnehmen oder mit jedem Glas Wein ein paar Mikrogramm Plutonium schlucken. Und beim Rauchen sind es nicht ein oder zwei Giftstoffe, sondern mindestens 40 nachweislich toxische und Krebs auslösende Substanzen, die nicht ganz unzutreffend als »Teer« zusammengefasst werden.

Festzustellen, dass Rauchen gesundheitsschädlich ist, bedeutet heutzutage Eulen nach Athen tragen. Doch den wenigsten ist bekannt, dass Rauchen neben Lungenkrebs (Risikoerhöhung je nach Dosis um 400 bis 3000 Prozent), Herzinfarkt (Risikoerhöhung um 300 bis 600 Prozent) und Schlaganfall (Risikoerhöhung um 300 Prozent) auch zahlreiche weitere Krankheiten auslösen kann. Inhaltsstoffe des Tabaks lagern sich in *allen* Organen des Körpers ab und können dadurch folgende Krankheiten begünstigen:

- chronische Bronchitis und Lungenemphysem (häufigste Erkrankungen des Rauchers, fast alle Raucher erkranken irgendwann, führt zur Kurzatmigkeit, dann Atemnot, dann Ersticken)
- Thrombosen und Embolien (insbesondere in Kombination mit der »Pille« oder Östrogentherapie nach den Wechseljahren)
- Kehlkopfkrebs
- Mundhöhlenkrebs
- Speiseröhrenkrebs
- Blasenkrebs

- Nierenkrebs
- Bauchspeicheldrüsenkrebs
- Brustkrebs
- Magenkrebs
- Gebärmutterhalskrebs
- Knochenmarkskrebs (Leukämie)
- Raucherbein
- Makuladegeneration (häufigste zu Erblindung führende Erkrankung in Deutschland)
- Demenz
- Hautalterung
- Osteoporose
- chronische Zahnfleischentzündungen
- Schädigung der Leibesfrucht bei Schwangeren
- vorzeitige Wechseljahre
- Spermienschädigung
- Impotenz

Frauen sind bei gleicher Dosis übrigens empfindlicher gegen die Giftstoffe im Tabak, das gilt insbesondere für den Lungenkrebs. Es soll nicht verschwiegen werden, dass es auch eine sehr kurze Liste von Erkrankungen gibt, die bei Rauchern seltener auftreten. Dazu gehört insbesondere die Colitis ulcerosa (eine chronisch-entzündliche Darmerkrankung) und mit Abstrichen auch die Parkinson-Krankheit. Wie diese vorbeugende Wirkung des Rauchens zustande kommt, ist bisher nicht bekannt. Da Parkinson eine Dopaminmangelkrankheit ist und Nikotin die Dopaminausschüttung stimuliert, wird hier ein entsprechender Zusammenhang vermutet.

Die Beweislast dafür, dass Rauchen schwere Erkrankungen auslöst und das Leben um durchschnittlich acht Jahre verkürzt, ist jedoch in der Gesamtschau so erdrückend, dass jede Zigarette nur ein vollkommen irrationales »Trotzdem« bedeuten kann. Diese Trotzhaltung wird unterstützt von der bereits angesprochenen mentalen Verharmlosungsstrategie, die von der Tabakindustrie ausdrücklich so gewünscht ist und entsprechend gefördert wird.

Obwohl die Bezeichnung »light« oder »ultralight« im Zusammenhang mit Zigaretten inzwischen verboten ist, lebt das Konzept der entschärften, weniger gesundheitsschädlichen Zigarette in den Köpfen fort. Doch indem sich der Raucher aus einer nikotinärmeren Zigarette durch häufigere und tiefere Inhalation die gleiche Menge Nikotin beschafft, erhöht er im gleichen Zug die Schadstoffaufnahme und gleicht somit den geringeren Teergehalt wieder aus. Keine einzige Studie konnte bisher einen überzeugenden Nachweis erbringen, dass Lightzigaretten die oben genannten Erkrankungen seltener auslösen. Es könnte sogar noch dazukommen, dass sich irgendwann einmal das Gegenteil bewahrheitet. Um nämlich den Teer- und Nikotingehalt ihrer Zigaretten zu senken, ersetzen die Hersteller von leichteren Zigaretten den Tabak durch andere Stoffe wie Zucker oder Honig. Das klingt harmlos. Niemand weiß jedoch, welche möglicherweise gesundheitsschädlichen Substanzen beim Verbrennen dieser Stoffe freigesetzt werden. Und die Tabakindustrie gibt sich keine Mühe, hier für Aufklärung zu sorgen. Da ihr Produkt ohnehin als gesundheitsschädlich bekannt ist, lohnt sich der Aufwand nicht. In der Lebensmittelindustrie wäre dieses Vorgehen kriminell, beim Genussmittel Zigarette wird es dagegen stillschweigend hingenommen.

Lightzigaretten sind nicht weniger gesundheitsschädlich als »normale«.

Viele Raucher, denen es nicht gelungen ist, ganz aufzuhören, trösten sich damit, dass sie wenigstens ihre tägliche Ration reduzieren konnten. Von dem bereits erwähnten Paracelsus stammt der berühmte Satz: »Nur die Dosis macht das Gift« (»Sola dosis facit venenum«). Keine Substanz ist demnach per se giftig, sondern erst ab einer bestimmten dem Körper zugeführten Menge. Gilt das auch für die im Zigarettenrauch enthaltenen Substanzen? Die Antwort ist ein klares Jein. Die Lungenkrebsgefahr steigt tatsächlich mit der Zahl der während des Lebens gerauchten Zigaretten an. Man spricht auch von »pack years«. Ein pack year bedeutet: ein Jahr lang eine Schachtel Zigaretten täglich oder ein halbes Jahr lang zwei Schachteln täglich usw. Pro pack year erhöht sich das Lungenkrebsrisiko um mindestens 100 Prozent. Beim Herzinfarkt- und Schlaganfallrisiko ist die Rechnung nicht so einfach. Hier kommt es vor allem darauf an, ob aktuell geraucht wird, und seien es nur fünf Zigaretten pro Tag. Schon 24 Stunden nach der letzten Zigarette ist das Herzinfarktrisiko messbar niedriger und bereits ein Jahr nach dem Aufhören ist das Risiko um über die Hälfte gesunken. Ob vorher 10, 20 oder 30 pack years geraucht wurden, spielt im Vergleich zum aktuellen Rauchen eine untergeordnete Rolle.

Die Frage, ob es eine ganz und gar ungefährliche Dosis gibt, ist bisher nicht beantwortet. Das liegt vor allem daran, dass das bei Befragungen sehr gerne angegebene »Gelegenheitsrauchen« in Wirklichkeit eine absolute Ausnahme darstellt und fast immer irgendwann in einen regelmäßigen Zigarettenkonsum übergeht. Da aber selbst exzessives Passivrauchen ein, wenn auch nur gering erhöhtes, Risiko für Lungenkrebs und Herz-Kreislauf-Erkrankungen mit sich bringt, ist davon auszugehen, dass das Krankheitsrisiko mit jeder einzelnen Zigarette steigt, ganz ähnlich, wie man es auch für radioaktive Strahlung annimmt. Eine Reduktion des Zigarettenkonsums kann daher nur als Kompromiss angesehen werden (und als ein fauler dazu).

Das letzte Ass, das Raucher in ihrem Bemühen um Verharmlosung aus dem Ärmel ziehen, ist die angebliche Akzeptanz eines kürzeren Lebens zugunsten des Rauchgenusses. Abgesehen davon, dass diese Akzeptanz rapide sinkt, wenn der Termin näherrückt, wird hierbei eines gerne übersehen: Nicht nur die Gesamtlebenserwartung, sondern auch die gesunde Lebenserwartung sinkt mit jeder Zigarette. Raucher sterben nicht nur früher, sie verbringen auch einen größeren Anteil ihres ohnehin kürzeren Lebens im Zustand chronischer Krankheit und Pflegebedürftigkeit. In Zahlen ausgedrückt: Rauchen verkürzt die gesunde Lebenserwartung im Durchschnitt um sieben Jahre. Raucher bringen sich also zusätzlich zur eingebüßten Lebenszeit von acht Jahren (siehe oben) um weitere sieben gute Jahre ihres Lebens! Ob das durch die Lust an der Sucht aufgewogen werden kann, muss jeder für sich selbst entscheiden.

Ganz kurz noch ein paar Worte zu Pfeife und Zigarre. Bei beiden sollte der Rauch nicht inhaliert werden, was sich jedoch nur teilweise vermeiden lässt. Insofern gelangt immer auch ein Teil des Rauchs in die Lunge und damit in den gesamten Organismus. Das ist insgesamt schädlicher als bisher angenommen, wie eine kürzlich durchgeführte britische Studie belegt. Alle durch das Zigarettenrauchen hervorgerufenen Erkrankungen sind daher auch bei regelmäßigen Zigarren- und Pfeifenrauchern im Durchschnitt zweimal häufiger als bei Nichtrauchern. Wesentlich häufiger als bei Nichtrauchern und sogar als bei Zigarettenrauchern sind bösartige Erkrankungen des Mund- und Rachenraumes. Das liegt am höheren Schadstoffgehalt des Zigarren- und

Pfeifenrauchs, der direkt auf die Mund- und Rachenschleimhäute einwirkt. Echte Nikotinabhängigkeit findet man bei Zigarren- und Pfeifenrauchern relativ selten. In dieser Gruppe kommt häufiger das echte Gelegenheitsrauchen vor, das gesundheitlich weniger bedenklich ist.

Alkohol

Das Genussmittel Alkohol weist einige interessante Parallelen, aber auch einige noch interessantere Unterschiede zum Nikotin auf. Wie das Nikotin, so ist auch der Alkohol ein sozial akzeptiertes Genussmittel. Und wie beim Nikotin, so kann man auch beim Alkohol die Grenze vom Genuss- zum Suchtmittel leicht überschreiten und in den Teufelkreis aus zunehmender Unempfindlichkeit und Dosissteigerung geraten. Schließlich gelten (oder galten) beide Genussmittel lange Zeit als schick, wobei der Alkohol niemals den Glamourstatus der Zigarette erreichen konnte. Dafür können alkoholische Getränke eine wesentlich längere Erfolgsgeschichte vorweisen (schon auf über 5000 Jahre alten ägyptischen Dokumenten ist von Alkoholgenuss die Rede), die sich zudem fortsetzen wird. Es gehört nicht viel medizinhistorisches und kulturelles Verständnis dazu, um vorauszusagen, dass die Menschen Alkohol trinken werden, solange sie diesen Planeten (und möglicherweise auch noch andere) bevölkern. Um das zu verstehen, sollten wir uns einmal die wesentlichen Unterschiede zwischen dem Rauchen und dem Alkoholgenuss vergegenwärtigen:

- Alkohol hat ein deutlich niedrigeres Abhängigkeitspotenzial als Nikotin. Das mag zunächst überraschen, drückt sich aber schon darin aus, dass es viel mehr Gelegenheitstrinker als Gelegenheitsraucher gibt.

- Alkohol verändert die Wahrnehmung und das Verhalten eines Menschen unmittelbar und spürbar. Sozial akzeptierter Alkoholkonsum findet daher nur in zeitlichen »Nischen« statt (nach Feierabend und in der Freizeit). Das hält die Mehrheit davon ab, zu dauerhaften »Spiegeltrinkern« zu werden.
- Kommt es jedoch zur Abhängigkeit, so ist diese beim Alkohol zweifellos verheerender als beim Nikotin. Das liegt zum einen an der kompletten sozialen Unverträglichkeit des permanenten Betrunkenseins, zum anderen am Charakter der Sucht. Ist die Alkoholsucht nämlich einmal etabliert, so ist sie körperlich und damit fast nicht mehr zu durchbrechen. Abstinenz führt zu heftigen körperlichen Entzugserscheinungen, die zur sofortigen Wiederaufnahme des Konsums zwingen. Dieses Bild des Trinkers ist für die Mehrheit der Menschen so abschreckend, dass sie nicht Gefahr laufen, zu einem zu werden. Die verbleibende Minderheit ist immer noch erschreckend hoch (zwei Millionen Alkoholabhängige in Deutschland), aber eben eine Minderheit.
- Der wichtigste Unterschied zwischen Alkoholgenuss und Rauchen betrifft aber die gesundheitsschädliche Wirkung selbst. Im Gegensatz zum Zigarettenkonsum gibt es nämlich beim Alkohol eine Dosis, die nicht nur nicht schädlich, sondern sogar gesundheitsfördernd ist. Diese Dosis liegt bei ca. 20 Gramm Alkohol (0,2 l Wein oder 0,5 l Bier) pro Tag für Männer und ca. zehn Gramm Alkohol (0,1 l Wein oder 0,25 l Bier) pro Tag für Frauen (die Differenz beruht auf der schlechteren Ausstattung der Frauen mit dem wichtigsten alkoholabbauenden Enzym in der Leber). Alkohol hat nämlich einen komplexen Schutzeffekt auf unsere Blutgefäße. Aus diesem Grund findet man auch kaum einen Abstinenzler

unter den Hochbetagten. Dieser Schutzeffekt beruht hauptsächlich auf der Wirkung des Alkohols selbst. Zusätzlich konnte man aber in bestimmten alkoholischen Getränken Stoffe nachweisen, die – ähnlich den sekundären Pflanzenstoffen in Obst und Gemüse – antioxidativ wirken, also als Radikalfänger fungieren können. Berühmt geworden ist das Resveratrol im Rotwein, das im Tierexperiment sogar eine tumorpräventive Wirkung hat. Der Schutzeffekt alkoholischer Getränke geht bei höheren Alkoholmengen allerdings schnell wieder verloren. Diese führen nämlich zu einer Blutdrucksteigerung, die bekanntermaßen unsere Gefäße schädigt, und außerdem zu einer direkten Schädigung des Herzmuskels. Hinzu kommen die zerstörerischen Wirkungen exzessiver Alkoholmengen auf die Leber (Leberzirrhose), die Bauchspeicheldrüse (chronische Bauchspeicheldrüsenentzündung) und das Gehirn (alkoholische Enzephalopathie oder weniger vornehm ausgedrückt alkoholbedingte Schwachsinnigkeit). Diese lassen meist nicht so lange auf sich warten wie die durch Rauchen hervorgerufenen Erkrankungen und führen zu einer drastisch reduzierten Lebenserwartung des schweren Alkoholikers.

Alkohol deckt also, wenn man so will, eine größere Bandbreite ab. Er macht nicht ganz so leicht abhängig wie das Rauchen, eine einmal eingetretene Abhängigkeit ist dafür noch viel schwerer zu durchbrechen. In Maßen genossen ist Alkohol gesund, bei exzessivem Konsum führt er dagegen noch schneller zu Krankheit und Tod als das Rauchen. Bleiben wir also bei unserem Gläschen in Ehren. So halten wir übrigens auch die Kalorien im Zaum, denn wir sollten nicht vergessen, dass ein Glas Wein (0,2 l) und eine Flasche Bier (0,3 l) jeweils rund 150 Kalorien enthalten.

Kaffee

Beschließen wir dieses Kapitel, wie es sich gehört, mit ein wenig Kaffee. Mancher mag bezweifeln, dass der Kaffee überhaupt in dieses Kapitel potenziell lebensverkürzender Genussmittel gehört, und ihn eher in die Rubrik »Essen und Trinken« einordnen. Dieser Zweifel ist angesichts der Harmlosigkeit des Kaffees nicht ganz unberechtigt. Doch da Kaffee in größeren Mengen nicht *ganz* ohne ist, habe ich mich entschieden, ihn an dieser Stelle zu besprechen.

Zunächst einmal können wir festhalten, dass wir Kaffee in unsere Flüssigkeitsbilanz mit einbauen können wie andere Getränke auch. Die Mär vom zusätzlichen Glas Wasser für jede Tasse Kaffee ist unsinnig, denn Kaffee führt nicht zu einer vermehrten, sondern nur zu einer schnelleren Flüssigkeitsausscheidung. Die getrunkene Tasse Kaffee ist also etwas schneller wieder draußen als das Glas Wasser, aber auch Letzteres muss ja irgendwann wieder gehen. Die 24-Stunden-Flüssigkeitsbilanz bleibt also auch nach Kaffeegenuss vollkommen gleich.

Koffein, die wirksame Substanz im Kaffee, hemmt ein im Körper weit verbreitetes Enzym namens Phosphodiesterase. Phosphodiesterase ist für den Abbau von zyklischem AMP zuständig, einem allgemeinen Zellaktivator. Der Nettoeffekt: Koffein aktiviert Zellen, besonders Nervenzellen im Gehirn, aber auch die Pulsgeberzellen unseres Herzens. Wir bemerken das als anregende und wach machende Wirkung und manchmal fühlen wir auch, wie unser Puls schneller geht. Koffein induziert eine leichte körperliche Abhängigkeit, die nach dem Absetzen zu einer milden und rasch vorübergehenden Entzugssymptomatik führen kann (Müdigkeit, Kopfschmerzen). Koffein ist in geringeren Mengen auch in Tee, Cola-Getränken, Kakao und Schokolade enthalten.

Immer wieder wurde versucht, dem Kaffee eine krank machende Wirkung zuzuschreiben. Und so hält sich der Kaffee auf vielen ärztlichen Anamnesebögen immer noch zwischen Alkohol- und Nikotinkonsum. Doch Kaffee in üblichen Mengen genossen (bis vier Tassen pro Tag), verursacht nach heutiger Erkenntnis keine Erkrankungen. Weit verbreitet ist die Annahme, dass Kaffee das Herzinfarkt- und Schlaganfallrisiko erhöht. Das konnte jedoch ebenso wenig nachgewiesen werden wie ein krebserregender Effekt. Nicht gefilterter (gekochter) Kaffee kann den Cholesterinspiegel erhöhen, für gefilterten Kaffee gilt das eindeutig nicht. Lediglich Menschen mit tachykarden (schnellpulsigen) Herzrhythmusstörungen müssen beim Kaffeegenuss Vorsicht walten lassen. Durch seine pulsbeschleunigende Wirkung kann Koffein diese Rhythmusstörungen nämlich verschlimmern.

Kaffeegenuss nach 17 Uhr kann zudem Schlafstörungen verursachen. In höherem Alter kann sich dieser Effekt aber auch umkehren, da Koffein die Durchblutung des Schlafzentrums im Gehirn fördert und so den direkt wach machenden Effekt auf die Zellen überwiegt. Manche ältere Menschen können daher ohne Kaffee gar nicht mehr einschlafen.

Doch bei zehn Tassen Kaffee täglich wird trotz der allgemeinen Unbedenklichkeit offensichtlich eine Grenze überschritten. Ein solch exzessiver Konsum ist einer neueren Studie zufolge mit einem leicht erhöhten Risiko für Blasenkrebs verbunden. Ob das am Kaffee selbst oder an einem höheren Begleitkonsum, zum Beispiel von Nikotin, liegt, ist bisher nicht endgültig geklärt.

Die Tasse Kaffee am Morgen und nach dem Mittagessen sollten wir uns also – wenn wir sie denn schätzen – keinesfalls nehmen lassen.

Sexualität – Lust zwischen Pflicht und Tabu

Sigmund Freud gebührt das Verdienst, die Bedeutung der Sexualität erkannt und sie aus dem Korsett von Ängsten und Verboten befreit zu haben. So die gängige Meinung. Richtig ist, dass die Sexualität vor Freud tatsächlich sehr restriktiv behandelt wurde. Richtig ist, dass sich seit Freud vieles geändert hat und dass mit Sexualität lockerer (wenn auch immer noch nicht wirklich locker) umgegangen wird. Richtig ist aber auch, dass Freud die Bedeutung der Sexualität eindeutig überschätzt hat. Vorkämpfer neuer Denkweisen neigen zu solchen Überschätzungen. Freud ging – vereinfacht gesagt – davon aus, dass sämtliche psychischen Störungen auf einer unterdrückten oder irgendwie fehlgeleiteten Sexualität beruhten. Eine befreite und voll ausgelebte Sexualität sollte demnach vollkommenes psychisches Wohlbefinden garantieren.

Diese Annahme ist inzwischen durch zahlreiche Biografien widerlegt und auch in Fachkreisen längst nicht mehr akzeptiert. Die sexuelle Revolution der späten 1960er- und der 1970er-Jahre kann durchaus als ein posthumer Erfolg Freuds gewertet werden. Und doch konnte die in dieser Zeit von einigen praktizierte »freie Liebe« keineswegs alle Probleme lösen. Weder hat sie zu konfliktfreien Partnerschaften noch zur Vermeidung persönlicher Lebenskrisen oder gar zu einem durch und durch glücklichen Leben geführt. Heute wissen wir, dass ein glückliches Leben eben auch erfüllende nichtsexuelle Kontakte und Gemeinschaften, intellektuelle Herausforderungen, Erfolg im Beruf, Gesundheit, effizientes Stressmanagement und vieles mehr beinhaltet.

Gleichwohl besteht neben den keineswegs vollkommen beseitigten Ängsten die Idee von der alles dominierenden Sexualität in unseren Köpfen fort. Auf das Altern und das Alter übertragen gibt es in diesem Zusammenhang eine mehr oder minder explizit ausgesprochene Verpflichtung zum Sex. Erfolgreich alternde Menschen dürfen es nicht nur tun, nein, sie müssen es tun, und zwar möglichst so und so oft – glaubt man den einschlägigen Ratgebern. Hier ist eine neue Art der Verkrampfung eingetreten, die einer so positiven Sache wie der Sexualität nicht gut tut. Das führt sogar so weit, dass das eindeutig belegbare altersabhängige Nachlassen des sexuellen Interesses geleugnet wird.

Unbestritten ist, dass Menschen, die angeben, mit ihrer Sexualität zufrieden zu sein, dies auch insgesamt sind. Ebenfalls unbestritten ist, dass in Gesellschaften mit einem hohen Anteil sehr alter Menschen Sexualität auch im Alter als etwas Natürliches angesehen wird. Bei Männern reduziert regelmäßiger Sex das Risiko, an Prostatakrebs zu erkranken. Eine echte lebensverlängernde Wirkung von regelmäßigem Sex ist hingegen nicht eindeutig belegt. Zwar ist die Sterblichkeit bei denjenigen Männern und Frauen geringer, die angeben, regelmäßig und befriedigend sexuell aktiv zu sein. Das könnte allerdings auch Ausdruck einer insgesamt gesünderen Lebensweise sein. Nonnen und Frauen in der Allgemeinbevölkerung haben jedenfalls ungefähr die gleiche Lebenserwartung, wie eine sehr interessante bayrische Klosterstudie ergeben hat. Mönche leben sogar deutlich länger als ihre Geschlechtsgenossen außerhalb der Klostermauern. Dies spricht einerseits für eine nachrangige Bedeutung sexueller Aktivität für die Lebenserwartung, andererseits aber vor allem dafür, dass die insgesamt geringere Lebenserwartung bei Männern durch den Lebensstil und nicht etwa genetisch bedingt ist.

Letztlich muss jeder Mensch für sich selbst entscheiden

(dürfen), wie viel Sexualität er will. Denn Sex macht nun einmal nur dann Spaß, wenn es ums Wollen und nicht ums Müssen geht. In Paarbeziehungen, gerade auch in alternden Paarbeziehungen, kann es hier natürlich Diskrepanzen geben, die in Ausnahmefällen sogar professioneller therapeutischer Hilfe bedürfen. Insgesamt sollte der Sexualität jedoch das Verpflichtende genommen werden. Statt den Menschen in der zweiten Hälfte ihres Lebens zuzurufen: »Ihr sollt Sex haben – so oft wie möglich«, sollte es lieber heißen: »Ihr könnt Sex haben – so oft ihr wollt.« Und erst mit dieser Einstellung sollte man mit seinem Arzt besprechen, ob Hormone zur Steigerung der Libido oder gegen Scheidentrockenheit oder Viagra® und Co. in Frage kommen oder nicht (siehe »3. Präventionsmodul«).

Schlaf – der unerforschte Jungbrunnen

Wir wissen es alle aus eigener Erfahrung: Nach einer ungestört durchschlafenen Nacht oder nach einem kurzen Mittagsschlaf fühlt man sich einfach gut. Man ist frisch und erholt, die Haut fühlt sich irgendwie gesund an, keine Aufgabe scheint unlösbar. Auch das Gegenteil ist jedem bekannt: Schlafmangel lässt uns die Augen brennen, die Haut fühlt sich merkwürdig an und die Herausforderungen des Tages erscheinen unendlich schwer.

Dass ausreichender Schlaf den Alternsprozess hinauszögern und vor Krankheiten schützen soll, ist daher jedem ganz unmittelbar einsichtig. Die Wissenschaft tut sich allerdings wesentlich schwerer, hier einen Zusammenhang herzustellen. Angenommen wird eine mittlere optimale Schlafdauer von acht Stunden, doch solche Mittelwerte lassen das individuelle

Schlafbedürfnis unberücksichtigt. Im Grunde ist noch nicht einmal bekannt, *warum* wir überhaupt schlafen müssen. Massiver Schlafentzug führt nach einigen Tagen zu psychotischen Erscheinungen wie zum Beispiel Halluzinationen. Man nimmt daher an, dass im Schlaf das Gleichgewicht zwischen den verschiedenen chemischen Botenstoffen (Neurotransmittern) im Gehirn wiederhergestellt wird. Andererseits ist bisher kein Fall bekannt, dass jemand an akutem Schlafmangel gestorben wäre. Bis zum Schluss holt sich der Körper ganz einfach, was er braucht (ein kleiner Trost für alle Schlaflosen).

Schlafmangel führt auch dazu, dass die Blutspiegel bestimmter Entzündungsstoffe, der sogenannten Zytokine, ansteigen. Das kann überall im Körper zu einer leichten Entzündungsreaktion führen und das leichte Krankheitsgefühl nach einer durchwachten Nacht erklären. Neueste Forschungsergebnisse sprechen auch dafür, dass Zytokine den oxidativen Stress verstärken und so den Alterungsprozess beschleunigen können. Das passt zu Ergebnissen aus der Hundertjährigen-Forschung: Hier hat eine neue Studie aus Griechenland ergeben, dass die sehr Alten sich unter anderem dadurch auszeichnen, sich zeitlebens einen Mittagsschlaf gegönnt zu haben.

Es ist nicht bewiesen, doch viele Studien weisen in die Richtung: Schlaf ist ein Jungbrunnen.

Sie sehen, auch wenn das Eis noch nicht ganz tragfähig ist, unterstützt die objektive Datenlage zunehmend den subjektiven Eindruck: Schlaf ist ein Jungbrunnen. Ganz wird sich das allerdings wohl nie beweisen lassen. Denn eine der häufigsten Ursachen für Schlafstörungen ist chronischer Stress, und der macht eben selbst schon alt und krank (siehe weiter unten »Psychohygiene und Stressmanagement«). Noch verzwickter wird die Sachlage dadurch, dass Altern und Schlafmangel einander bedingen. Einerseits macht Schlafmangel alt, andererseits geht der Alterungsprozess mit einem labileren Schlaf einher. Man spricht hier auch von einer veränderten Schlafarchitektur.

Schlafhormon Melatonin

An dieser Stelle möchte ich einen kleinen Ausflug in die moderne Biorhythmen- und Schlafforschung machen: In unserem Gehirn gibt es einen Zeitgeber, eine Art innere Uhr, die für die Einhaltung einer gewissen Tagesrhythmik zuständig ist. Zahlreiche Prozesse in unserem Körper sind nämlich tageszeitlich reguliert, unter anderem die Produktion von Sexualhormonen und von Stresshormonen. Ganz besonders gilt das natürlich für den Schlaf. Gegen Abend gibt die innere Uhr das Signal zur Ausschüttung von Melatonin aus der Zirbeldrüse (Epiphyse), einem winzigen Organ in der Tiefe unseres Gehirns. Melatonin ist unser Schlafhormon. Mit zunehmendem Alter lässt die Melatoninproduktion nach und wird zudem unrhythmisch. So kann es sein, dass plötzlich mitten am Tag ein Melatoninausstoß erfolgt. Das Resultat ist der auf seinem Sessel eindösende Großvater, der nachts dafür überhaupt nicht schlafen kann. Ein ausreichender nächtlicher Melatoninspiegel ist für eine normale Schlafarchitektur unentbehrlich. Vereinfacht gesagt, zeichnet sich gesunder Schlaf durch einen regelmäßigen Wechsel von Tiefschlafphasen und Traumphasen ab. In den Traumphasen können schnelle Augenbewegungen registriert werden, daher werden sie auch als REM-Phasen bezeichnet (REM = rapid eye movement). Melatonin ist ganz besonders wichtig für diese REM-Phasen, die mit nachlassender Melatoninwirkung im

Alter immer kürzer werden. Gerade die REM-Phasen scheinen aber für den Erholungseffekt des Schlafes von entscheidender Bedeutung zu sein.

Die einfachste Lösung des Problems »altersbedingte Schlafstörungen« sollte also in der abendlichen Gabe von Melatonin bestehen. Das ist auch tatsächlich einen Versuch wert. Leider wirkt Melatonin bei vielen entweder zu kurz (nächtliches Aufwachen) oder zu lang. Dieses Problem ist vor allem bei den neuen Langzeitpräparaten zu beobachten und äußert sich in einer regelrechten depressiven Verstimmung am nächsten Tag. Besonders geeignet ist Melatonin also für Einschlafstörungen, und zwar in einem kurz wirksamen Präparat. Durchschlafstörungen sind eher stressbedingt (nächtliches Gedankenwälzen) und müssen daher auch anders angegangen werden (siehe »2. Präventionsmodul«).

Strahlenhygiene – vom Sonnen und Fliegen

Sonne

Was haben der Sauerstoff und die Sonne gemeinsam? Beide sind für unser Überleben essenziell, beide kommen aber auch in für uns recht unerfreulicher Begleitung. Beim Sauerstoff sind es die freien Sauerstoffradikale, die immer und überall bei der Verbrennung im Körper entstehen. Bei der Sonne sind es die ultravioletten Strahlen (UV-Strahlen), die dem für uns unsichtbaren Spektrum des Sonnenlichts angehören. Gerade Unsichtbarkeit ist bei Strahlen jedweder Art aber besonders gefährlich. Dabei ist UV-Licht in niedriger Dosis unserer Gesundheit durchaus förderlich. Es regt die Bildung von Vitamin D an, daher tritt Vitamin-D-Mangel vor allem in den Wintermonaten auf.

Schnell ist jedoch des Guten zu viel erreicht. Im Sommer ist das bei heller, empfindlicher Haut schon nach zehn Minuten der Fall, bei dunklerer etwa nach 20 Minuten. Nach dieser kurzen Zeit ist bereits eine Verbrennung ersten Grades aufgetreten, die eine echte Entzündungsreaktion der Haut auslöst und die wir als Sonnenbrand erleben. Viel wichtiger sind aber die damit einhergehenden dauerhaften Schädigungen. Tief eindringende UVA-Strahlen und oberflächlich wirkende UVB-Strahlen bewirken nämlich in den Zellkernen aller Hautschichten Veränderungen an der Erbsubstanz. Ganz ähnlich wie durch die Wirkung freier Radikale kommt es so zu vorzeitiger Hautalterung. Tatsächlich ist UV-Licht der wichtigste Risikofaktor für Faltenbildung überhaupt! Doch damit nicht genug: Die durch das UV-Licht ausgelösten Schäden in der Erbsubstanz der Hautzellen können auch dazu führen, dass sich eine Hautzelle ungehemmt teilt und zur Krebszelle wird. In den letzten 20 Jahren ist die Hautkrebsrate dramatisch angestiegen. Das liegt nicht nur an der immer dünner werdenden Ozonschicht (tatsächlich hat die UV-Strahlenintensität in Deutschland in den vergangenen 20 Jahren um ca. 20 Prozent zugenommen), sondern auch an der vermehrten Sonnenexposition. Immer noch sehen wir hier die Auswirkungen des Bräunungswahns, der erfreulicherweise langsam abebbt.

Die Haut wird braun durch die Freisetzung eines bestimmten Pigments, des Melanins (nicht zu verwechseln mit dem Schlafhormon Melatonin). Melanin schirmt die Haut gegen UV-Licht ab, man sagt auch: Es absorbiert die UV-Strahlen. Allerdings nicht alle. Und so ist gebräunte Haut zwar besser vor einer akuten Schädigung (Sonnenbrand) geschützt, sicher vor

UV-bedingter Hautalterung und Hautkrebs ist man dadurch aber nicht. Aus diesem Grund tritt auch bei von Natur aus dunkelhäutigen Menschen Hautkrebs auf, allerdings deutlich seltener. Gleiches gilt übrigens für die durch Sonnencreme geschützte Haut. Auch hier sollte man sich nicht in der falschen Annahme wiegen, dass man durch das Eincremen Hautalterung und Hautkrebs in gleichem Maße vermeidet wie durch Sonnenabstinenz.

Fazit: Sonne ist bei geringer Exposition nützlich. Da uns der Aufenthalt im Freien gerade im Sommer mit positiver Energie erfüllt, ist es nicht zu vermeiden, dass wir uns der Sonne über das Minimalmaß hinaus aussetzen. Wenn wir dabei einige wenige Vorsichtsmaßnahmen beachten, können wir den dadurch entstehenden Schaden jedoch geringhalten (siehe »2. Präventionsmodul«).

Radioaktive und andere Strahlen

Noch tückischer als UV-Licht sind radioaktive Strahlen. Sie sind unsichtbar wie UV-Strahlen, im Gegensatz zu ihnen bewirken sie aber selbst in niedrigen Dosen nichts Gutes. Außerdem durchdringen sie unseren Körper problemlos, so dass ihre schädigende Wirkung nicht auf die Haut beschränkt ist. Auf diese Weise erhöhen sie in allen Organen das Krebsrisiko, vor allem aber im Knochenmark (Leukämie). Darüber hinaus schädigen sie die Keimzellen und damit potenzielle Nachkommen. Eine gewisse natürliche Grundradioaktivität ist überall vorhanden. In Deutschland liegt sie im Schnitt bei zwei Millisievert (Einheit der Strahlenbelastung). Der Fallout von Atombombenversuchen aus den 1960er-Jahren und Tschernobyl machen ungefähr zwei Prozent dieser Grundradioaktivität aus. Die Belastung durch normal funktionierende hiesige Atomkraftwerke ist demgegenüber vernachlässigbar. Weitaus bedeutender ist die radioaktive Belastung durch Flugreisen (1 Transatlantikflug = 1 Röntgenbild der Lunge = 0,1 Millisievert) und mehr noch durch medizinische Untersuchungen (1 Herzkatheteruntersuchung = 10 Millisievert, 1 Computertomografie = 10 Millisievert). Man geht heute davon aus, dass von 10 000 Patienten, die eine Computertomografie erhalten, fünf aus diesem Grund später einen Tumor entwickeln. Untersuchungen, bei denen Röntgenstrahlen eingesetzt werden, sollten daher so weit wie möglich vermieden und durch strahlenfreie Methoden (Sonografie, Kernspintomografie) ersetzt werden.

Alle anderen Arten von Strahlen und elektromagnetischen Feldern sind bezüglich ihrer möglichen gesundheitsschädlichen Wirkungen bisher nicht ausreichend untersucht. So wissen wir heute einfach nicht, wie sich drahtlose Kommunikationstechnologien, und hier vor allem das Telefonieren mit dem Handy, langfristig auf unsere Gesundheit auswirken, und zwar schlicht und einfach, weil Langzeitdaten noch nicht vorliegen *können*. Ähnlich dünn ist die Datenlage bei Elektrosmog, zum Beispiel aus Strommasten. Wann immer solide Daten fehlen, ist es eine gute Idee, die Exposition so gering wie möglich zu halten.

Manche Annahmen entbehren jedoch jeglicher Grundlage, also auch der Grundlage der Plausibilität, und dann sollte man sich nicht verrückt machen lassen. Ich denke hier an das Thema Erdstrahlen. Sie werden keinen »Spezialisten« finden, der diese Strahlen nicht genau dort nachweist, wo derzeit Ihr Bett steht. Das ist er sich und seiner kostspieligen Technik schließlich schuldig.

Psychohygiene und Stressmanagement – glücklich lebt am längsten

An ihrem 120. Geburtstag wurde Jeanne Louise Calment von einem Journalisten gefragt: »Sehen wir uns denn nächstes Jahr wieder?« Ihre Antwort lautete: »Warum denn nicht, Sie sehen doch noch ganz gesund aus.«

Wenn der aus dieser Antwort sprechende Humor und Optimismus erlernbar wären, dann müsste es ein eigenes Fach dafür in der Schule geben. Zufriedenheit ist ganz unbestritten ein Eckstein eines langen und gesunden Lebens (und natürlich auch umgekehrt). Psychohygiene (fürchterliches Wort, aber leider etabliert) und Stressmanagement sind nicht so gut untersucht wie andere Faktoren eines gesunden Lebensstils. Zufriedenheit ist ja auch nicht so einfach messbar wie der Body Mass Index oder der Blutdruck. Außerdem kann die Zufriedenheit von Tag zu Tag, von Untersuchungstermin zu Untersuchungstermin stark schwanken, so dass wiederholte Befragungen notwendig sind. So limitiert die Studienlage aber ist, so eindeutig weisen alle vorhandenen Studien in die gleiche Richtung: Zufriedenheit macht uns resistenter gegenüber Erkrankungen.

Was ist Stress?

Das Gegenteil von Zufriedenheit ist chronischer Stress jedweder Form. Um das zu verstehen, ist vorab eine Bemerkung zum Thema Stress notwendig. Stress ist nach wissenschaftlichem Verständnis nicht etwa das, was von außen auf uns einwirkt. Eine Prüfung zum Beispiel ist kein Stress. Stress ist eine psychische und körperliche *Reaktion* auf etwas, das auf uns einwirkt. Dieses Etwas wird auch Stressor genannt. Eine Prüfung kann in der Tat so ein Stressor sein. Die Angst, das Herzklopfen, die feuchten Hände – sie sind der Stress. Bei anderen mag die gleiche Prüfungssituation kaum mehr als ein Achselzucken auslösen. Dafür mögen sie schon allein bei der Vorstellung einer Flugreise Stress empfinden. Stress ist also eine subjektive Antwort auf äußere und innere Reize.

Es gibt nichts, was keinen Stress auslösen könnte. Der Verlust des Partners, eine Krankheit, eine depressive Stimmungslage, Angst vor dem Alter, eine Spinne an der Wand, Hunger, Durst, die Fahrt in einem Fahrstuhl, der Aufenthalt in einer Menschenmenge – dies sind nur einige Beispiele für mögliche Stressoren.

Stress ist eine psychische und körperliche Reaktion auf etwas, das auf uns einwirkt.

Aber ganz gleich, welche Art von Stressor auf uns einwirkt: Die Antwort unseres Körpers, unsere Stressreaktion läuft immer nach dem gleichen Muster ab. Auch hier meldet sich die Steinzeit mit ihren zwei grundsätzlichen Reaktionsmustern wieder zu Wort: Kämpfen oder Fliehen waren die beiden einzigen Möglichkeiten im Angesicht einer äußeren Gefahr. Und für beides brauchten die Muskeln vor allem zweierlei: mehr Sauerstoff (= mehr Blut) und mehr Zucker. Mehr Blut wird den Muskeln durch eine Beschleunigung des Pulses und eine Erhöhung des Blutdrucks zur Verfügung gestellt. Zucker wird aus den Reserven der Leber mobilisiert, denn für Nahrungsaufnahme ist angesichts eines Säbelzahntigers keine Zeit.

Unsere Stressorgane sind die Nebennieren. Sie sitzen wie Kappen auf unseren beiden Nieren, haben mit diesen funktionell aber überhaupt nichts zu tun. Im Nebennieren*mark* wird bei Einwirken eines Stressors Adrenalin produziert. Adrenalin ist unser Hormon für ultrakurzen Stress. Binnen Sekunden erhöht es Puls, Blutdruck und Blutzucker. Nach einigen Minuten ist es bereits wieder abgebaut und aus dem Blut verschwunden. Manchmal kann der Stress aber auch etwas länger dauern, etwa wenn wir den Säbelzahntiger wieder einmal nicht sofort abschütteln konnten. Dann übernimmt unser zweites Stresshormon, das Kortisol. Kortisol wird in der Nebennieren*rinde* produziert und verbleibt für einige Stunden im Blut. Auch Kortisol erhöht den Blutdruck und den Blutzucker und ist daher lebenswichtig (siehe »Hormone auf dem Prüfstand«). Bei jedem Stress setzt die Nebennierenrinde auch DHEA frei, ein Gegenspieler des Kortisols. Dieses Antistresshormon puffert die Stressantwort ab und verhindert, dass sie überschießt.

Akuter und chronischer Stress

Man unterscheidet akuten Stress von chronischem Stress. Ausgelegt sind wir eigentlich nur für akuten, das heißt Minuten bis maximal ein paar Tage andauernden Stress. Eine Prüfungssituation kann beispielsweise einen solchen akuten Stress auslösen. Die krank machende Wirkung des akuten Stresses wird gerne überschätzt. So gibt es kaum einen Patienten im Krankenhaus, der Stress nicht für die Hauptursache seiner Erkrankung hält. »Ich hatte Stress, mein Hund ist gestorben«, begründet der Rentner seinen Herzinfarkt. Hier liegt ein weit verbreiteter Irrtum vor, wie oben beschrieben. Eine akute Stresssituation fungiert häufig nur als *Auslöser* und nicht als *Ursache* einer Erkrankung, die meist schon lange Zeit im Körper schwelt. Über Jahre greifen Zigaretten, Cholesterin und erhöhter Blutdruck die Herzkranzgefäße an und führen zu deren hochgradiger Verengung. Kommt nun noch eine akute Stresssituation hinzu, steigt die Bereitschaft der Blutplättchen zu verklumpen. Die Engstelle setzt sich ganz zu, der Herzinfarkt ist da, und alles wird auf den Stress geschoben. Eine interessante Studie aus Kalifornien belegt das. Hier wurde die Herzinfarktrate der Region Los Angeles vor, während und nach dem schweren Erdbeben von 1994 analysiert. Vor dem Erdbeben traten in der Region durchschnittlich 73 Herzinfarkte pro Tag auf. Am Tag des Erdbebens, das naturgemäß einen starken Stressor darstellt, erhöhte sich diese Rate auf 125. In den Tagen nach dem Erdbeben sank sie auf 57 pro Tag. Alle die in diesen Tagen »dran« gewesen wären mit ihrem Herzinfarkt, hatten ihn aufgrund des akuten Stresses beim Erdbeben bereits erlitten. Aber auch ohne Erdbeben hätten sie ihren Herzinfarkt bekommen, eben nur ein paar Tage später. Im Umkehrschluss gilt daher: Ein gesunder Körper ist weniger stressanfällig. Auch ein noch so starker Stressor wird in gesunden Herzkranzgefäßen nicht zu einem vollständigen Verschluss führen. Da keiner von uns vor Schicksalsschlägen gefeit ist, bleibt uns die Prävention, um an diesen wenigstens nicht ernsthaft zu erkranken.

Etwas anders liegen die Dinge beim chronischen Stress. Hier ist der Körper dauerhaft erhöhten Kortisolspiegeln ausgesetzt, der hohe Blutdruck fixiert sich, der Blutzucker bleibt ebenfalls erhöht, was langfristig gleichbedeutend mit einer Zuckerkrankheit ist. Doch das ist leider noch nicht alles. Eine kürzlich veröffentlichte Studie beweist, dass chronischer Stress den Alterungsprozess direkt beschleunigen kann. Gegenstand der Studie waren Mütter, die ein chronisch krankes Kind aufzogen und betreuten, was als Extrembeispiel für chronischen Stress gilt. Bei besagten Müttern fand man nun gegenüber der normalen

Altersgruppe, also gegenüber Müttern, die ein gesundes Kind aufgezogen hatten, deutlich kürzere Telomere. Wie wir uns erinnern, sind die Telomere gleichsam die innere Uhr unserer Zellen und ein gutes Maß für ihr wirkliches Alter. Chronisch Gestresste sind also biologisch älter als weniger Gestresste. Tatsächlich finden sich auch unter den Hochbetagten wenige, die in ihrem Leben Dauerstress empfunden haben. Das geht sogar so weit, dass sich unter den sehr Alten überproportional viele »Underachiever« finden, Menschen also, die sich »keinen Stress gemacht« haben, um die Karriereleiter immer höher zu klettern. Welche konkreten Strategien zur Vermeidung chronischen Stresses wir uns von diesen Menschen abschauen können, ohne gleich in die Versagerfraktion zu wechseln, darauf werden wir im Kapitel »4. Präventionsmodul« etwas näher eingehen.

Geistige Klarheit

Jeanne Louise Calments eingangs kolportierte humorvolle Antwort auf die Frage des Journalisten lässt aber noch eine Eigenschaft aufblitzen, die wir umso höher schätzen, je älter wir werden: geistige Klarheit und Beweglichkeit. Vor die Wahl gestellt, ob sie lieber bei körperlicher Gebrechlichkeit geistig klar bleiben oder bei gesundem Körper ihrer geistigen Kräfte beraubt werden möchten, würden sich wohl die meisten für die erste Option entscheiden. Ich erinnere mich an einen älteren Patienten, der schon seit mehreren Jahren aufgrund einer fortschreitenden Muskelerkrankung bettlägerig und pflegebedürftig war. Nun hatte sich sein Zustand verschlechtert und man rief mich als Bereitschaftsarzt hinzu. Als ich bei dem Mann zu Hause ankam, stand seine Familie angsterfüllt um sein Bett herum, der Patient war schläfrig, atmete schwer und röchelte von Zeit zu Zeit. Ich untersuchte ihn, fand die Zeichen einer Lungenentzündung und verschrieb ein stark wirksames Antibiotikum. Abschließend versuchte ich ihm Mut zu machen und sagte etwas wie: »Ich habe Ihnen ein Medikament verschrieben, das wird Ihnen helfen, wieder richtig atmen zu können.« Dabei hatte ich wenig Hoffnung, dass er irgendetwas davon verstehen würde, so abwesend wirkte er. Doch zu meinem Erstaunen öffnete der Mann die Augen, schaute mich mit wachem Blick an und sagte leise, aber vernehmlich: »Ihr Wort in Gottes Ohr.« Durch diesen einen klaren, sogar leicht ironisch gemeinten Satz machte er mir klar, dass bei all dem Verfall seines Körpers sein Geist nicht gelitten hatte. Und mit diesem einen Satz machte er mir noch etwas klar: Trotz seiner körperlichen Hinfälligkeit war er imstande, über den Erhalt seiner Würde zu wachen.

So grausam körperlicher Verfall sein kann, nichts beunruhigt uns mehr, als uns vorzustellen, dass wir eines Tages die Kontrolle über unseren Geist verlieren könnten. Dass wir uns früher aus unserer Biografie verabschieden könnten als unser Körper. Denn dann sind wir anderen ausgeliefert, dann müssen andere dafür sorgen, dass uns unsere Würde nicht genommen wird. Demenz nennt man diesen Zustand, in dem die intellektuellen Fähigkeiten auch für die einfachsten täglichen Verrichtungen nicht mehr ausreichen.

In meiner Sprechstunde gehört die Angst, an einer Demenz zu erkranken, zu den am häufigsten vorgetragenen Problemen überhaupt. Meist kennt man ein Beispiel aus dem Verwandten- oder Bekanntenkreis und möchte nun wissen, wie sich dieses Schicksal vermeiden lässt. Und je älter man wird, desto sensibler achtet man auf die vermeintlichen Zeichen und Vorboten einer Demenz: Immer häufiger wird die Brille verlegt, immer öfter steht man vor einer bekannten Person und sucht verzweifelt nach ihrem Namen. »Vermeintliche Zeichen und Vorboten« habe ich ganz bewusst gesagt, denn diese durchaus normalen Zeichen der Hirnalterung haben mit Demenz nichts zu tun. Im Alter lässt die Funktion unserer Nervenzellen nach. Die Leitungsgeschwindigkeit nimmt ab, ebenso die Fähigkeit, neue Synapsen zwischen den Nervenzellen auszubilden. Ganz besonders die Verbindung vom Kurzzeitgedächtnis zum Langzeitgedächtnis leidet mit zunehmendem Alter. Die Folge: Mitunter schaffen selbst eindrucksvolle Erlebnisse und wichtige neue Informationen den Sprung vom Kurzzeit- zum Langzeitspeicher nicht mehr.

Auch das Gehirn altert, was uns vergesslich werden lässt. Mit echter Demenz hat dies jedoch nichts zu tun.

Die gute Nachricht: Unser Gehirn besitzt gewaltige Kompensationsfähigkeiten. Ist eine Nervenbahn nicht mehr gangbar, stehen Tausende andere zur Verfügung. Und nach all den Jahren kennt unser Gehirn alle Tricks. Man könnte es auch so sagen: Das junge Gehirn arbeitet schneller, aber das alte kennt die Abkürzungen. Als Resultat lässt die Gesamtheit dessen, was man als Intelligenz bezeichnet, im Alter nur unwesentlich nach.

Und noch eine gute Nachricht: Die Fähigkeit, auch im Alter Neues zu erlernen, ist trainierbar. Für dieses »Gehirnjogging« ist natürlich ebenfalls schon ein Modebegriff kreiert worden. Der wahre Insider spricht hier von »Neurobics«. Aber seien wir ehrlich: So wenig realistisch es ist, jeden Tag das Abendessen wegzulassen, so albern ist die Vorstellung, in jeder freien Minute sinnlose Wortreihen zu memorieren oder zu nichts führende Rechenoperationen durchzuexerzieren. Das macht man ein paar Tage, dann lässt man es wieder bleiben. Und angesichts der vielfältigen Möglichkeiten, geistige Aktivität mit Spaß zu verbinden, ist »Neurobics« auch überflüssig. Lesen (oder sogar selbst schreiben), Musik hören (oder vielleicht auch selbst musizieren), ins Theater gehen und Reisen sind nur einige dieser Möglichkeiten. Für ganz besonders wichtig halte ich es, so lange wie irgend möglich eigene *Projekte* zu verfolgen. Projekte sind Vorhaben, die über den Tag hinausgehen, einen geistig und vielleicht auch körperlich in Anspruch nehmen und die eigene Individualität spüren lassen. Gerade Menschen, die die Pensionsgrenze überschritten haben, schützen sich mit solchen Projekten davor, in das sprichwörtliche Loch zu fallen. Fast alles kann zu einem Projekt werden: eine längere Reise, ein neues Hobby, die Renovierung der Wohnung oder das Studium, von dem man schon immer geträumt hat.

Aber schützen diese Aktivitäten auch vor der echten Demenz oder nur vor dem altersabhängigen Nachlassen einiger geistiger Funktionen? Die Antwort ist ein sehr zurückhaltendes Ja. Zunächst einmal müssen die Alzheimer-Demenz und die so genannte Multiinfarkt-Demenz voneinander abgegrenzt werden. Der Morbus Alzheimer (50 Prozent der Demenzfälle) ist eine Krankheit, bei der Nervenzellen aus bisher nicht geklärtem Grund zugrunde gehen. Die Alzheimer-Krankheit ist zum Teil genetisch verankert und trägt damit auch schicksalhafte Züge. Menschen, die zeit ihres Lebens geistig aktiv waren, haben zwar ein geringeres Risiko, an Alzheimer zu erkranken, hundertprozentig geschützt sind sie allerdings nicht, wie die Lebensgeschichte der Schriftstellerin Iris Murdoch beweist. Auch die Ernährung spielt eine Rolle. So hat die regelmäßige Zufuhr ungesättigter Fettsäuren, wie sie in pflanzlichen Ölen und Fisch enthalten sind, einen gewissen schützenden Effekt. Hingegen haben einige speziell zur Verbesserung der Gedächtnisleistung angepriesene und intensiv beworbene Heilpflanzen wie zum Beispiel der Ginseng in Studien bisher eher enttäuschende Ergebnisse gebracht. Tatsächlich bleibt der Morbus Alzheimer neben den Krebserkrankungen die größte Herausforderung der präventiven Medizin überhaupt.

Etwas weiter ist man bei der Multiinfarkt-Demenz (20 Prozent der Demenzfälle, weitere 20 Prozent sind Mischformen aus Alzheimer- und Multiinfarkt-Demenz, die verbleibenden 10 Prozent beruhen auf selteneren Ursachen). Die Multiinfarkt-Demenz beruht auf einer arteriosklerotischen Veränderung der kleinen Hirngefäße, hat also die gleichen Risikofaktoren wie Herzinfarkt und Schlaganfall (Rauchen, erhöhtes Cholesterin, metabolisches Syndrom/Diabetes, vor allem aber Bluthochdruck). Nach vielen Jahren ist die Verengung der Blutgefäße im Gehirn so weit fortgeschritten, dass nicht mehr genug Blut und damit Sauerstoff für die Hirnzellen zur Verfügung steht. Immer mehr kleine Hirnareale sterben ab (Multiinfarkt). Irgendwann sind die Kompensationsmöglichkeiten des Gehirns dem Nervensterben nicht mehr gewachsen und die geistige Leistungsfähigkeit nimmt ab. Der Multiinfarkt-Demenz ist partiell durch geistiges Training vorzubeugen, aber mehr noch durch die konsequente Vermeidung der genannten Risikofaktoren. Und damit sind wir wieder bei unseren alten Bekannten: gesunde Ernährung, regelmäßige Bewegung und Rauchfreiheit.

Brauchen wir Nahrungsergänzungsmittel?

Was zusätzliche Vitamine und Mineralstoffe bringen

Bei diesem Punkt gibt es zwei Lager, deren Standpunkte einander scheinbar unversöhnlich gegenüberstehen. Die einen behaupten steif und fest, selbst eine noch so gesunde Ernährung könne den Bedarf an Vitaminen, Mineralien und Spurenelementen schon deshalb nicht decken, weil die Qualität der Nahrung von Jahr zu Jahr sinke und die notwendigen Stoffe einfach nicht mehr darin enthalten seien (schon der Dichter Rainer Maria Rilke fragte vor hundert Jahren: Ist ein amerikanischer Apfel überhaupt noch ein Apfel?). Nur die zusätzliche Einnahme von Nahrungsergänzungsmitteln könne diese Lücken schließen. Die anderen sehen hier ein reines Geschäftsinteresse der Hersteller und halten Nahrungsergänzungsmittel für überflüssig oder gar gefährlich. Wer hat recht?

In der Medizin gibt es den Leitsatz »Primum nil nocere«, auf Deutsch: »Zuerst einmal nicht schaden.« Gemeint ist, dass eine medizinische Maßnahme, wenn ihre Wirksamkeit schon fraglich ist, dem Patienten wenigstens keinen Schaden zufügen soll. Im Zusammenhang mit Vitaminen und anderen Spurenelementen wurde lange Zeit davon ausgegangen, dass sie schlimmstenfalls nichts nützen, keineswegs aber schaden würden. Wie immer wurde viel hin und her geredet, ehe sich jemand entschloss, dieser Frage durch eine kontrollierte Studie auf den Grund zu gehen. 30 000 Rauchern wurde fünf bis acht Jahre lang täglich entweder ein Placebo oder eine höhere Dosis Betacarotin verabreicht. Betacarotin ist ein wirksames Antioxidans, also ein Radikalfänger. Nach Abschluss der Studie wurde kontrolliert, in welcher Gruppe mehr Fälle von Lungenkrebs aufgetreten waren. Zur großen Überraschung der Wissenschaftler und später auch der Öffentlichkeit hatten mehr Raucher unter Betacarotin Lungenkrebs bekommen als in der Placebogruppe. Die Überraschung war deshalb so groß, weil Betacarotin als Radikalfänger Krebs eigentlich vorbeugen sollte. Ein ähnliches Schicksal wurde inzwischen auch Vitamin E zuteil. Auch dieses ebenfalls als Radikalfänger fungierende Vitamin konnte – alleine und hoch dosiert gegeben – das Risiko für verschiedene Krebsarten nicht verringern, und zwar weder bei Rauchern noch bei Nichtrauchern. Auch Vitamin C hatte keinen Einfluss auf das Krebsrisiko, verursacht in hohen Dosen aber Nierensteine. Ein schützender Effekt gegen Herzinfarkt und Schlaganfall ließ sich ebenfalls nicht nachweisen. Das Prinzip »nicht schaden« wird durch hoch dosierte Gaben einzelner Vitamine und Antioxidanzien also möglicherweise verletzt. Diese Art von Nahrungsergänzungsmitteln ist daher nicht zu befürworten. Es ist übrigens bisher nicht bekannt, *warum* einige Radikalfänger nicht nur nicht vor Krebs schützen, sondern ihn sogar begünstigen können. Man nimmt an, dass sie in hohen Dosen zu aggressiven Molekülen mutieren.

Synthetische und »natürliche« Kombinationspräparate

Keine Einzelpräparate also. Selbstverständlich reagierte die Industrie sofort und pries von nun an Kombinationspräparate an. »Complete«, »A–Z«, »Deckung des gesamten Tagesbedarfs« –

so oder ähnlich lauten die Aufschriften auf den entsprechenden Röhrchen und Packungen. Die Idee ist verlockend: Eine einzige Tablette und man braucht sich um nichts mehr zu kümmern, ist mit Vitamin A ebenso versorgt wie mit Selen und mit Zink. Tatsächlich schneiden Kombinationen in Studien etwas besser ab als Einzelpräparate. Und schädliche Wirkungen sind bisher nicht berichtet worden. Zwei Probleme bleiben jedoch: Erstens ist es aus chemischen Gründen nicht möglich, tatsächlich alle notwendigen Vitamine, Mineralien und Spurenelemente in Höhe des Tagesbedarfs in eine einzige Tablette zu pressen. Typischerweise fehlen den Multivitaminpräparaten zum Beispiel ausreichende Mengen Vitamin D. Zur Ehrenrettung dieser Präparate sei jedoch gesagt, dass sie bei älteren Menschen, die eine Ernährung mit viel Obst und Gemüse ablehnen oder nicht mehr zu sich nehmen können, eine einigermaßen billige Möglichkeit darstellen, echte Mangelerscheinungen zu vermeiden. Gravierender ist aber das zweite Problem: Da es sich um einen Mix aus synthetisch hergestellten oder isolierten Substanzen handelt, fehlt sehr viel von dem, was das Original, nämlich Obst und Gemüse, so wertvoll macht. Die Rede ist von den sekundären Pflanzenstoffen, jenen Tausenden von Antioxidanzien, die wir erst heute nach und nach kennenlernen. Eine Multivitamintablette enthält keinen einzigen von ihnen.

Einige Hersteller haben auch hierauf reagiert (wenn auch viel zu wenige, so dass die Produkte, von denen nun die Rede sein wird, entsprechend teuer sind). Statt nämlich Vitamine synthetisch herzustellen und dann zusammenzumixen, gehen sie den umgekehrten Weg. Aus einer großen Zahl biologisch angebauter Obst- und Gemüsesorten stellen sie einen Extrakt her, der wegen der schonenden Aufbereitung noch alle sekundären Pflanzenstoffe enthält, und auch die Ballaststoffe. Dieses

Konzentrat wird getrocknet und als Pulver verkauft, aus dem man sich einen Saft mixen kann. Andere Hersteller pressen das Pulver zu einer Tablette, wieder andere bieten das flüssige Obst- und Gemüsekonzentrat direkt an, das – mit Wasser verdünnt – einen akzeptabel schmeckenden Saft ergibt. Die Wirksamkeit dieser Konzentrate wird noch in langfristig angelegten Studien untersucht. Ein positiver Effekt eines speziellen Saftkonzentrats auf die Hautqualität konnte kürzlich nachgewiesen werden. Bis die Ergebnisse langfristiger Studien vorliegen, können wir nur Plausibilitätskriterien anlegen, und die ergeben bei diesen »naturnahen Nahrungsergänzungsmitteln« ein positives Bild.

Wichtig für die Knochen: Kalzium und Vitamin D

Einige wichtige Vitamine, Mineralien und Spurenelemente sind aber auch in diesen Nahrungsergänzungsmitteln nicht ausreichend vorhanden. Ich spreche hier vor allem von Kalzium und Vitamin D, die für die Gesundheit unserer Knochen unentbehrlich sind. Solange wir leben, wird unser Knochengerüst umgebaut. Auf der einen Seite nagen Knochenfresszellen Löcher in die feinen Knochenbälkchen, auf der anderen Seite bauen Knochenbilderzellen immer wieder neuen Knochen an. Bis Anfang 30 sind die Knochenbilder in der Überzahl, danach dreht sich das Verhältnis um und wir verlieren langsam, aber sicher an Knochenmasse. Da Östrogene die Knochenfresser hemmen, bedeutet der mit den Wechseljahren einhergehende Östrogenverlust ein Festmahl für diese aggressiven Zellen. Aus diesem Grund tritt die Osteoporose bei Frauen zwar häufiger auf, kommt aber auch bei Männern vor (jede fünfte osteoporotische Fraktur betrifft einen Mann).

Ohne Kalzium und Vitamin D stehen die Knochenbilder diesem Geschehen hilflos gegenüber. Da die wenigsten von uns genügend Milchprodukte – diese enthalten Kalzium und Vitamin D – zu sich nehmen, um den Tagesbedarf zu decken, empfehle ich generell die Einnahme von 500 Milligramm Kalzium (bei vollständigem Verzicht auf Milchprodukte sogar 1000 Milligramm) und 500 Einheiten Vitamin D pro Tag. Es gibt beide Substanzen auch in der Kombination. Die Osteoporosegefahr wird auf diese Weise messbar vermindert.

Wird der Organismus gut mit Kalzium versorgt, wirkt sich das auch positiv auf Blutdruck und Gewicht aus. Einige wenige Menschen leiden jedoch unter Stoffwechselstörungen, die mit einem zu hohen Kalziumspiegel im Blut einhergehen. Daher sollte immer der Kalziumspiegel bestimmt werden, bevor damit begonnen wird, langfristig Vitamin D und Kalzium einzunehmen (siehe »2. Präventionsmodul«). Ganz besonders wichtig ist die tägliche Einnahme von Kalzium und Vitamin D für die immerhin bis zu 20 Prozent der Menschen in Deutschland, die unter einer Milchzuckerunverträglichkeit (Lactoseintoleranz) leiden. Da sie nach dem Genuss von Milch und Milchprodukten Magen-Darm-Probleme bekommen, verzichten sie instinktiv darauf und damit auch auf das für die Knochen so wichtige Kalzium.

Deutschland ist Jodmangelgebiet

Das Spurenelement Jod wird ebenfalls häufig nicht ausreichend zugeführt, und zwar weder durch die Nahrung noch durch eines der oben genannten Nahrungsergänzungsmittel. Deutschland ist ein Jodmangelgebiet, da sich die Jodierung von Nahrungsmitteln wie in der Schweiz oder in den USA aus vollkommen unverständlichen Gründen bei uns nicht durchsetzen lässt. Die Folgen sind dramatisch: Um den Jodmangel auszugleichen, wächst die Schilddrüse, die das Jod zur Produktion ihres Hormons braucht. Eine vergrößerte Schilddrüse findet sich bei über 30 Prozent aller erwachsenen Deutschen. Jährlich werden deshalb in Deutschland 100 000 Schilddrüsenoperationen durchgeführt, die bei ausreichender Jodzufuhr niemals notwendig gewesen wären. 200 Mikrogramm Jod sollte man im Durchschnitt täglich zu sich nehmen. Um diesen Bedarf zu decken, genügt es oft nicht, jodiertes Speisesalz zu verwenden und zweimal wöchentlich Seefisch zu essen, die wichtigste natürliche Jodquelle.

Wer also trotz vollwertiger Ernährung eine vergrößerte Schilddrüse hat (am einfachsten feststellbar durch Ultraschall), sollte täglich Jod in Tablettenform einnehmen, allerdings nur nachdem der Arzt eine Schilddrüsenfunktionsstörung oder bestimmte Arten von Schilddrüsenknoten ausgeschlossen hat (siehe »Prävention durch Früherkennung«).

B-Vitamine und Omega-3-Fettsäuren

Die dritte Komponente, die manchmal eigens zugeführt werden sollte, ist eine Kombination aus Folsäure, Vitamin B_6 und Vitamin B_{12}. Diese zum sogenannten Vitamin-B-Komplex gehörenden Substanzen sind unter anderem notwendig, um den Homozysteinspiegel auf niedrigem Niveau zu halten. Denn wie man erst seit kurzem weiß, ist Homozystein ein eigener Risikofaktor für Herzinfarkt und Schlaganfall. Falls die Messung des Homozysteinspiegels (siehe »Prävention durch Früherkennung«) also erhöhte Werte ergibt und eine obst- und gemüsereiche Ernährung den Spiegel nicht senkt, dann sollte eine hoch dosierte Kombination aus Folsäure, Vitamin B_6 und Vitamin B_{12} eingenommen werden.

Schließlich können die Menschen, die keinen Fisch mögen, ihren Bedarf an den herzschützenden Omega-3-Fettsäuren durch regelmäßige Einnahme von Fischölkapseln decken.

Functional Food – Essen der Zukunft?

Abschließend ganz kurz noch ein Wort zum »Functional Food«. Darunter versteht man Lebensmittel, denen man bestimmte Nahrungsergänzungsmittel beigefügt hat, so dass sie gleichsam zusätzliche Funktionen erfüllen. Bekannte Beispiele sind Bakterienkulturen in Joghurts zur Stärkung des Immunsystems, Pflanzensterine in der Margarine (inzwischen auch in Milch und Joghurt) zur Senkung des Cholesterins oder – in Amerika sehr beliebt – Vitamin-D-Zusätze in der Milch. Functional Food ist ein gigantischer Markt und wird daher in den nächsten Jahren ein wichtiges Thema werden. Grundsätzlich ist gegen diese Art der Lebensmittelmanipulation nichts einzuwenden, doch auch hier muss »Nicht schaden« das oberste Gebot bleiben.

Beim Joghurtgenuss sind keine nachteiligen Wirkungen bekannt, eine Ausdehnung der menschlichen Lebensspanne aber auch nicht, wie bereits gesagt wurde. Ob das Immunsystem wirklich vom Verzehr dieser angereicherten Joghurts profitiert, ist bisher nicht eindeutig nachgewiesen.

Die Pflanzensterine können das Cholesterin tatsächlich um zehn bis fünfzehn Prozent senken, vorausgesetzt, es wird eine bestimmte Dosis aufgenommen. Da man aber Margarine, Milch und Joghurt nun einmal nicht in genau bemessenen Mengen zu sich nimmt, kann man sich bei diesen Produkten in falscher Sicherheit wiegen. Zur Senkung eines erhöhten Cholesterinspiegels können sie daher nur als *Ergänzung* einer cholesterinbewussten Ernährungsweise gelten.

Der Verzehr von Sojaprodukten soll dafür verantwortlich sein, dass Asiatinnen seltener Brustkrebs bekommen und weniger unter Wechseljahrsbeschwerden zu leiden haben, und auch dafür, dass die Männer dort seltener an Prostatakrebs erkranken. Zurückgeführt wird das auf die in Soja enthaltenen Phytoöstrogene (pflanzliche Östrogene). Dieser Zusammenhang ist allerdings bisher nicht wissenschaftlich belegt. Dennoch boomt der Markt der sojahaltigen Lebensmittel und Getränke. Nach derzeitiger Erkenntnis ist dagegen zwar wenig einzuwenden, der Nutzen ist aber ebenso wenig belegt.

Gefährlicher wird es beim Vitamin D, weshalb diese Variante des Functional Food in Deutschland auch bisher nicht auf dem Markt ist. Vitamin D kann man nämlich überdosieren. Wer also beispielsweise Vitamin-D-Tabletten einnimmt und dann noch größere Mengen Vitamin-D-haltige Milch trinkt, kann eine regelrechte Vitamin-D-Vergiftung mit einer gefährlichen Erhöhung des Blutkalziumspiegels erleiden!

Medikamente zur Vorbeugung?

Gibt es die Allround-Präventionspille?

Es ist das Ideal eines jeden Präventionsmuffels: sorgenfrei fett essen, sich nicht bewegen, rauchen und morgens ganz einfach eine Art Rundum-Präventionspille einwerfen, die einen trotzdem nicht krank werden lässt. Man kann darüber streiten, ob das wirklich ein erstrebenswertes Ideal ist, sicher ist jedoch, dass es eine solche Pille bisher nicht gibt und wohl auch niemals geben wird. Das liegt daran, dass die klassischen Präventionsmaßnahmen (gesunde Ernährung, regelmäßige Bewegung, Rauchfreiheit) so viele Prozesse in unserem Körper gleichzeitig positiv beeinflussen, dass eine chemische Imitation durch eine Tablette niemals möglich sein wird. Ein wirksames Medikament greift stets gezielt in den Organismus ein und verändert meist nur einige wenige Prozesse. Grundsätzlich spricht aber nichts dagegen, Medikamente in der Prävention einzusetzen, wenn es um einen ganz speziellen Aspekt geht, wie zum Beispiel einen hohen Blutdruck. Wie bei der Behandlung von Krankheiten, so müssen natürlich auch in der Prävention erwünschte und unerwünschte Wirkungen sorgfältig abgewogen werden. Hier gilt es, das Prinzip »nicht schaden« ganz besonders zu beachten.

Gegen konkrete Probleme können Medikamente präventiv eingesetzt werden.

Schauen wir uns an, um welche Medikamente es denn überhaupt geht und ob die an sie gestellten Ansprüche gerechtfertigt sind. Dabei wollen wir uns nur auf die sogenannte Primärprävention (Verhinderung von Krankheiten) konzentrieren und nicht auf die vielen in der Sekundärprävention (Verhinderung, dass eine schon einmal durchgemachte Erkrankung wieder auftritt) eingesetzten Medikamente.

Aspirin ab 40?

Aspirin (Azetylsalizylsäure) ist eines der ältesten chemisch definierten Medikamente überhaupt und darf mit Fug und Recht als eine der erfolgreichsten pharmazeutischen Substanzen des 20. Jahrhunderts bezeichnet werden. Seine Wirksamkeit gegen Schmerzen aller Art ist millionenfach belegt. Seine Nebenwirkungen sind bei richtiger Anwendung (keine Gabe an Kinder, keine höher dosierte Dauertherapie) überschaubar. Doch Aspirin wirkt nicht nur gegen Schmerzen. Es stellte sich heraus, dass Aspirin auch die Thrombozytenaggregation, also die Verklumpung der Blutplättchen, hemmen kann, und zwar nur mit einem Fünftel der Dosis. Dadurch wird das Blut fließfähiger.

Schnell kam man auf die Idee, dass sich mit Aspirin auch Herzinfarkte und Schlaganfälle verhindern lassen könnten. Bei einem Infarkt geschieht nämlich nichts anderes, als dass die Blutplättchen an einer Engstelle des Blutgefäßes akut verklumpen und es so komplett verschließen. Und tatsächlich konnte man zeigen, dass Menschen, die einen Herzinfarkt hinter sich haben, seltener einen zweiten Infarkt erleiden, wenn sie täglich eine geringe Menge Aspirin einnehmen (Sekundärprävention).

Aber taugt Aspirin auch für die Primärprävention? In einer Studie zu dieser Frage hat man gesunden Menschen über 50 Jahren entweder Aspirin oder ein Placebo verabreicht. Und wieder schnitt die Aspiringruppe besser ab, was die Häufigkeit von Herzinfarkten und Schlaganfällen anging. Leider traten unter Aspirin aber auch häufiger blutende Magengeschwüre auf, die in einigen Fällen sogar zum Tode führten. Insgesamt war die Sterblichkeit in der Aspiringruppe nicht anders als in der Placebogruppe.

Die Quintessenz dieser und anderer Studien zum Thema: keine wahllose Verordnung von Aspirin ab einem bestimmten Alter. Von Aspirin profitiert nur, wer bereits einen Herzinfarkt oder Schlaganfall hatte oder wer ein hochgradiges Risiko für solche Ereignisse trägt (zum Beispiel Diabetiker oder Menschen, bei denen in Vorsorgeuntersuchungen bereits Ablagerungen in den Arterien, sogenannte Plaques, nachgewiesen werden konnten; siehe auch »Prävention durch Früherkennung«).

Statine – das Aspirin des 21. Jahrhunderts?

Der Siegeszug der Statine begann Mitte der 1990er-Jahre, nachdem mehrere Studien eine drastische Senkung des Herzinfarktrisikos nach Einnahme von Statinen gezeigt hatten. Damals war unter Ärzten sogar vielfach der Spruch zu hören: »Statine ins Trinkwasser.« Dieser zunächst spaßhaft gemeinte Satz wurde bei einigen zur Überzeugung, als es immer neue Sensationsmeldungen über die positiven Wirkungen von Statinen gab. Und diese betrafen bald nicht nur das Herzinfarktrisiko, sondern auch einen angeblichen Schutz vor Osteoporose, Krebs und vorzeitigem Ableben überhaupt. Was ist dran an solchen Meldungen?

Zunächst einmal wurden Statine als Cholesterinsenker entwickelt und auf den Markt gebracht. Mit Statinen war es erstmals möglich, einen erhöhten Cholesterinwert deutlich zu senken. Da ein erhöhtes Cholesterin als einer der Hauptrisikofaktoren für die Arteriosklerose und damit für Herzinfarkt und Schlaganfall angesehen wurde (und von den Meinungsbildnern in diesem Bereich immer noch wird), wurde eine Studie aufgelegt, die als »4S-Studie« in die Annalen der Medizingeschichte einging (Scandinavian Simvastatin Survival Study). Simvastatin war eines der ersten Statine und wird immer noch weltweit erfolgreich eingesetzt. Man untersuchte zunächst Patienten, die einen Herzinfarkt erlitten hatten. Unter dem Statin traten wesentlich (30 Prozent) weniger Zweitinfarkte auf als unter Placebo. Das machte Mut für die Primärprävention. In Folgestudien verabreichte man Gesunden, die mit Risikofaktoren, vor allem einem erhöhten Cholesterinwert belastet waren, ein Statin oder ein Placebo. Die Zahl der Herzinfarkte sank in der Statingruppe ebenfalls deutlich.

Andere erwünschte Nebeneffekte einer Statintherapie sind bisher nur im Tierexperiment oder in Zellkultur belegt. Dazu gehört auch der Osteoporoseschutz. Inzwischen ist man aber so weit, zu sagen, dass nicht nur jeder, der schon einmal einen Herzinfarkt hatte, nicht nur jeder Diabetiker, nicht nur jeder Mensch mit nachgewiesener Arteriosklerose, nein, auch jeder Gesunde, dessen LDL-Cholesterinwert (LDL = »böses« Cholesterin) sich durch Lebensstiloptimierung nicht unter 160 Milligramm/Deziliter senken lässt, ein Statin erhalten soll. Angestrebt werden »japanische Verhältnisse«, das bedeutet ein

LDL-Cholesterin von unter 100 Milligramm/Deziliter (Japaner haben aufgrund ihrer fleischarmen Ernährung sehr niedrige Cholesterinwerte und die höchste mittlere Lebenserwartung der Welt). Warum Slogans wie »Statine ins Trinkwasser« oder »Statine für alle« dennoch nicht haltbar sind, hat vor allem drei Gründe:

- Statine können Nebenwirkungen haben. Obwohl sie insgesamt gut verträglich sind, treten bei einer kleinen Minderheit von Patienten schwere Muskelerkrankungen auf.
- Ein Gutteil des Statineffekts ist ohne Nebenwirkungen durch effektive Behandlung des metabolischen Syndroms zu erreichen (Ernährungsumstellung, Bewegung, Gewichtsabnahme). Dies sollte zunächst ausgeschöpft werden.
- Statine kosten immerhin mindestens 50 Eurocent pro Tag.

Stellen Sie Ihrem Arzt aber in jedem Fall explizit die Frage, ob eine präventive Statintherapie bei Ihnen sinnvoll ist.

Blutdruckmittel – Kampf dem stillen Killer

»Ich hab Blutdruck«, hört man Patienten oft sagen. »Na, hoffentlich«, denkt der Arzt da gerne bei sich, denn ohne einen gewissen Blutdruck können wir nun einmal nicht leben. Liegt der allerdings dauerhaft zu hoch – und das gilt für alle in Ruhe gemessenen Werte über 140 zu 95 mmHg –, dann sind die Auswirkungen auf unsere Blutgefäße verheerend. Ein hoher Blutdruck ist daher keine bloße Zahl, die der Doktor von Zeit zu Zeit in seine Akte einträgt. Ein hoher Blutdruck ist ein Risikofaktor erster Ordnung für Herzinfarkt und insbesondere für den Schlaganfall. Tückisch ist seine langjährige Symptomlosigkeit. Es ist sogar so, dass sich Menschen mit einem erhöhten Blutdruck über viele Jahre besser fühlen, morgens besser aus den Federn kommen, mehr Energie haben als die mit niedrigem Blutdruck.

Einen Schlaganfall nimmt dafür aber keiner gerne in Kauf, und so bleibt einem nichts anderes übrig, als bei wiederholt (mindestens zweimal) erhöht gemessenen Blutdruckwerten ein Blutdruckmittel einzunehmen. Welches, das sollte mit dem Arzt besprochen werden, und hängt auch davon ab, ob noch andere Krankheiten oder Risikofaktoren vorliegen und gegenüber welchen Nebenwirkungen man besonders empfindlich ist. Wenn man seinen Blutdruck auf diese Weise konsequent senkt, dann senkt man auch ganz massiv sein Herzinfarkt- und Schlaganfallrisiko. Blutdruckmittel sind daher wahrhaftige Präventivmedikamente.

Nun könnte man einwenden, dass ein hoher Blutdruck doch Teil des metabolischen Syndroms sei und daher von Ernährungsumstellung, Bewegung und Gewichtsreduktion profitieren sollte. Das ist vollkommen richtig. Zu Beginn kann man dennoch nicht auf die Blutdruckmittel verzichten. Gerade wenn man mit einem Bewegungsprogramm anfängt, kann der Blutdruck noch einmal ordentlich in die Höhe schießen. Mit den Kilos können dann aber durchaus auch die Blutdruckmedikamente purzeln. Nicht selten habe ich erlebt, dass Patienten nach den genannten Präventionsmaßnahmen zwei Blutdruckmedikamente und manchmal auch ein Statin absetzen konnten. Ein großer, auch subjektiv spürbarer Präventionserfolg! Manchmal ist der hohe Blutdruck aber auch anderweitig bedingt und durch das straffste Präventionsprogramm nicht zu beseitigen. Dann ist nicht nur eine weitere Abklärung, sondern auch eine meist lebenslange blutdrucksenkende Medikation notwendig.

Zwei findige Engländer haben übrigens doch vorgeschlagen, eine Allround-Präventionspille zu entwickeln, eine sogenannte Polypill. Die hier besprochenen Risikosenker, also Aspirin, ein Statin und mehrere Blutdruckmittel, gemixt und zu einer einzigen Tablette verarbeitet, sollten ihren Berechnungen nach die Herzinfarkt- und Schlaganfallrate um 80 Prozent senken und das Leben um elf Jahre verlängern. Die Idee ist nicht schlecht, trägt aber nicht der Tatsache Rechnung, dass wir alle verschieden sind. Der eine hat Magenprobleme und kann Aspirin nicht vertragen, der nächste bekommt Muskelschmerzen unter Statinen und der dritte hat gar keinen hohen Blutdruck. Insofern sollte die Medikation für jeden Einzelnen individuell zusammengestellt werden, und zwar vom behandelnden Arzt und nur von dem, wie ich hier abschließend betonen möchte.

Hormone auf dem Prüfstand

Ein paar Wahrheiten über Hormone

»Hormone können gar nicht schädlich sein. Es handelt sich doch um natürliche Substanzen. Außerdem geben wir damit dem Körper einfach nur zurück, was er in der Jugend ohnehin hatte.« In dieser oder einer ähnlichen Formulierung schallt einem das Credo einer gewissen unkritischen Fraktion unter den Ärzten und Patienten tausendfach entgegen. Einige lassen sich sogar dazu verleiten, ganze Hormon-Cocktails anzubieten bzw. einzunehmen und wiegen sich in der Sicherheit der oben ausgedrückten Überzeugung. Handelt es sich dabei um eine falsche Sicherheit?

Ich bezeichne mich selbst gerne als kritischen Befürworter von Hormontherapien in der zweiten Lebenshälfte. Ich gehöre also nicht zu denjenigen, die diese Medikamentengruppe in Bausch und Bogen ablehnen. Sie haben richtig gelesen: Auch Hormone sind Medikamente (denen ich ihrer Wichtigkeit wegen allerdings ein eigenes Kapitel widme). Und wie bei allen anderen Medikamenten bedarf es auch bei den Hormonen in jedem einzelnen Fall einer kritischen Abwägung zwischen Nutzen und Risiko. Pauschalisierung oder gar Ideologisierung sind dabei nicht angebracht.

Und falsche Sicherheiten eben auch nicht. In Deutschland existiert eine lange Tradition, die alles, was mit dem Wort »natürlich« betitelt ist, automatisch als gut und ungefährlich ansieht. Auch die Werbewirksamkeit der Vorsilbe »Bio-« nährt sich aus dieser Tradition. Alles Synthetische ist entsprechend »Chemie« und somit schädlich. In vielen Situationen ist dieses vereinfachte Denken keine schlechte Richtschnur – erinnern wir uns zum Beispiel an den Unterschied zwischen synthetischen Multivitaminpräparaten und der natürlichen Frucht. In anderen Fällen ist dieses Denken schlichtweg falsch und damit auch gefährlich. Ein Knollenblätterpilz ist natürlich, aber dennoch lebensgefährlich. Für einen Milzbranderreger gilt das Gleiche. Ein Antibiotikum ist synthetisch und kann Leben retten. Einen guten Mediziner interessiert es daher weniger, ob eine Maßnahme oder eine Substanz natürlich ist oder nicht. Vielmehr bewertet er, ob eine Maßnahme/Substanz

- überwiegend nützlich,
- neutral oder
- überwiegend schädlich ist.

Bei den Hormonen – und zwar bei jedem einzelnen von ihnen – ist diese Zuordnung besonders schwierig. Es handelt sich bei den meisten Hormonen, die in der Präventiv- und Anti-Aging-Medizin verwendet werden, um exakte synthetische Kopien der natürlichen Hormone. Man spricht hier auch von bioidentischen Hormonen. Die Unterscheidung zwischen natürlich und synthetisch wird in diesem Fall also ad absurdum geführt.

Der eingangs zitierte Hinweis, man gebe dem Körper ja nur zurück, was er in der Jugend ohnehin hatte, beruhigt nur auf den ersten Blick. Denn die Gewebe, auf welche die Hormone einwirken, sind ja inzwischen auch gealtert, haben Schäden akkumuliert und mögen ganz anders reagieren als die jugendlichen Gewebe. Wer garantiert einem denn, dass die Prostata eines 60-Jährigen genauso auf Testosteron reagiert wie die eines 30-Jährigen? Die Antwort lautet: keiner. Jedenfalls niemand, der seriöse Medizin betreibt.

Aber auch all jene, die Hormone pauschal verdammen, machen es sich zu einfach. Meist aus Unkenntnis und weniger aus schlechtem Willen hat diese Gruppe dazu beigetragen, das Wort »Hormon« regelrecht zu dämonisieren. Überlegen Sie einmal, welche Emotionen und Vorstellungen das Wort »Hormon« bei Ihnen auslöst …

Sehen Sie. Klar und sauber wie ein Schweizer Bergsee waren Ihre Vorstellungen sicher nicht. Eher diffus, möglicherweise sogar Angst auslösend, mit einem Gefühl des Ausgeliefertseins verknüpft. Falls nicht, auch gut, dann gehören Sie entweder zu den emotional Stabileren oder haben sich von der allgemeinen Anti-Hormon-Stimmung nicht anstecken lassen. Diese Stimmung hat unter anderem dazu geführt, dass man an Hormone zum Teil strengere Maßstäbe anlegt als an andere Medikamente. Immer wieder werden Sie beispielsweise hören, dass für die Sicherheit bestimmter Hormone nicht garantiert werden könne, da noch keine Langzeitdaten vorlägen. Das ist zwar ganz ohne Zweifel richtig, gilt aber für fast jedes andere Medikament auch. Kein neues Blutdruckmittel ist über 30 Jahre getestet, um auszuschließen, dass es nicht vielleicht Krebs auslösen könnte. Und keiner würde das fordern, ganz im Gegenteil: Jeder würde das als undurchführbar ablehnen. Wenn dagegen Hormone verschrieben werden, sprechen einige sogar von ungenehmigten Menschenversuchen.

Lebenswichtige Hormone

Für viele Missverständnisse sorgt auch immer wieder die Gleichsetzung von »Hormon« und »Sexualhormon«. Das ist in etwa so, als würde man »Nahrung« grundsätzlich mit »Fleisch« gleichsetzen. Deshalb vielleicht ein paar Worte zur Differenzierung:

Es gibt drei absolut lebensnotwendige Hormone: Kortisol, Schilddrüsenhormon und Insulin. Diesen drei für das Überleben notwendigen Hormonen ist gemeinsam, dass ihre Spiegel im Rahmen des *normalen* Alterungsprozesses *nicht* absinken.

Kortisol ist unser Stresshormon. Nahe Verwandte des Kortisols, die bekannten Kortisonpräparate, werden häufig zur Behandlung von entzündlichen und allergischen Erkrankungen eingesetzt. Hierfür müssen oft hohe Dosen verabreicht werden, die dann zu Nebenwirkungen führen. Das hat dazu geführt, dass Kortison ein schlechtes Image hat. Unser Körper produziert deutlich geringere Mengen dieses Hormons, und die sind, wie gesagt, lebensnotwendig. In körperlichen Stresssituationen wie Infektionen, Unfällen oder Operationen brauchen wir nämlich ein Hormon, das den Blutdruck und den Blutzucker steigen lässt, um die Durchblutung und die Energieversorgung unserer Organe sicherzustellen. Und genau dieses Hormon ist das Kortisol. Es wird in der Nebenniere gebildet. Bei einem Versagen der Nebennierenfunktion, der sogenannten Addison'schen Krankheit, fehlt das Kortisol. Wenn dies nicht behandelt wird, kommt es zu einem lebensbedrohlichen Blutdruckabfall und einer ebenso gefährlichen Unterzuckerung. Seit Mitte des letzten Jahrhunderts können Patienten mit der Addison'schen Krankheit durch niedrige Dosen Kortisol behandelt werden und dadurch ein normales Leben führen. John F. Kennedy war der wohl berühmteste Addison-Patient. Ob er allerdings ein normales Leben führte, darf bezweifelt werden, doch ganz sicher ist er nicht an den Folgen eines Kortisolmangels verstorben.

Das Schilddrüsenhormon (auch Thyroxin genannt) wird, wie der Name sagt, von der Schilddrüse produziert und ist wichtig dafür, dass alle Stoffwechselprozesse im richtigen Tempo ablaufen. Fehlt einem Menschen dieses Stoffwechselhormon, so wird er träge und antriebslos, das Herz schlägt immer langsamer, die Darmtätigkeit wird eingestellt und die Körpertemperatur sinkt. Schließlich stellt auch das Gehirn seine Funktion ein und der Mensch fällt in ein Koma, das schließlich tödlich sein kann. Ähnlich wie der Kortisolmangel kann auch ein krankhafter Mangel an Schilddrüsenhormon heute leicht ausgeglichen werden. Es sei aber noch einmal betont, dass der normale Alterungsprozess nicht mit einem solchen krankhaften Schilddrüsenhormonmangel einhergeht.

Insulin war das erste Hormon, das entdeckt wurde. 1923 erhielt der kanadische Arzt Frederick G. Banting für die Isolierung des Insulins den Nobelpreis für Medizin. Banting gelang es nicht nur, das Insulin zu isolieren, er konnte mit dem isolierten Hormon auch einem an Diabetes erkrankten Patienten das Leben retten. Millionen Diabetiker haben seither von dieser Entdeckung profitiert und verdanken Herrn Banting ihr Leben. Ebenso wie zu niedrige Blutzuckerspiegel sind nämlich auch exzessiv hohe Blutzuckerspiegel lebensbedrohlich. Insulin, das in der Bauchspeicheldrüse gebildet wird, senkt den Blutzuckerspiegel auf ein normales Niveau ab. Unsere Bauchspeicheldrüse produziert Insulin bis ins hohe Alter ungestört weiter – es sei denn, wir erkranken an einem Altersdiabetes. Doch das ist eine altersbedingte Erkrankung und nicht der normale Alterungsprozess.

Hormone, die mit zunehmendem Alter absinken

Kortisol, Schilddrüsenhormon und Insulin sinken also im Verlauf des normalen Alterungsprozesses nicht ab. Täten sie es, würden wir nicht sehr alt werden können, denn sie sind, wie ich noch einmal betonen möchte, lebensnotwendig. Andere Hormone steuern dagegen Körperfunktionen, die zwar wichtig, aber nicht unabdingbar für unser Überleben als Individuum sind. Einige von diesen Hormonen sinken mit zunehmendem Alter stark ab und werden daher gerne zu Anti-Aging-Hormonen hochstilisiert. Ob das berechtigt ist, wollen wir uns nun etwas näher anschauen. Es geht im Wesentlichen um die folgenden fünf Hormone:

- die weiblichen Sexualhormone Östradiol (Östrogen) und Progesteron (Gestagen)
- das männliche Sexualhormon Testosteron
- das Antistresshormon DHEA (Dehydroepiandrosteron)
- das Schlafhormon Melatonin
- das Wachstumshormon

Östrogene und Gestagene

Vor- und Nachteile der Östrogene

Östrogene sind *die* weiblichen Geschlechtshormone und werden in den Eierstöcken gebildet. Das wichtigste körpereigene Östrogen heißt 17β-Östradiol. Östrogene regen das Wachstum der Gebärmutterschleimhaut und des Brustdrüsengewebes an und sind an der Regulation des Menstruationszyklus beteiligt. Im Gehirn sorgen sie für psychisches Wohlbefinden und das Gefühl, »Frau zu sein«. Aber auch der Stoffwechsel der meisten anderen Organe wird durch Östrogene beeinflusst. So wirken sie dem Knochenabbau entgegen und beeinflussen den Fettstoffwechsel günstig. In der Haut führen Östrogene zur Ausbildung des Unterhautfettgewebes (»weibliche Formen«) und stimulieren die Bildung von Kollagen. Das Wachstum der Kopfbehaarung wird angeregt, Frauenhaare sind daher kräftiger und fallen seltener aus als Männerhaare. Die Wirkung der Östrogene auf die Blutgefäße ist sehr komplex und wird bislang nicht vollständig verstanden. In der Leber wird die Bildung von Gerinnungsfaktoren angeregt, so dass die Gerinnungsfähigkeit des Bluts ansteigt.

Um das 50. Lebensjahr herum versiegt die Östrogenproduktion in den Eierstöcken plötzlich. Die damit einhergehenden subjektiven Probleme (wie Hitzewallungen, depressive Verstimmungen, Schlafstörungen) und objektiven Veränderungen (wie Verlust an Knochenmasse) werden von vielen Frauen als dramatischer Einschnitt erlebt. Früher war es üblich, den Östrogenmangel nach dem Gießkannenprinzip auszugleichen. Dem steht jedoch das erst in den letzten Jahren nachgewiesene leicht erhöhte Risiko für Brustkrebs, Thrombosen, Herzinfarkt und Schlaganfall unter einer Östrogentherapie gegenüber. Dieses *leicht* erhöhte Risiko wurde kürzlich durch zwei große Studien belegt: die amerikanische WHI-Studie (Women's Health Initiative) und die englische Eine-Million-Frauen-Studie.

Auch wenn beide Studien gewisse Schwächen haben, kommt man nicht umhin, Konsequenzen aus ihnen zu ziehen. Bei Frauen in den Wechseljahren müssen daher heute der Nutzen und das Risiko individuell abgewogen werden, ehe eine Entscheidung pro oder contra Östrogene gefällt wird. Laut moderner Empfehlungen sollten nur

- Frauen mit starken Wechseljahrsbeschwerden und
- Frauen mit niedrigem Risiko für Brustkrebs, Herzinfarkt, Schlaganfall und Thrombosen

Östrogene erhalten. Dieses Risiko und auch die genauen Modalitäten der Therapie (wie lange, welches Präparat etc.) sollte jede Frau gemeinsam mit ihrem Gynäkologen ermitteln. Darauf werden wir im Detail noch im Kapitel »3. Präventionsmodul« eingehen. Festhalten möchte an dieser Stelle, dass wir heute nicht wissen, ob es sich bei den Östrogenen um Lebensverlängerer, Lebensverkürzer oder »nur« um Lebensverbesserer handelt. Jeder, der die Dinge in die eine oder andere Richtung vereinfacht, sagt die Unwahrheit.

Gestagene als Ergänzung zu Östrogen

Immer wieder taucht die Frage auf, ob eine Östrogenersatztherapie mit der Gabe eines Gestagens verbunden werden sollte. Progesteron als wichtigster körpereigener Vertreter der Gestagene ist das Schwangerschaftshormon der Frau. Während Östrogene in der ersten Hälfte des Menstruationszyklus das Wachstum der Gebärmutterschleimhaut anregen, bewirkt Progesteron in der zweiten Zyklushälfte eine Wachstumshemmung und Ausreifung der Schleimhaut. Nur in die ausgereifte Gebärmutterschleimhaut kann sich ein Embryo optimal einnisten. Auf die Hormonersatztherapie in den Wechseljahren übertragen bedeutet das: Jede Frau, die ihre Gebärmutter noch hat, muss zusätzlich zu den Östrogenen auch Gestagene einnehmen. Natürlich nicht, um schwanger zu werden, sondern um die Wachstumsimpulse der Östrogene im Zaum zu halten und zu verhindern, dass Gebärmutterkrebs entsteht.

Einige Kollegen behaupten, dass Gestagene auch außerhalb

der Gebärmutter positive Effekte haben, und Frauen, deren Gebärmutter, zum Beispiel aufgrund von Myomen, entfernt wurde, sollten Gestagene einnehmen. Ich teile diese Auffassung nicht. So weiß man inzwischen, dass Gestagene die negativen Effekte der Östrogene auf die Brustdrüse und das Gefäßsystem verstärken können. Auch sind Gestagene für die meisten Frauen keine Wohlfühlhormone, wie gelegentlich zu lesen ist. Frauen, die ihre Menstruation noch bekommen, fühlen sich meist in der ersten, von Östrogen dominierten Zyklushälfte besser als in der zweiten, von Gestagen dominierten Hälfte. Im Prinzip gilt also: Frauen mit Gebärmutter brauchen Gestagene, Frauen ohne Gebärmutter nicht.

Ob und mit welchen Hormonen eine Hormonersatztherapie in den Wechseljahren sinnvoll ist, muss von Fall zu Fall gut überlegt werden.

Neue Hormonpräparate

Fortschritt beruht immer darauf, dass sich einige Menschen mit dem Status quo nicht zufrieden geben. Und so haben sich auch beim Thema Östrogensubstitution ein paar findige Wissenschaftler gefunden, die das »Ideal-Östrogen« herstellen wollen. Der wissenschaftliche Ausdruck für dieses Ideal-Östrogen lautet SERM (Selektiver Estrogen-Rezeptor Modulator). Ein solches ideales Östrogen müsste alle erwünschten Effekte der natürlichen Östrogene haben (Wirkung auf die Psyche, die Haut, die Haare, den Knochen) und die anderen, negativ durch natürliche Östrogene beeinflussten Organe in Ruhe lassen (die Brust, die Gebärmutterschleimhaut, das Gerinnungssystem). Wenn es dieses ideale Östrogen schon gäbe, hätten Sie sicher davon gehört. Auf dem Weg dorthin gibt es allerdings schon Teilerfolge. So verhindert zum Beispiel die Substanz Raloxifen (z.B. Evista®, Optruma®) sehr effektiv den Knochenabbau nach den Wechseljahren und wirkt gleichzeitig als Schutz vor Brustkrebs und Gebärmutterkrebs. Das Hauptproblem: Raloxifen wird vom Gehirn und vom Gefäßsystem nicht als Östrogen akzeptiert, und so bleiben die typischen Wechseljahrsbeschwerden bestehen. Wer diese Beschwerden aber nicht hat, für den ist Raloxifen eine echte Alternative, insbesondere wenn es um Knochenschutz geht.

Östrogen für Männer

Mitte der 1990er-Jahre machte eine Sensationsmeldung in der medizinischen Fachwelt die Runde: Auch der Mann braucht Östrogene! Dass er sie hat, wusste man schon länger. Das männliche Hormon Testosteron und auch das DHEA (siehe unten) können nämlich im Fettgewebe zu Östrogenen umgewandelt werden. Bis dato war man aber davon ausgegangen, dass die Östrogene für den Mann ungefähr so notwendig sind wie seine Brustwarzen. Doch nun wurde im angesehenen »New England Journal of Medicine« von einem Mann berichtet, der einen genetischen Defekt in seinem Östrogenrezeptor aufwies. Obwohl er Östrogene besaß, konnten sie bei ihm nicht wirken. Und statt vollkommen unauffällig zu sein, hatte dieser Mann eine schwere Osteoporose, seine Wachstumsfugen in den Knochen waren nicht verschlossen und er war – Ironie der Evolution – unfruchtbar. Auch der Mann braucht also Östrogene für seine Knochen und für die Fortpflanzung. Aus anderen Studien weiß man, dass sie zudem für sein psychisches Gleichgewicht und seine Prostata gut sind.

Sollte man niedrige Östrogenspiegel beim Mann ausgleichen? Die bisher noch sehr dünne Datenlage spricht dagegen. Früher hat man Männer mit einem Prostatakarzinom mit höheren Östrogengaben behandelt und sich die gleichen negativen Wirkungen auf das Gefäßsystem wie bei der Frau eingehandelt (erhöhtes Herzinfarkt- und Schlaganfallrisiko). Und da der Östrogenmangel bei Männern fast immer auf einem Mangel an Testosteron oder DHEA beruht, gleicht man lieber diesen aus. Der Körper kann daraus dann so viel Östrogen produzieren, wie er wirklich braucht. Einige wenige Männer haben allerdings eine Schwäche des Enzyms, das Testosteron und DHEA in Östrogene umwandelt. Diesen Männern kann mit einer vom Spezialisten (Endokrinologen) durchgeführten, niedrig dosierten Östrogentherapie geholfen werden.

Testosteron

Testosteron ist *das* männliche Geschlechtshormon. Es wird in den Hoden produziert und ist für die normale männliche Geschlechtsentwicklung genauso notwendig wie für eine ungestörte Sexualität. Darüber hinaus fördert es das allgemeine Wohlbefinden, die Blutbildung, den Muskel- und Knochenaufbau und hilft dem Körper dabei, Fett einzuschmelzen. Bereits ab dem 30. Lebensjahr lässt die Testosteronproduktion schleichend nach (etwa um ein Prozent pro Jahr). Anders als bei der Frau in den Wechseljahren kommt es also nicht zu einem plötzlichen Abfall der Hormonproduktion, so dass die Begriffe »männliche Wechseljahre« oder »Andropause« zumindest ungenau sind. Unterschreitet der Testosteronspiegel im Blut jedoch einen kritischen Wert, kann sich das in sexuellen Störungen und depressiven Verstimmungen äußern.

Ob Testosteron den Alterungsprozess selbst verzögert, also ein echtes Anti-Aging-Hormon ist, darf bestritten werden. Eunuchen – Männer, denen das Testosteron von früher Jugend an durch Kastration entzogen wurde – leben länger als »normale« Männer. Woran das liegt, ist allerdings nicht erwiesen. Möglicherweise treibt Testosteron Männer zu einer riskanteren Lebensweise an, möglicherweise leben Eunuchen aber auch in einer besonders geschützten Welt, zum Beispiel in einem Harem. Für direkte alternsbeschleunigende oder alternsverzögernde Effekte des Testosterons gibt es bisher keine Hinweise.

Bei Männern mit niedrigen Testosteronspiegeln (unter 3 ng/ml) *plus* Mangelsymptomen ist eine Testosteronersatztherapie nach heutigem Wissensstand sinnvoll. Dabei kommt entweder ein Pflaster (täglich), ein Gel (täglich) oder eine Spritze (alle drei Monate) zum Einsatz (Tabletten werden zu schnell abgebaut und erreichen daher keine ausreichenden Wirkspiegel). Diese Therapie führt zu einer Stärkung der Libido und – allerdings geringfügiger – der erektilen Funktion. Darüber hinaus werden Muskel- und Knochenmasse aufgebaut und wird Fett eingeschmolzen. Neueste Daten weisen auf einen Zusammenhang zwischen Testosteronmangel und metabolischem Syndrom hin, so dass hier eine Testosteronsubstitution präventiv wirken könnte. Um das sicher sagen zu können, bedarf es aber noch weiterer Studien, die zurzeit durchgeführt werden.

Neben seinen positiven Wirkungen wird Testosteron allerdings auch immer wieder im Zusammenhang mit der Entstehung von Prostatakrebs genannt. Dies ist nicht ganz korrekt, denn es gibt keinen Hinweis darauf, dass Testosteron zur *Ent-*

stehung von Krebs beiträgt. Unbestritten ist allerdings, dass ein *vorhandener* Prostatakrebs unter Testosteroneinfluss wächst. Gerade wenn es um die Hormonersatztherapie mit Testosteron geht, muss die Prostata also immer gut im Auge behalten werden. Das bedeutet: Ein Prostatakrebs muss vor einer Testosterontherapie definitiv ausgeschlossen sein (urologische Untersuchung). Während der Therapie muss die Prostata alle sechs Monate kontrolliert werden.

Als Prostataschutz während einer Testosterontherapie wird in letzter Zeit das Medikament Finasterid diskutiert, welches unter dem Namen Propecia® bereits als sehr wirksames Mittel gegen Haarausfall bei Männern und unter dem Namen Proscar® in deutlich höherer Dosierung bei gutartig vergrößerter Prostata eingesetzt wird. Finasterid hemmt die Umwandlung von Testosteron zum noch stärker wirksamen Dihydrotestosteron (DHT). Die Idee: Durch die Kombination einer Testosterontherapie mit Finasterid bleiben die Testosteroneffekte auf Muskeln, Knochen und Sexualität erhalten, während die unerwünschten DHT-Effekte wie Haarausfall und Wirkung auf die Prostata geblockt werden. Es ist aber zu befürchten, dass man hier das Kind mit dem Bade ausschüttet, weil DHT zum Beispiel auch für die Sexualität wichtig ist.

DHEA

Dehydroepiandrosteron (DHEA) wird bei beiden Geschlechtern in der Nebenniere gebildet. Kein anderes Hormon erreicht so hohe Wirkspiegel im menschlichen Organismus wie DHEA bzw. seine Speicherform, das DHEAS. Hinzu kommt, dass die

DHEA-Spiegel im Laufe des Lebens um bis zu 95 Prozent abnehmen. Im Umkehrschluss wird DHEA daher von vielen als »Jungbrunnen-Hormon« angesehen, zumal in Tierexperimenten zahlreiche positive Effekte wie Hemmung des Tumorwachstums, Verhinderung der Gefäßverkalkung, Stärkung des Immunsystems, Fettabbau, Verbesserung der Gedächtnisleistung und nicht zuletzt Lebensverlängerung beobachtet wurden. Beim Menschen sind außerdem stimmungsverbessernde, antidepressive Effekte beobachtet worden.

Richtiger als »Jungbrunnen-Hormon« wäre aber wohl der Ausdruck Antistresshormon. Denn immer wenn ein Mensch psychischem oder körperlichem Stress ausgesetzt ist, steigt nicht nur sein Kortisol-, sondern auch sein DHEA-Spiegel an. DHEA mildert viele Kortisoleffekte wieder ab, wirkt also wie ein Puffer. Im Alter nun bleibt der Kortisolspiegel gleich, während der DHEA-Spiegel sinkt, was zu einem Ungleichgewicht aus Stress- und Antistresshormon führt. Die Folge: Stress wird schlechter verkraftet. Dies wirkt sich gerade auf die Psyche negativ aus und kann zu Abgeschlagenheit, Antriebsarmut und Depression führen.

Gibt man gesunden alternden Frauen und Männern DHEA, so geschieht wenig, und zwar sowohl objektiv als auch subjektiv. Eine generelle DHEA-Substitution ab 40 oder 50 ist also Unsinn. Ist der DHEA-Spiegel aber niedrig und liegen Mangelsymptome vor (wie Abgeschlagenheit, Antriebsarmut und Depression sowie Libidoverlust), dann bewirkt die Gabe von DHEA in einigen Fällen Erstaunliches.

Wie jedes Hormon kann natürlich auch DHEA unerwünschte Effekte haben, wenn es überdosiert wird. Ein Teil des DHEA kann nämlich im Körper zu Testosteron umgewandelt werden. Das kann bei Frauen zu einem verstärkten Wachstum von

Gesichts- und Körperbehaarung führen, bei Männern ist die Prostata der sensible Punkt.

Insgesamt ist DHEA unter den fünf Anti-Aging-Hormonen jedoch das mit dem günstigsten Verhältnis von erwünschten und unerwünschten Wirkungen. Ob es unser Leben zudem verlängern kann, wie es das bei Mäusen tut, bleibt abzuwarten.

Melatonin

Melatonin ist das Hormon der Zirbeldrüse (Epiphyse) und wird von romantisch veranlagten Gemütern gerne als »Bote der Nacht« bezeichnet. Wie im Kapitel »Mit Genuss gesund« erwähnt, besitzt Melatonin eine milde schlafanstoßende Wirkung und verbessert die Schlafqualität. Die Melatoninproduktion lässt im Verlauf des Alterungsprozesses stark nach und es ist davon auszugehen, dass die mit zunehmendem Alter häufiger beobachteten Schlafstörungen zumindest zum Teil auf einen Melatoninmangel zurückzuführen sind. Viele Autoren sprechen Melatonin darüber hinaus Qualitäten als Radikalfänger zu, was jedoch durch Studien am Menschen nicht belegt ist. Auch dass Melatonin direkt in den Alterungsprozess eingreifen oder gar das Leben verlängern kann, wurde bisher weder beim Menschen noch im Tierversuch eindeutig gezeigt. Die Studienlage rechtfertigt den Einsatz von Melatonin daher nur zur Behandlung leichterer Schlafstörungen.

Wachstumshormon

Das Wachstumshormon (Synonym GH = Growth Hormone) wird in der Hirnanhangsdrüse produziert und ist – wie der Name sagt – unabdingbar für ein ungestörtes Körperwachstum. Aber auch im Erwachsenenalter, also nach Abschluss des Längenwachstums, wird eine bestimmte Menge an Wachstumshormon benötigt, um die Knochen- und Muskelmasse zu erhalten und überschüssige Fettansammlung zu verhindern. Die im Alter stark abfallenden Wachstumshormonspiegel sind daher zum Teil für den Verlust an Knochen- und Muskelmasse sowie die Zunahme des Körperfetts verantwortlich.

Gerade das Wachstumshormon hat aber auch sehr häufig unerwünschte Wirkungen (wie Erhöhung des Blutzuckerspiegels, Schmerzen in den Händen durch das »Karpaltunnelsyndrom«). Wichtiger noch sind die nicht abschätzbaren Langzeitfolgen, gerade was die Entstehung von Tumoren angeht, da es für diese eben auch als Wachstumsfaktor dienen kann. Und es sollte einem zu denken geben, dass Tiere mit vermehrter Wachstumshormonproduktion kurzlebiger, hingegen diejenigen mit verminderter Produktion langlebiger sind als ihre normalen Artgenossen.

Anti-Aging-Hormone – ein Fazit

Die Beurteilung aller fünf Anti-Aging-Hormone (Testosteron, Östrogene, DHEA, Melatonin, Wachstumshormon) kann man wie folgt zusammenfassen:

- Die genannten Hormone haben vor allem einen positiven Einfluss auf die Lebensqualität (Aussehen, Stimmung, Sexualität).
- Für eine wesentliche Beeinflussung der Lebenserwartung gibt es bisher keine Anhaltspunkte.
- Falsch eingesetzt können sie das Risiko für altersbedingte Erkrankungen leicht erhöhen.

Daraus können wir schließen, dass ein unkritischer und unprofessioneller Einsatz dieser Hormone ein falscher und riskanter Weg ist. Den richtigen Weg möchte ich mit Ihnen gemeinsam im Kapitel »3. Präventionsmodul« gehen.

Prävention durch Früherkennung

Der Nutzen von Vorsorgeuntersuchungen

Gerne erzählen einem die sehr Alten, dass sie zeitlebens einen großen Bogen um Ärzte gemacht hätten und nur bei ihrer eigenen Geburt und vielleicht noch der ihrer Kinder im Krankenhaus gewesen seien. Und mitunter tun sie nicht ohne heimliche Freude kund, dass sie gerade deswegen so lange gelebt hätten. Die wahre Logik ist natürlich eine andere: *Weil* sie so selten krank waren, hielten sich ihre Kontakte zu Ärzten in Grenzen. Denn zum Arzt ging man ja im vorigen Jahrhundert erst, wenn man krank war. Prävention war ein Fremdwort, Medizin war gleichbedeutend mit Reparaturmedizin.

Die Idee, schon als Gesunder zum Arzt zu gehen, ist neu. Doch auch hier würden die Hochbetagten abwinken und darauf verweisen, dass sie ihr biblisches Alter ohne Check-ups und ähnlichen »modernen Schnickschnack« erreicht hätten. Und wiederum ist ihre Argumentation nur scheinbar schlüssig. Wie wir bereits im ersten Teil dieses Buches festgestellt haben, ist die Kapazität, sehr alt zu werden, stark genetisch mitbestimmt. Wer also in der genetischen Lotterie eines der wenigen Gewinnlose gezogen hat, kommt natürlich gut ohne Check-ups oder – wie wir im Deutschen sagen – Vorsorgeuntersuchungen aus. Die meisten von uns haben in dieser Gen-Lotterie aber nur zwei bis drei Richtige. Und wenn sie dennoch länger und besser leben wollen (und das ist ja heute der allgemeine Anspruch), dann brauchen sie Prävention, und dazu gehören eben auch Vorsorgeuntersuchungen.

Es ist inzwischen eine unumstößliche, durch Studien belegte Tatsache: Wer Vorsorgeuntersuchungen regelmäßig wahrnimmt, ist vor schweren Erkrankungen besser geschützt. Für einzelne Vorsorgeuntersuchungen, wie zum Beispiel die Darmspiegelung (siehe unten), ist das inzwischen sogar belegt.

Bei den Vorsorgeuntersuchungen geht es um

- das Erkennen von beeinflussbaren Risikofaktoren für Erkrankungen,
- das Erkennen von Erkrankungen im frühen, noch sehr gut behandelbaren Stadium.

Insofern sollten sie eigentlich Früherkennungsuntersuchungen heißen, was sich allerdings bisher nicht durchgesetzt hat. Wichtig sind diese Untersuchungen insbesondere bei Risikofaktoren und Erkrankungen, die lange Zeit keine Beschwerden verursachen, aber wie eine Zeitbombe im Körper ticken. Um besser zu verstehen, wie Vorsorgeuntersuchungen ablaufen und was wir durch sie erreichen können, werde ich mich nun den folgenden zwei Fragen widmen:

- Welche Methoden kommen bei Vorsorgeuntersuchungen zum Einsatz?
- Welche Krankheiten können durch Vorsorgeuntersuchungen verhindert oder frühzeitig erkannt werden?

Welche Methoden kommen bei Vorsorgeuntersuchungen zum Einsatz?

Stellen Sie sich Folgendes vor: Der Notarztwagen bringt ein schwerverletztes Opfer eines Verkehrsunfalls in die Klinik. Der Mann ist bewusstlos, künstlich beatmet und leidet offensichtlich unter einer inneren Blutung. So schnell wie möglich müssen die Ärzte in der Klinik wissen, wo sich seine Verletzungen genau befinden. Man veranlasst eine Computertomografie des Kopfes, des Brustkorbes und des Bauchraumes. Man findet einen Milzriss, aus dem es heftig blutet. Sofort wird eine Operation veranlasst, die Blutung wird zum Stillstand gebracht, der Mann überlebt. 25 Jahre später wird bei dem Mann eine Leukämie diagnostiziert.

Man schätzt heute, dass die Strahlenbelastung einer Computertomografie bei fünf von 10 000 Untersuchten langfristig einen bösartigen Tumor verursacht (siehe »Mit Genuss gesund«). Dieses Risiko ist gering, liegt aber nicht bei null. Keiner würde deswegen bezweifeln, dass die Computertomografie damals bei diesem Mann notwendig war. Sie hat schließlich geholfen, sein Leben zu retten.

Wäre die Computertomografie eine Vorsorgeuntersuchung bei einem vollkommen gesunden Mann gewesen, dann würde man das ganz anders sehen müssen. Dann hätte man einen gesunden Mann einer Strahlenbelastung ausgesetzt und dabei das Risiko einer späteren Krebserkrankung akzeptiert. »Nicht schaden« müssen wir also bei Vorsorgeuntersuchungen ganz besonders groß schreiben. Und so zeichnet sich eine verantwortungsvolle Prävention auch dadurch aus, dass nur schonende Vorsorgeuntersuchungen zum Einsatz kommen. Zunehmend führt man diese Untersuchungen auch in einem entspannteren Ambiente durch, fernab von der Hektik eines normalen Krankenhauses. Wer krank ist, kommt nicht ganz umhin, gegebenenfalls risikoreichere Maßnahmen und die mitunter etwas belastenden Abläufe in einem Krankenhaus in Kauf zu nehmen, um gesund zu werden. Gesunde, die Präventionsleistungen in Anspruch nehmen möchten, akzeptieren das immer weniger.

Typische Bestandteile einer Vorsorgeuntersuchung

Eine gute Vorsorgeuntersuchung beginnt mit der Erhebung der *Anamnese*, also der Krankengeschichte. Einige Risiken können bereits durch dieses Anamnesegespräch aufgedeckt werden, vorausgesetzt der Arzt nimmt sich die entsprechende Zeit (für ein Erstgespräch sind 20 Minuten das absolute Minimum). Besonders wichtig ist in diesem Zusammenhang die Familienanamnese, denn über sie kann der Arzt indirekt das genetische Risiko für bestimmte Erkrankungen wie Brustkrebs oder Herzinfarkt einschätzen.

Es folgt die *körperliche Untersuchung* (Blutdruck messen, Herz und Lunge abhorchen etc.). Wird sie gründlich durchgeführt (was beim ersten Mal ebenfalls obligatorisch ist), können weitere Risikofaktoren und verborgene Erkrankungen (wie Bluthochdruck, Herzklappenfehler) aufgedeckt werden. Die Bedeutung eines normalen Blutdrucks für ein langes und gesundes Leben kann gar nicht überschätzt werden. Es gilt inzwischen das Motto »Je niedriger, desto besser«, wobei Werte unter 100/60 mmHg häufig als unangenehm empfunden werden (Abgeschlagenheit, Schwarzwerden vor Augen, Schwindel). Ein wiederholt (mindestens zweimal) gemessener Wert von über

140/90 mmHg ist eindeutig zu hoch und muss behandelt werden. Außerdem sollten die Bestimmung des Body Mass Index (sprich: wiegen und Körperhöhe messen), die Waist-to-Hip-Ratio (sprich: Taillenumfang und Hüftumfang messen) und am besten auch noch eine Körperfettmessung (siehe Tabelle »Diagnostische Methoden bei Vorsorgeuntersuchungen«, S. 167) Bestandteile der körperlichen Untersuchung sein.

Zunehmende Bedeutung für die Prävention besitzen *Labortests*. Durch eine einzige Blutentnahme können heutzutage Hunderte von Werten bestimmt werden, die auch als Risikofaktoren für Erkrankungen bedeutsam sind. Nüchternblutzucker und Cholesterin mit seinen Unterfraktionen LDL (»böses« Cholesterin) und HDL (»gutes« Cholesterin) sind die bekanntesten dieser Werte.

Welcher *Blutzuckerwert* im nüchternen Zustand (ab 23 Uhr am Vorabend nichts mehr gegessen) noch als normal anzusehen ist, darüber streiten sich die Gelehrten. In jedem Fall wird diese Grenze beinahe jährlich nach unten korrigiert. Merken sollte man sich den Wert »100« (Einheit: Milligramm/Deziliter). Wer darunter liegt, ist sicher. Wer darüber liegt, hat vielleicht ein metabolisches Syndrom oder gar schon einen Diabetes und muss weiter untersucht werden.

Auch beim *Cholesterin* geht man mit dem Idealwert immer weiter herunter. Sinnvoll ist hier eine Grenze von 200 Milligramm/Deziliter für das Gesamtcholesterin. Der LDL-Wert sollte unter 130 Milligramm/Deziliter liegen, idealerweise unter 100 Milligramm/Deziliter (für Diabetiker und Menschen nach Herzinfarkt ist dieser Wert Pflicht und kann meist nur mit einem Statin herbeigeführt werden). Ein hoher HDL-Wert gilt hingegen als Langlebigkeitsfaktor. So liegt der HDL-Wert bei 100-Jährigen so häufig über 70 Milligramm/Deziliter, dass man hier nicht mehr von einem Zufall reden kann. Kritisch zu sehen ist ein HDL-Wert von unter 35 Milligramm/Deziliter.

Die Tabelle auf den folgenden Seiten gibt eine Übersicht über die wichtigsten, für die Prävention relevanten Laborwerte. Normalwerte sind bewusst nicht angegeben, da sie von der verwendeten Analysemethode abhängig sind und daher von Labor zu Labor schwanken können.

Für die Prävention relevante Laborwerte

Organsystem	Laborwert* (in Klammern die übliche Abkürzung)	Bedeutung
allgemein	Blutsenkungsgeschwindigkeit (BSG)	grober Suchtest für Entzündungen und Krebserkrankungen
Blutbild	Hämoglobin (Hb)	roter Blutfarbstoff, kann Hinweis auf eine Blutarmut geben
	Hämatokrit (Hkt)	gibt an, wie »dick« das Blut ist, kann Hinweis auf eine Blutarmut geben
	Erythrozyten (Ery)	Zahl der roten Blutkörperchen, kann Hinweis auf die Art einer Blutarmut geben
	mittleres corpuskuläres Volumen (MCV)	Größe der roten Blutkörperchen, kann Hinweis auf die Art einer Blutarmut geben

* Falls nicht anders angegeben, handelt es sich um Blutwerte.

Organsystem	Laborwert* (in Klammern die übliche Abkürzung)	Bedeutung
	mittleres corpuskuläres Hämoglobin (MCH)	Hämoglobingehalt der roten Blutkörperchen, kann Hinweis auf die Art einer Blutarmut geben
	Leukozyten (Leuco)	Zahl der weißen Blutkörperchen, erhöht bei Entzündungen und Leukämie, erniedrigt bei Knochenmarksschädigungen
	Thrombozyten (Thrombo)	Zahl der Blutplättchen, für den Verschluss von Wunden erforderlich
Blutgerinnung	partielle Thromboplastinzeit (PTT)	gibt Aufschluss über die Gerinnbarkeit des Blutes
	Plasmathrombinzeit (TZ)	gibt Aufschluss über die Gerinnbarkeit des Blutes
	Quickwert	gibt Aufschluss über die Gerinnbarkeit des Blutes
	Fibrinogen	gibt Aufschluss über die Gerinnbarkeit des Blutes
Mineralstoffe im Blut	Natrium (Na)	wichtig für ausgeglichenen Wasserhaushalt und normalen Blutdruck
	Kalium (K)	wichtig für normale Muskel- und Herzfunktion
	Chlorid (Cl)	wichtig für ausgeglichenen Wasserhaushalt

Organ- system	Laborwert* (in Klammern die übliche Abkürzung)	Bedeutung
	Magnesium (Mg)	wichtig für normale Muskel- und Herzfunktion
Eiweiße im Blut	Albumin	wichtiges Transporteiweiß, wird in der Leber produziert, gibt Aufschluss über die Leberfunktion
	Proteinelektrophorese	Aufschlüsselung der Proteine im Blut
Leberwerte	Gamma-GT (GGT)	erhöht bei Leberschädigung (vor allem alkoholbedingt) sowie bei Gallenwegserkrankungen
	Glutamat-Oxalacetat-Transaminase (GOT)	erhöht bei Lebererkrankungen
	Glutamat-Pyruvat-Transaminase (GPT)	erhöht bei Lebererkrankungen
	alkalische Phosphatase (AP)	erhöht bei Leber- und Gallenwegserkrankungen
Nierenwerte	Kreatinin (Krea)	*der* Nierenwert, erhöht bei Nierenfunktionsstörungen
	Harnstoff (HS)	Nierenwert, erhöht bei Nierenfunktionsstörungen
Harnsäure-stoffwechsel	Harnsäure	bei erhöhtem Wert besteht Gefahr von Gicht
Herz	Kreatinkinase (CK)	erhöht bei akutem Herzinfarkt, aber auch bei Muskelerkrankungen

Organ-system	Laborwert* (in Klammern die übliche Abkürzung)	Bedeutung
	Lactatdehydrogenase (LDH)	erhöht bei akutem Herzinfarkt, aber auch bei Erkrankungen des Blutes und bei bestimmten Krebsarten
Zuckerstoffwechsel	Glukose (nüchtern)	Blutzuckerwert, erhöht bei Diabetes
	HbA_{1c}	Blutzuckergedächtnis, erhöht bei schlecht eingestelltem Diabetes
	Insulin (nüchtern)	erhöht beim metabolischen Syndrom
	C-Peptid (nüchtern)	erhöht beim metabolischen Syndrom
Fettstoffwechsel/ Risikofaktoren für Arteriosklerose	Gesamtcholesterin (Chol)	erhöht bei Fehlernährung, Bewegungsmangel, genetischer Veranlagung
	LDL-Cholesterin	erhöht bei Fehlernährung, Bewegungsmangel, genetischer Veranlagung
	HDL-Cholesterin	erniedrigt bei Fehlernährung, Bewegungsmangel, genetischer Veranlagung, hoher Wert wirkt schützend

Organsystem	Laborwert* (in Klammern die übliche Abkürzung)	Bedeutung
	Triglyzeride	erhöht beim metabolischen Syndrom und bei Diabetes
	Lipoprotein(a) (Lp(a))	weitgehend unbeeinflussbarer Risikofaktor für Herzinfarkt und Schlaganfall
	Homozystein	Risikofaktor für Herzinfarkt und Schlaganfall, durch B-Vitamine absenkbar
	hochsensitives C-reaktives Protein (hsCRP)	Entzündungsmarker und Risikofaktor für Herzinfarkt und Schlaganfall
Eisenstoffwechsel	Eisen (Fe)	erniedrigt bei bestimmten Arten von Blutarmut, z.B. durch chronische Blutungen, erhöht bei bestimmten angeborenen Erkrankungen des Eisenstoffwechsels
	Ferritin	siehe unter »Eisen«
Tumormarker	Alpha-Fetoprotein (AFP)	erhöhter Wert kann auf Leberkrebs hinweisen
	Carcinoembryonales Antigen (CEA)	erhöhter Wert kann auf Tumoren im Bauchraum, z. B. Darmkrebs, hinweisen

Organ-system	Laborwert* (in Klammern die übliche Abkürzung)	Bedeutung
	CA19-9	erhöhter Wert kann auf Bauchspeicheldrüsenkrebs hinweisen
	CA12-5	erhöhter Wert kann auf Eierstockkrebs hinweisen
	CA15-3	erhöhter Wert kann auf Brustdrüsenkrebs hinweisen
	Prostata-spezifisches Antigen (PSA)	erhöhter Wert zwingt zur Abklärung der Prostata
Knochenstoffwechsel	Kalzium (Ca)	wichtigstes Knochenmineral, erniedrigter und erhöhter Wert können auf Erkrankungen der Nebenschilddrüse hinweisen
	anorganisches Phosphat	erniedrigter Wert kann auf Erkrankung der Nebenschilddrüse hinweisen
	25-OH-Vitamin D	gibt Aufschluss über die Vitamin-D-Versorgung des Körpers
	Parathormon (PTH)	Hormon der Nebenschilddrüse, erhöht bei Überfunktion oder auch bei Vitamin-D-Mangel, erniedrigt bei Unterfunktion der Nebenschilddrüse

Organ-system	Laborwert* (in Klammern die übliche Abkürzung)	Bedeutung
	Crosslinks (im Urin)	geben Aufschluss über erhöhten Knochenabbau bei Osteoporose
	knochenspezifische alkalische Phosphatase (knochenspezifische AP)	gibt Aufschluss über Knochenneubildung
	Osteocalcin	gibt Aufschluss über Knochenneubildung
Schilddrüse	Thyreoidea-stimulierendes Hormon (TSH)	wichtigster Schilddrüsenwert, erniedrigt bei Überfunktion der Schilddrüse, erhöht bei Unterfunktion
	freies Thyroxin (fT4)	Schilddrüsenhormon, erhöht bei Schilddrüsenüberfunktion, erniedrigt bei Unterfunktion
	freies Trijodthyronin (fT3)	Schilddrüsenhormon, erhöht bei Schilddrüsenüberfunktion, erniedrigt bei Unterfunktion
Nebenniere/ Stress-system	Adrenocorticotropes Hormon (ACTH)	wichtigstes Steuerhormon der Nebenniere, wird in der Hirnanhangsdrüse (Hypophyse) gebildet
	Kortisol	Stresshormon, wird in der Nebenniere gebildet

Organ-system	Laborwert* (in Klammern die übliche Abkürzung)	Bedeutung
	Dehydroepiandrosteron-Sulfat (DHEAS)	Antistresshormon, wird in der Nebenniere gebildet
Keimdrüsen (Eierstock und Hoden)	luteinisierendes Hormon (LH)	Hypophysenhormon, das die Östrogen- und Testosteronproduktion in den Eierstöcken bzw. Hoden steuert
	follikelstimulierendes Hormon (FSH)	Hypophysenhormon, das die Eizell- und Samenzellreifung in den Eierstöcken bzw. Hoden steuert
	17β-Östradiol	wichtigstes Östrogen der Frau, kommt auch beim Mann vor
	Testosteron	wichtigstes Androgen des Mannes, kommt auch bei der Frau vor
	Sexhormon-bindendes Globulin (SHBG)	Transportprotein für Sexualhormone
Milchproduktion	Prolaktin	milchbildendes Hormon aus der Hypophyse, normalerweise erhöht in der Stillzeit, Erhöhung außerhalb der Stillzeit kann auf Hypophysentumor beruhen, dies muss abgeklärt werden

Organsystem	Laborwert* (in Klammern die übliche Abkürzung)	Bedeutung
Wachstum	Wachstumshomon (HGH = Human Growth Hormone)	Hypophysenhormon, wichtig für das Wachstum des Körpers in Kindheit und Jugend, nach Abschluss des Längenwachstums wichtig für Erhalt von Muskel- und Knochenmasse
	Insulin-like Growth Factor-1 (IGF-1)	vermittelt zahlreiche Effekte des Wachstumshormons
Urinstatus	Urinstatus (Streifentest)	gibt Aufschluss über Nieren- und Harnwegserkrankungen

Genetische Untersuchungen

Eine besondere Art von Labortests sind die *genetischen Untersuchungen*. Auch sie erfordern zwar nur eine simple Blutentnahme, können dann aber Auskunft über Teile des individuellen Bauplans geben. Für manche Menschen ist das ein Alptraum. Sie befürchten, etwas über sich zu erfahren, was sie lieber nicht wissen möchten. Oder sie glauben, dass mit den so erhaltenen Daten Missbrauch betrieben werden könnte. Nicht zu Unrecht wird vermutet, dass Kranken- und Lebensversicherungen an solchen genetischen Daten Interesse haben könnten. Wieder andere verwechseln Gendiagnostik mit Genmanipulation und fühlen sich in ihrer genetischen Integrität bedroht. Auf der anderen Seite gibt es eine wachsende Zahl von Menschen, die genetische Tests als eine große Chance begreifen. Eine Chance, mehr über sich zu wissen, seine genetische Achillesferse zu kennen und Prävention auf diese Weise noch besser gestalten zu können. Und wieder stellt sich die Frage: Wer hat recht?

Um diese Frage beantworten zu können, müssen wir erst einmal verstehen, was die Genetik heutzutage überhaupt kann. Die aktuellen Möglichkeiten der Genetik werden gerne überschätzt, woran gewisse Science-Fiction-Thriller nicht ganz unschuldig sind (schon in naher Zukunft mag das allerdings anders aussehen, weswegen diese Bücher und Filme durchaus ihre Berechtigung haben).

Die aktuellen Möglichkeiten der Genetik werden gerne überschätzt. Das kann sich in Zukunft jedoch ändern.

Die großen Erfolge der genetischen Diagnostik haben sich bisher auf dem Gebiet *monogenetischer* Erkrankungen abgespielt. Das sind seltene Erkrankungen, bei denen eine *einzige* Veränderung in einem *einzigen* Gen *sicher* dazu führt, dass der Träger des Gens krank wird. Beispiele sind die Mukoviszidose oder die Muskeldystrophie Duchenne. Ein Gentest hilft in diesen Fällen, die Diagnose frühzeitig zu stellen und entsprechende therapeutische Maßnahmen einzuleiten. Außerdem haben Gentests für monogenetische Erkrankungen einen hohen Stellenwert bei der Pränataldiagnostik. Embryonen, die das entsprechende Krankheitsgen tragen, dürfen nach strengen gesetzlichen Vorgaben abgetrieben werden. Ob das auch ethisch legitim ist, kann hier nicht diskutiert werden, da es den Umfang dieses Buches vervielfachen würde.

Die häufigen, für die Prävention wichtigen »Zivilisationskrankheiten« wie Herzinfarkt und Krebserkrankungen sind nicht monogen, sondern *polygen*. Das bedeutet: Mehrere Gene sind an der Krankheitsentstehung beteiligt, und zwar jedes davon nur ein bisschen. Zudem hat die Lebensweise ein wichtiges Wort mitzureden (was bei den monogenen Erkrankungen nicht der Fall ist). Nehmen wir das Beispiel Herzinfarkt. Es gibt nicht *das* Herzinfarktgen. Es gibt bestimmte Polymorphismen in mindestens 20 Genen, die das Herzinfarktrisiko jeweils um 0,5 bis zwei Prozent steigern. Und das genau ist die Crux. Oft genug kommt es nämlich vor, dass im Rahmen von falsch verstandenen Vorsorgeuntersuchungen nur ein oder zwei dieser Gene untersucht werden. »Wir ermitteln Ihr Herzinfarktrisiko«, heißt es dann großspurig von Seiten der Anbieter. In Wirklichkeit vermitteln solche Untersuchungen eine Pseudosicherheit, da nur ein Bruchteil der relevanten Gene und damit auch nur ein Bruchteil des persönlichen Risikos ermittelt wird. Stellen Sie sich vor, bei Ihnen wird in zwei »Herzinfarktgenen« ein Polymorphismus ermittelt, der das Herzinfarktrisiko erhöht. Obwohl das Risiko, eine zum Herzinfarkt führende Arteriosklerose zu entwickeln, allerhöchstens um vier Prozent erhöht ist, fühlen sie sich von diesem Moment an als genetisch stigmatisierter »Risikopatient«. Stellen Sie sich auf der anderen Seite vor, bei Ihnen findet man in den gleichen beiden Genen eine günstige (»gesunde«) Konstellation. Von nun an fühlen Sie sich sicher und werfen alle Präventionsregeln über Bord. Auch das wäre ein fataler Fehler, denn die vier Prozent Risikominderung sind nichts im Vergleich zu den Risiken, die aus den nicht untersuchten Genen und vor allem aus einer falschen Lebensweise erwachsen. Die Konsequenz: Genetische Untersuchungen sollten nur durchgeführt werden, wenn gewährleistet ist, dass alle wesentlichen bekannten Risikogene für eine Erkrankung analysiert werden und nicht nur ein paar willkürlich herausgegriffene. Das gilt für Herzinfarkt genauso wie für Brustkrebs, Osteoporose und Thrombose, um gleich die wesentlichen Einsatzgebiete der Genetik in der Prävention zu nennen.

Wichtig ist weiterhin, nur solche genetischen Untersuchungen durchzuführen, aus denen sich auch eine Konsequenz ergibt. Da wir heute der Alzheimer-Krankheit nicht sehr effizient vorbeugen können, hat es keinen Sinn, ein erhöhtes genetisches Risiko für diese Erkrankung zu ermitteln. Das führt nur zu tiefer Verunsicherung und Frustration. Sinn hat es bei den oben genannten Erkrankungen: Wer genetisch bedingt ein erhöhtes Herzinfarktrisiko hat, wird seine Lebensstiloptimierung konsequenter gestalten. Bei erhöhtem Osteoporoserisiko würde man früher eine Knochendichtemessung und daraus resultierend vielleicht auch eine Therapie durchführen. Ein erhöhtes genetisches Brustkrebsrisiko lässt einen von einer Östrogentherapie nach den Wechseljahren Abstand nehmen. Das Gleiche ist bei einem erhöhten Thromboserisiko der Fall.

Wo stehen wir also heute mit der präventiven genetischen Diagnostik? Immer noch am Beginn, lautet die Antwort, obwohl sich das Gebiet rasend schnell entwickelt. Immer noch kennen wir nicht alle krankheitsrelevanten Gene. Von der Ermittlung des Thromboserisikos abgesehen spielt die genetische Diagnostik in der Prävention daher noch eine Nebenrolle. Sie hat jedoch berechtigte Ambitionen auf eine Hauptrolle. Richtig angewandt, kann die genetische Diagnostik heute schon wertvolle Zusatzinformationen liefern. Sie kann dazu führen, dass man seinen Körper noch besser kennenlernt und daher noch besser auf ihn aufpasst. Versicherungen haben übrigens kein Recht, die Daten genetischer Untersuchungen abzufordern. Eine schriftliche Zusicherung der absoluten Vertraulichkeit sollte dennoch Teil einer jeden genetischen Untersuchung sein.

Apparative Diagnostik bei Vorsorgeuntersuchungen

Aber natürlich beschränken sich Vorsorgeuntersuchungen nicht nur auf Laborwerte. Erst durch eine schonende *apparative Diagnostik* ergibt sich ein komplettes Bild des Ist-Zustandes, der gehalten oder gar verbessert werden soll. Die Tabelle auf den Seiten 167–170 gibt eine Übersicht über die Methoden, die hierbei eingesetzt werden.

Näher eingehen möchte ich auf die Ganzkörper-Magnetresonanztomografie (MRT), weil sie die Prävention in den letzten Jahren geradezu revolutioniert hat. Bei der MRT, im Volksmund auch Kernspintomografie genannt, werden starke, aber vollkommen ungefährliche Magnetfelder angelegt. Diese führen zu einer bestimmten Ausrichtung der Wassermoleküle im Körper. Ein leistungsfähiger Rechner übersetzt das in aussagekräftige Bilder aus dem Körper, die inzwischen auch dreidimensional darstellbar sind.

Noch vor wenigen Jahren war es technisch unmöglich, den ganzen Körper in einer vertretbaren Zeit mittels MRT zu untersuchen. Die rasante Entwicklung der Technologie auf diesem Gebiet ermöglicht es aber heute, innerhalb von einer Stunde den Körper von Kopf bis Fuß, vom Gehirn über die Blutgefäße bis zu den inneren Organen strahlenfrei (!) zu untersuchen und Bilder von großer Brillanz und Aussagekraft zu erhalten. Gefährliche Gefäßaussackungen im Kopf (sogenannte Aneurysmen), Tumoren und ateriosklerotische Gefäßprozesse können so frühzeitig erkannt und behandelt werden. Viele Menschen verdanken dieser Technologie inzwischen ihr Leben und ihre Gesundheit, eben weil zum Beispiel ein vollkommen symptomloser Nierenkrebs bei ihnen entdeckt und umgehend entfernt wurde oder weil das kurz vor dem Platzen stehende Hirnarterien-Aneurysma noch rechtzeitig erkannt und operiert werden konnte. Auch diejenigen, bei denen man mit Hilfe dieser Methode nichts findet, profitieren davon. Nach einer solchen Komplettuntersuchung ist die Freude darüber, dass der Doktor nichts gefunden hat, tatsächlich berechtigt. Und die eindrucksvolle Drei-D-Reise durch den eigenen Körper führt bei vielen Menschen wiederum dazu, ihn noch mehr zu achten und zu pflegen.

Da es »100 Prozent« in der Medizin so wenig gibt wie im Leben, gibt es natürlich auch bei der Ganzkörper-MRT einige wenige Einschränkungen. So verbietet sich die Untersuchung bei Menschen mit Metall im Körper (z.B. Herzschrittmacher). Platzangst kann ein Problem sein, das jedoch bei den kürzer und weiter werdenden MRT-Röhren immer seltener auftritt. Und ähnlich wie bei der Genetik gibt es auch hier Menschen, die eine gewisse Scheu haben, so viel über ihren Körper zu erfahren, die »das alles gar nicht wissen wollen«. Auch diese Einstellung ist selbstverständlich zu respektieren, mit optimaler Prävention aber nur eingeschränkt zu vereinbaren.

Diagnostische Methoden bei Vorsorgeuntersuchungen

Untersuchung	Ausführung	Bedeutung
Körperkompositionsanalyse	schmerzlose zweiminütige Untersuchung auf einer speziellen Körperwaage	gibt Aufschluss über den Fettanteil des Körpers
Knochendichtemessung (Ultraschall)	schmerzlose fünfminütige Messung der Knochendichte am Fersenknochen	Osteoporose-Suchtest, bei krankhaftem Ergebnis muss die Dexa-Untersuchung durchgeführt werden

Untersuchung	Ausführung	Bedeutung
Knochendichtemessung (DEXA)	schmerzlose Röntgenuntersuchung (20 Min.) zur genauen Bestimmung der Knochendichte (Wirbelkörper, Oberschenkel, Unterarm)	gibt genaue Auskunft über das Ausmaß der Knochendichteminderung
Sonografie	strahlenfreie, ca. 20-minütige Ultraschalluntersuchung des Bauchraums, der Schilddrüse und der Halsarterien (Dopplersonografie)	sehr gute Darstellung der Bauchorgane (Leber, Gallenblase und Gallengänge, Bauchspeicheldrüse, Milz, Darm), der Schilddrüse, exzellent zur Früherkennung der Arteriosklerose an den Halsgefäßen
Echokardiografie	strahlenfreie Ultraschalluntersuchung des Herzens	erlaubt Aussagen über die Kontraktionskraft des Herzens und über etwaige Herzklappenfehler
MRT	strahlenfreie Untersuchung von Organen, inzwischen auch als Ganzkörper-MRT möglich (ca. 60 Min.)	brillante Bilder von Hirn, Herz und Gefäßsystem, Lungen und allen Bauchorganen

Untersuchung	Ausführung	Bedeutung
Ergometrie	Belastungs-EKG	EKG-Kurve unter Belastung gibt Aufschluss über Durchblutungsstörungen des Herzens
Spiroergometrie	Belastungs-EKG + Messung der Atemgase (über eine Maske)	gibt zusätzlich zum Belastungs-EKG Aufschluss über die Leistungsfähigkeit des Organismus, den idealen Trainingspuls und – bei zusätzlicher Laktatmessung – die sogenannte anaerobe Schwelle (siehe »2. Präventionsmodul«)
Koloskopie	Darmspiegelung nach vorheriger Darmspülung durch Trinken einer Spezialflüssigkeit, die Untersuchung erfolgt heute meist in flacher Narkose und wird dadurch nicht mehr als unangenehm empfunden	Polypen werden erkannt und abgetragen, ehe sie zu Krebs werden
Audiometrie	Hörtest	Früherkennung von Schwerhörigkeit

Untersuchung	Ausführung	Bedeutung
präventive augenärztliche Untersuchung	sollte Augendruckmessung und Spiegelung des Augenhintergrundes mit einschließen, ggf. mit digitaler Analyse der Augenhintergrundgefäße	Früherkennung von grauem und grünem Star sowie der gefürchteten Makuladegeneration; die digitale Analyse der Augenhintergrundgefäße ist ein sehr gutes Frühwarnsystem für Herzinfarkt und Schlaganfall
präventive gynäkologische Untersuchung	sollte vaginale Ultraschalluntersuchung und zweijährliche Mammografien mit einschließen, bei unklaren Ergebnissen sollte auch eine Mammasonografie und ein Mamma-MRT zur Verfügung stehen	Ausschluss von gynäkologischen Tumoren und von Brustkrebs
präventive urologische Untersuchung	sollte eine transrektale Prostatasonografie beinhalten, bei Erektionsstörungen sollte auch eine Dopplersonografie des Penis erfolgen	gibt Auskunft über Prostataerkrankungen (Vergrößerung, Krebs) bzw. über die Ursachen einer erektilen Dysfunktion
Präventive dermatologische Untersuchung	sollte die Möglichkeit einer Videodermatoskopie beinhalten	suspekte Pigmentflecken können so besser dargestellt werden

Welche Krankheiten können durch Vorsorgeuntersuchungen verhindert oder frühzeitig erkannt werden?

Vorsorgeuntersuchungen bringen nur dann etwas, wenn sie zur Krankheitsvermeidung beitragen. Für die Praxis bedeutet das: Nicht alle Krankheiten eignen sich gleich gut für Vorsorgeprogramme. Gut geeignet sind allgemein gesagt Erkrankungen, die häufig vorkommen und im Frühstadium gut zu therapieren sind. Die folgenden Krankheiten erfüllen diese Kriterien und werden daher eingehender besprochen.

- Arteriosklerose (zu Herzinfarkt und Schlaganfall führende Gefäßverkalkung)
- Diabetes mellitus (Zuckerkrankheit)
- Krebserkrankungen
- Osteoporose
- Hormonmangelzustände
- Augenerkrankungen (grauer und grüner Star, Makuladegeneration)

Selbstverständlich können auch seltenere Erkrankungen durch Vorsorgeuntersuchungen erkannt werden. Das Hirnarterien-Aneurysma und der Nierenkrebs sind solche Beispiele. Dies erfordert aber meist einen größeren technischen und damit auch finanziellen Aufwand, wie beispielsweise die oben besprochene Ganzkörper-MRT.

Arteriosklerose

Wie schon mehrfach angeklungen, ist die Arteriosklerose – eine zu Herzinfarkt und Schlaganfall führende Gefäßverkalkung –

das Paradebeispiel einer Erkrankung, bei der sich Prävention lohnt.

- Sie ist sehr häufig: Immer noch führt sie die Liste der häufigsten Todesursachen an, mehr als jeder Zweite stirbt an einem Herzinfarkt oder Schlaganfall.
- Sie ist durch Vorsorgeuntersuchungen einfach diagnostizierbar, und zwar sowohl die Risikofaktoren als auch das Frühstadium.
- Sie kann weitgehend verhindert werden: 74 Prozent aller schweren Herz-Kreislauf-Ereignisse wären bei optimalem Lebensstil vermeidbar!

Am Beispiel der Arteriosklerose sehen wir auch, dass wir nicht mit einer einzigen der oben beschriebenen Methoden auskommen. Erst die Kombination der verschiedenen diagnostischen Puzzleteile ergibt das Bild des individuellen Menschen und seines Risikos. So erfahren wir aus der Anamnese etwas über die Rauchgewohnheiten (hier meist überraschend ehrliche Antworten) und das familiäre Risiko. Männer berichten häufig über Erektionsstörungen als dem ersten Symptom einer Arteriosklerose (die Blutversorgung des Penis reagiert besonders empfindlich). Gelegentlich werden auch schon erste Symptome einer Minderdurchblutung des Herzmuskels berichtet (zum Beispiel Angina pectoris = Engegefühl in der Brust). Bei der körperlichen Untersuchung mögen dem Arzt ein erhöhter Blutdruck auffallen oder Strömungsgeräusche über den Halsschlagadern, die auf eine Verengung hindeuten.

Zur erweiterten körperlichen Untersuchung gehört übrigens auch die beim Zahnarzt. Chronische Zahnfleischentzündungen werden nämlich heute längst nicht mehr als rein lokales Problem gesehen. Die Hinweise mehren sich, dass in diesen Entzündungsherden auch Stoffe gebildet werden, die das Gefäßsystem angreifen und zur Entstehung von Arteriosklerose beitragen können.

Auch das Labor ist eine wahre Fundgrube für Arterioskleroserisikofaktoren. Mittlerweile gibt es so viele Parameter, dass unlängst eine Konferenz mit dem provokanten Titel »Brauchen wir neue Risikofaktoren?« stattfand. In jedem Fall sollten aber in diesem Zusammenhang das Cholesterin, LDL, HDL, Triglyzeride, Lipoprotein(a), Nüchternblutzucker, Homozystein und hochsensitives CRP bestimmt werden. Ein Belastungs-EKG gibt sodann Auskunft über den Zustand der Herzkranzgefäße, die den Herzmuskel mit Blut versorgen. Bei Minderdurchblutung unter Belastung kommt es nämlich zu charakteristischen Veränderungen der EKG-Kurve. Der Zustand der Blutgefäße, die das Gehirn versorgen, lässt sich am besten durch eine Dopplersonografie der Halsarterien erfassen. Auf diese Weise können schon winzige Plaques (Cholesterinablagerungen in der Gefäßwand) erkannt werden. All diese Untersuchungen sind einfach durchzuführen und nicht invasiv, das heißt, es ist kein körperlicher Eingriff notwendig. Erst wenn aufgrund dieser Untersuchungen zum Beispiel der Verdacht auf eine fortgeschrittene Gefäßverengung besteht, ist zum Beispiel eine Herzkatheteruntersuchung angezeigt (die sowohl invasiv als auch mit radioaktiver Bestrahlung verbunden ist). In allen anderen Fällen kann man allein durch eine auf den individuellen Zustand der Gefäße abgestimmte Veränderung des Lebensstils (siehe »Mit Genuss gesund«) und gegebenenfalls durch medikamentöse Therapie (siehe »Medikamente zur Vorbeugung«) sehr effektiv vorbeugen.

Diabetes mellitus (Zuckerkrankheit)

Die Zahlen sind alarmierend: Seit 1960 hat sich die Zahl der in Deutschland lebenden Diabetiker von 0,6 Prozent der Bevölkerung auf acht Prozent verdreizehnfacht! Wohlgemerkt: Wir sprechen hier vom Diabetes-mellitus-Typ II, den man früher auch Altersdiabetes nannte. Dieser Name taugt aber längst nicht mehr, denn die zweite bedenkliche Tendenz ist das immer frühere Auftreten dieser Erkrankung. Schon gibt es die ersten Kinder mit »Altersdiabetes«. Der Grund dafür ist schlicht und einfach die Zunahme des durchschnittlichen Body Mass Index, die sich wiederum auf ein zunehmendes Missverhältnis von Kalorienzufuhr und Bewegung gründet. Über das Vorstadium des metabolischen Syndroms kommt es schließlich zur Zuckerkrankheit (krankhaft erhöhter Blutzuckerspiegel), die nicht nur ein Risikofaktor für Herzinfarkt und Schlaganfall, sondern auch selbst eine behandlungsbedürftige Krankheit ist. Entgleist der Zucker vollständig, kann die Krankheit sogar akut lebensbedrohlich werden. Ansonsten äußert sie sich in Spätschäden an vielen Organen, vor allen den Augen (Blindheit), den Nieren (chronisches Nierenversagen mit Dialysepflichtigkeit), der Nerven (Taubheitsgefühle) und der Haut (schlecht heilende offene Stellen, die im Extremfall zur Amputation zwingen). Ein erhöhter Blutzuckerwert ist also keineswegs ein »laborkosmetisches« Problem, als das er bislang vielfach noch angesehen wird.

Es gibt aber auch eine gute Nachricht: Wie wir schon im Kapitel »Mit Genuss gesund« gesehen haben, ist das metabolische Syndrom durch eine Veränderung des Lebensstils sehr gut zu beeinflussen, womit ein Diabetes vollständig verhindert werden kann. Vorsorgeuntersuchungen sollten sich also darauf konzentrieren, bereits das metabolische Syndrom zu erfassen.

Das gelingt durch Messung der Waist-to-hip-Ratio (Verhältnis von Taillen- zu Hüftumfang), des Blutdrucks, des Blutzuckerspiegels (nüchtern), des HbA_{1c}-Wertes (»Blutzuckergedächtnis« über die vorangegangenen drei Monate), des Insulinwertes (nüchtern), des C-Peptid-Wertes (nüchtern, Abbauprodukt des Insulins) und der Blutfettwerte (Cholesterin, Triglyzeride, nüchtern). Der Goldstandard zur Erkennung einer drohenden Zuckerkrankheit bleibt der orale Glukosetoleranztest: Der Blutzuckerwert wird nüchtern und zwei Stunden nach dem Trinken einer Glukoselösung bestimmt. Dieser Test ist für Routineuntersuchungen allerdings etwas zu umständlich und bleibt daher wissenschaftlichen Fragestellungen vorbehalten (oder den Menschen, die es genau wissen wollen).

Krebserkrankungen

Krebs ist der zweitgrößte Killer unter allen Erkrankungen. Was sein Angst einflößendes Potenzial angeht, steht er aber ganz sicher auf Platz eins. Auch heute sind wir noch sehr weit davon entfernt, fortgeschrittene Krebserkrankungen heilen zu können. Wir befinden uns immer noch in einem Stadium, in dem bei bestimmten Krebserkrankungen die Verlängerung des Lebens um drei bis vier Monate durch ein neues Chemotherapie-Protokoll als großer Erfolg gewertet wird.

Bei der Prävention und Früherkennung sieht es da schon ganz anders aus. Ein Krebs im Frühstadium, der noch nicht in benachbarte Organe eingewachsen ist und der noch keine Metastasen gebildet hat, ist mit einer fortgeschrittenen Krebserkrankung nicht vergleichbar und sollte eigentlich auch nicht diesen Namen tragen. Denn er ist heilbar. Deshalb ist auch die Angst unbegründet, die viele Menschen von Vorsorgeuntersuchungen abhält (»da geh ich nicht hin, nachher findet der noch etwas Schlimmes«). Diese Vorsorgeuntersuchungen können Tumoren in eben diesen heilbaren Frühstadien aufdecken und dazu führen, sie für immer loszuwerden.

Ein gutes Beispiel dafür ist *Darmkrebs*, der zweithäufigste Krebs des Mannes und der dritthäufigste Krebs der Frau: Das Lebenszeitrisiko (das Risiko, im Laufe des Lebens daran zu erkranken) beträgt bei beiden Geschlechtern sechs Prozent. Darmkrebs entsteht fast immer aus zunächst harmlosen Wucherungen der Darmschleimhaut, den sogenannten Polypen. Diese können durch eine Darmspiegelung nicht nur entdeckt, sondern auch gleich mit entfernt werden. Aus diesen entfernten Polypen kann dann nie mehr Krebs entstehen. Ließe man sie dagegen im Darm, würden sie sich mit großer Sicherheit irgendwann zu Krebsgeschwulsten entwickeln. Die präventive Darmspiegelung ist daher eine der ganz großen Erfolgsgeschichten der letzten Jahre, was selbst die Krankenkassen veranlasst hat, sie ab 55 Jahren in ihren Leistungskatalog aufzunehmen. Die früher übliche Untersuchung des Stuhls auf verborgenes Blut mit einer Trefferquote von unter 50 Prozent ist angesichts dieses Erfolgs heute ganz eindeutig als zweite oder gar dritte Wahl anzusehen. Denn für Menschen mit einer Abneigung gegenüber der Darmspiegelung (die angesichts der heutigen schonenden Untersuchungs- und Narkosetechniken eher auf falschen Vorstellungen denn auf richtigen Informationen beruht) gibt es noch die Möglichkeit der »virtuellen« Darmspiegelung. Hier wird der Darm mit Hilfe der Magnetresonanztechnologie von außen untersucht und dann durch den Computer rekonstruiert. Diese Methode hat eine Trefferquote von 80 bis 90 Prozent bei größeren Polypen (echte Darmspiegelung: fast 100 Prozent). Falls etwas gefunden wird, muss dann natürlich trotzdem eine echte Darmspiegelung durchgeführt werden. Eine virtuelle Darmspiegelung lohnt sich immer dann, wenn ohnehin eine Ganzkörper-MRT durchgeführt werden soll. Dann wird der Darm ganz einfach und bequem mit untersucht.

Auch *Hautkrebs* entwickelt sich nicht aus heiterem Himmel (wobei er das, wenn man den Einfluss der Sonne bedenkt, natürlich schon tut). Bräunungswahn und Abbau der Ozonschicht lassen hier die Zahlen in die Höhe schnellen. Das gilt leider auch für das maligne Melanom, den sehr bösartigen schwarzen Hautkrebs. Bei Pigmentflecken gilt daher die Devise »When in doubt take it out« (»im Zweifel raus damit«), wobei man natürlich nicht selbst derjenige sein sollte, der Zweifel an der Gutartigkeit einer Hautveränderung anmeldet, sondern der Hausarzt oder besser noch der Dermatologe.

Bei Darm- und Hautkrebs haben Vorsorgeuntersuchungen großen Erfolg.

Das Lebenszeitrisiko eines Rauchers, an *Lungenkrebs* zu erkranken, liegt bei knapp 20 Prozent. Aufgrund der Aggressivität dieser Krebsart haben Vorsorgeuntersuchungen hier nicht den durchschlagenden Erfolg wie beim Darm- oder Hautkrebs. Dennoch können einige Raucher vor dieser Erkrankung bewahrt werden, indem sie ihre Lunge regelmäßig untersuchen lassen. Wird der Krebs in einem sehr frühen Stadium entdeckt, kann man in einigen Fällen auch diese gefährliche Krankheit heilen. Lange Zeit hat man dazu jährliche Röntgenbilder der Lunge empfohlen. Besser sind computertomografische Untersuchungen, aber die sind wieder mit einer deutlich höheren Strahlenbelastung verbunden. Das beste Verhältnis zwischen Aussagekraft und Untersuchungsrisiko hat daher auch bei der Lunge die strahlenfreie Magnetresonanztomografie.

Die Angst vor *Brustkrebs* gehört zu den gesundheitlichen Grundängsten fast einer jeden Frau, zumal es sich um den häufigsten weiblichen Tumor handelt (Lebenszeitrisiko über zehn Prozent). Wie wir heute ganz eindeutig wissen, kann auch bei dieser Krebsart durch Früherkennung viel Unheil verhindert werden. Immer noch ist die Mammografie hierfür die Standardmethode. Diese Untersuchung ist zwar nicht sehr angenehm und auch noch mit Röntgenstrahlen verbunden, ihre Aussagekraft liegt aber ausnahmsweise einmal höher als die der MRT. Die Mammografie gehört zu den ganz wenigen mit radioaktiven Strahlen verbundenen Methoden, die in der Prävention angewandt werden dürfen. Allgemein wird die Mammografie ab dem 50. Lebensjahr alle zwei Jahre empfohlen (und wird, wie es aussieht, in Zukunft auch von den Krankenkassen übernommen werden). Frauen mit einem höheren Brustkrebsrisiko (Verwandte ersten Grades, die an Brustkrebs erkrankt sind) sollten schon ab dem 40. Lebensjahr regelmäßig mammografiert werden. Ergänzend können dann auch Mammasonografie und Mamma-MRT zum Einsatz kommen.

Noch häufiger als der Brustkrebs bei Frauen ist der *Prostatakrebs* bei Männern. Im Prinzip bekommt jeder Mann irgendwann ein Prostatakarzinom, wenn er nur alt genug wird. Ein tröstlicher Aspekt ist allerdings, dass diese Krebsart nach dem 80. Lebensjahr sehr, sehr langsam wächst und somit wenig Schaden anrichtet. Früherkennungsmaßnahmen konzentrieren sich daher auf den im mittleren Alter (45 bis 75 Jahre) auftretenden aggressiveren Prostatakrebs. Zentrale Bedeutung hat dabei die Bestimmung des PSA-Wertes (Prostata-spezifisches Antigen), ein erhöhter Wert zwingt zu einer weiteren urologischen Abklärung. In den letzten Jahren gab es über den Sinn der PSA-Bestimmung einige Diskussionen. Gegner argumentierten, dass häufig auch bei Gesunden ein erhöhter Wert gefunden werde und dies viele überflüssige Untersuchungen bis hin zur Prostatabiopsie nach sich ziehe. Die gesetzlichen Krankenkassen haben sich dieser Argumentation angeschlossen und übernehmen die Kosten für die PSA-Bestimmung nicht. Ich bin aber davon überzeugt, dass dies für den Einzelnen anders aussieht. Vor die Wahl gestellt, einen Prostatakrebs zu übersehen oder eventuell einige überflüssige Untersuchungen über sich ergehen zu lassen, würden sich die meisten wohl für Letzteres entscheiden.

Osteoporose

Vorurteil Nr. 1: Osteoporose ist Schicksal. Vorurteil Nr. 2: Osteoporose betrifft nur Frauen.

Auch wenn fast jedes Vorurteil einen wahren Kern besitzt, bleibt es doch ungenau und grob. Es ist richtig, dass die Dichte unserer Knochen zum Teil genetisch festgelegt ist. Für kaum ein anderes Organ können wir aber selbst so viel tun wie für die Knochen, wobei wir auch beim Knochenschutz viele alte Bekannte wiedertreffen: regelmäßige Bewegung, Rauchfreiheit, Beschränkung des Alkoholkonsums, dazu die Einnahme von Kalzium und Vitamin D (siehe »Brauchen wir Nahrungsergänzungsmittel?«). Manchmal ist der Knochen aber so ausgedünnt, dass eine echte medikamentöse Therapie notwendig werden kann, um spätere Knochenbrüche zu verhindern – und zwar bei beiden Geschlechtern, denn jeder fünfte Osteoporosepatient ist ein Mann. Um diese Entscheidung zu fällen, muss der Arzt einiges über den Knochen wissen. Durch Laboruntersuchungen kann er feststellen, ob der Knochenstoffwechsel im Gleichgewicht ist (Bestimmung von Kalzium, Vitamin D, Parathormon, alkalischer Phosphatase und Osteokalzin im Blut, Bestimmung der »Cross Links« im Urin). Die Messung der Knochendichte kann inzwischen auch strahlenfrei per Ultraschall durchgeführt werden, diese Untersuchungstechnik ist aber noch recht ungenau. Ergibt sich dabei der Verdacht auf eine Osteoporose, kann man auf die genauere, mit Strahlen behaftete Knochendichtemessung nicht verzichten.

Hormonmangelzustände

Warum soll man im Rahmen von Vorsorgeuntersuchungen routinemäßig Hormone bestimmen, wenn ein Hormonmangel Symptome verursacht, die den Patienten sowieso zum Arzt führen? Hormonstörungen sind zwar selten symptomlos, können sich aber auf so vielfältige Weise äußern, dass selbst mancher Arzt nicht daran denkt. Ein besonders prominentes Beispiel sind die extrem häufigen Schilddrüsenfunktionsstörungen (zehn Prozent der erwachsenen Bevölkerung). So kann eine Schilddrüsenunterfunktion sich als Depression oder Burnout-Syndrom bemerkbar machen. Bei anderen äußert sie sich nur in einem erhöhten Cholesterinwert. Auf der anderen Seite kann eine Schilddrüsenüberfunktion Herzrhythmusstörungen verursachen. Die Messung der Schilddrüsenwerte (mindestens TSH, möglichst aber auch fT4 und fT3) gehört daher zu jeder Vorsorgeuntersuchung, auch wenn die Krankenkassen das noch anders sehen.

Schwer zu deutende psychische Symptome können auch durch einen Mangel an Testosteron (bei Männern) oder an DHEA (bei beiden Geschlechtern) bedingt sein. Schon um hier

Ausgangswerte zu haben, sollten diese beiden Hormone Bestandteil einer Vorsorgeuntersuchung sein.

Ein vollständiger Hormonstatus muss hingegen nicht grundsätzlich, sondern nur bei bestimmten Fragestellungen durchgeführt werden. Eine Östrogenbestimmung ist beispielsweise bei jungen Frauen mit vollkommen normalem Zyklus überflüssig, bei Zyklusstörungen hingegen sinnvoll. Da die Materie aber insgesamt sehr komplex ist, sollte bei vermuteten Hormonstörungen immer ein Experte, also ein Endokrinologe zu Rate gezogen werden.

Augenerkrankungen

Die wichtigsten altersbedingten Augenerkrankungen beginnen schleichend, sind über viele Jahre symptomlos, können uns aber im Alter eines unserer wertvollsten Sinne berauben: unseres Augenlichts. Bei den drei wichtigsten dieser Erkrankungen kann die Früherkennung in unterschiedlichem Ausmaß Schlimmeres verhindern.

Der *graue Star*, auch Katarakt genannt, ist zwar weitgehend schicksalhaft, seine Entwicklung wird aber durch Rauchen, eine längerfristige Kortisontherapie, einen Diabetes oder zu intensive Sonnenbestrahlung beschleunigt. Es handelt sich beim grauen Star um eine Trübung der Augenlinse, die heute sehr gut operativ behandelt werden kann. Eine solche Operation (Einsetzen einer künstlichen Linse) sollte aber erfolgen, bevor sich das Gehirn an das nebelhafte Bild aus dem betroffenen Auge gewöhnt hat. Schon deswegen sind regelmäßige augenärztliche Untersuchungen fester Bestandteil einer optimalen Prävention.

Noch wichtiger sind diese Arztbesuche für die Erkennung des *grünen Stars* (Glaukom). Hierunter versteht man einen erhöhten Augeninnendruck, der den Sehnerv schädigen und so zur Erblindung führen kann. Ein erhöhter Augeninnendruck kann in den meisten Fällen mit Augentropfen gesenkt werden, manchmal ist aber auch eine drucksenkende Operation erforderlich.

Das stärkste Argument für präventive Besuche beim Augenarzt (und eben nicht beim Augenoptiker!) ist aber die *Makuladegeneration*, eine Erkrankung der Netzhaut, die ausgerechnet an der Stelle des schärfsten Sehens (der Makula) auftritt. Die Makuladegeneration ist die häufigste zum Sehverlust führende Erkrankung in Deutschland. Sie hat eine genetische Komponente, ist aber auch vom Lebensstil abhängig. Gesicherte Risikofaktoren sind Rauchen und UV-Licht. Ob die Zufuhr von sogenannten Augenvitaminen den Krankheitsverlauf wirklich verlangsamt, ist nicht geklärt. Aus Plausibilitätsgründen sollte man sie im Zweifel aber einnehmen, wenn Frühzeichen der Erkrankung erkennbar sind. Bessere Erfolge hat in den letzten Jahren eine frühzeitige Laserung der Degenerationsherde erbracht.

Damit beenden wir unsere Tour de Force durch die wichtigsten Vorsorgeuntersuchungen. Wie Sie sich vorstellen können, kann kein Mensch gleichzeitig an alle denken. Müssen wir aber auch nicht, wenn wir in *Maßnahmen* statt in *Erkrankungen* denken. Denn das Prinzip, mehrere Fliegen mit einer Klappe zu schlagen, gilt in der Prävention mehr als irgendwo sonst. Wie Sie es genau anwenden, erfahren Sie in Teil III dieses Buches.

Weitere Möglichkeiten der Prävention

Prävention durch Impfungen

Schutzimpfungen werden in der Prävention gerne vergessen. Das sollten sie aber nicht, denn sie gehören zum Besten, was die moderne Medizin überhaupt hervorgebracht hat. Medizinisch Halbgebildete pflegen gerne eine kritische Haltung gegenüber Impfungen einzunehmen. Das wichtigste »Argument« lautet häufig, dass Impfungen die körpereigene Immunabwehr schwächen würden. Das ist aber nicht nur ein Pseudoargument, sondern kompletter Unsinn. Die wichtigsten Schutzimpfungen sind heute aktive Impfungen: Dem Körper wird vorgetäuscht, dass eine Infektion mit dem betreffenden Virus oder Bakterium eingetreten ist. Sofort mobilisiert er sein Immunsystem gegen den vermeintlichen Eindringling. Kommt es eines Tages zu einem Kontakt mit dem echten Eindringling, hat das Immunsystem bereits gelernt, mit ihm umzugehen und eliminiert ihn auf der Stelle. Wie bei diesem geradezu genial einfachen medizinischen Trick von einer Schwächung des Immunsystems die Rede sein kann, ist nicht nachvollziehbar. Nein, abgesehen von seltenen, meist gut beherrschbaren allergischen Reaktionen ist das wirkliche Problem der Impfungen, dass sie nur für eine begrenzte Zahl von Erkrankungen, eben bestimmte Infektionen, zur Verfügung stehen. Bei anderen Infektionen wie Aids wartet man noch auf den Durchbruch, ganz zu schweigen von der seit Jahrzehnten erhofften Impfung gegen Tumorerkrankungen.

Im Kindesalter werden Impfungen meist noch einigermaßen konsequent wahrgenommen. Erwachsene lassen diesen Part der Prävention bei sich selbst dagegen gerne schleifen. Dabei geht es nur um einige wenige Termine:

- alle zehn Jahre Schutzimpfung gegen Tetanus und Diphterie
- nach dem 60. Lebensjahr jährliche Schutzimpfung gegen Grippe und alle sechs Jahre gegen Lungenentzündung (Pneumokokken)

Spezielle Impfungen sind nur bei besonderen Tätigkeiten, etwa im medizinischen Bereich, oder bei Reisen in exotische Länder erforderlich (siehe »Nützliche Internetadressen« im Anhang).

»Sanfte« Prävention?

Bei der Überschrift zu diesem Kapitel habe ich mich schwergetan. Denn gerade in Deutschland ist die Medizin stark polarisiert, wobei die »böse, harte und unmenschliche Schulmedizin« gerne einer »sanften und schonenden Alternativmedizin« gegenübergestellt wird. Anglophile benutzen für Letztere auch gerne den Begriff »Soft Medicine«. Wir hatten aber schon festgestellt, dass diese Polarisierung nicht gerechtfertigt ist und dass es nur darum gehen sollte, was hilft und was nicht.

Dabei lohnt es sich durchaus, über den Tellerrand der modernen westlichen Medizin hinauszuschauen und zu untersuchen, was andere medizinische Schulen uns zu bieten haben. In den letzten Jahren haben wir gelernt, dass einige dieser Lehren sehr viel dazu beitragen können, leichtere akute und vor allem auch chronische Beschwerden zu lindern. Die zurzeit einflussreichsten Strömungen sind:

- die traditionelle chinesische Medizin (TCM)
- die traditionelle indische Heilkunde (Ayurveda, Yoga)
- die traditionelle japanische Heilkunde (Shiatsu, Reiki)
- die europäische Naturheilkunde

Der Präventionsgedanke ist in all diesen medizinischen Traditionen ebenfalls verankert. Dabei geht es aber weniger um konkrete präventive Maßnahmen als vielmehr darum, eine bestimmte Körperphilosophie zu entwickeln, welche die auf Organe und Reparatur fixierte Variante der westlichen Schulmedizin in der Tat nicht anbietet. Der Beweis für eine konkret krankheitsvorbeugende oder gar lebensverlängernde Wirkung steht dagegen in den meisten Fällen aus (ist bei einer »Philosophie« aber naturgemäß auch schwer zu führen).

Am häufigsten begegnen wir diesen »nichtwestlichen« medizinischen Lehren heutzutage in den sogenannten Wellnessbereichen besserer Hotels. Moderne Wellnessanlagen, auch *Spas* genannt, kombinieren meist verschiedene Elemente dieser medizinischen Traditionen, um das größtmögliche Entspannungs- und Wohlgefühl zu erzeugen.

Wenn es ein Wort gibt, das in letzter Zeit noch stärker strapaziert wurde als Anti-Aging, so ist das wohl das Wort »Wellness«. Es wird ebenso inflationär gebraucht wie die Mark in den 1920er-Jahren und ebenso stark ist auch sein Wertverlust. Wie soll man hinter diesem Wort noch irgendeine Substanz vermuten, wenn schon der vor sich hin welkende, in einem fettigen Dressing ertrinkende Salat in der Eckkneipe als »Wellness-Salat« angeboten wird. Oder wenn ein Hotel seine zwei Quadratmeter große Sauna mit der Möglichkeit, hinterher kalt zu duschen, als »unseren Wellnessbereich« anpreist.

Tatsächlich aber gibt es diese Substanz noch. Und es ist nur zu begrüßen, dass sich die Bewahrer dieser Substanz zusammengetan und Qualitätskriterien erarbeitet haben, die ein Wellnessbereich erfüllen muss, wenn er diese Bezeichnung verdienen will. Ganz im Vordergrund steht hier die Authentizität der angebotenen Behandlungskonzepte. So kann eine echte Thalassotherapie nur in der Nähe salzhaltiger Gewässer angeboten werden. Als Bestandteil der Naturheilkunde muss diese Meerwassertherapie, so die deutsche Übersetzung, auch mit eben diesem Meerwasser (und zwar frischem!) durchgeführt werden. Ein anderes Beispiel: Ayurveda lernt man nicht mal kurz in einem Wochenendseminar. Nur wer eine zertifizierte Ausbildung vorweisen kann, kann die Behandlung auf einem qualitativ vertretbaren Niveau anbieten. Wo Wellness auf diesem Qualitätsniveau angeboten wird, erfahren Sie unter »Nützliche Internetadressen« im Anhang.

Wie aber kann man Wellness für die Prävention nutzen? Ich denke, es bedarf keiner vertiefenden Erklärung, dass ein einmaliger Aufenthalt in einem Wellnesshotel zwar angenehm, aber nicht langfristig präventiv wirksam sein kann. Für viele Menschen bietet ein solcher Aufenthalt aber die Gelegenheit, innezuhalten und sich zu fragen, ob man seinem Körper und seiner Seele nicht vielleicht regelmäßiger Gutes tun möchte. Nachhaltigkeit ist in der Prävention jedoch immer mit einer gewissen Rhythmizität verbunden. Erst durch beständige Wiederholung dienen präventive Maßnahmen auch langfristig der Gesundheit. Nun ist es den meisten Menschen weder zeitlich noch finanziell möglich, wöchentlich Entspannung in Qualitäts-Spas zu suchen. Deshalb sollte man die sporadischen Aufenthalte nutzen, um herauszufinden, welche der angebotenen Behandlungen einen emotional und vielleicht auch spirituell besonders ansprechen. Das mag für den einen das japanische Reiki und für den anderen eine ayurvedische Massagetechnik sein. Schließlich kann daraus tatsächlich eine Art persönliche Entspannungsphilosophie entstehen. Wohlgemerkt, die Angebote der Wellnessbranche stellen hier nur eine Möglichkeit dar. Anderen mag der regelmäßige Kirchgang Ausgleich verschaffen, wieder andere finden Ruhe und Kraft in der Musik. Wer weiß, wie er jederzeit sicher Entspannung und innere Ruhe finden kann, der hat einen zentralen Aspekt ganzheitlicher Prävention verwirklicht (siehe »4. Präventionsmodul«).

Eine Methode, sich zu entspannen und innere Ruhe zu finden, ist Teil einer erfolgreichen Prävention.

Prävention und Kosmetik

Kosmetik ist kein Schwerpunkt dieses Buches. Erwarten Sie daher keine detaillierten Informationen zu Hautpflegeprodukten und erst recht nicht zu kosmetischen Operationen. Ich habe nichts gegen diese Operationen, wenn sie gut und professionell durchgeführt werden. Auch sollte man mit ihnen eher ein augenfälliges und isoliertes Problem angehen und von »Rundumerneuerungen« Abstand nehmen, da sie selten das gewünschte Resultat bringen. Einen Beitrag zur Gesunderhaltung leisten diese Operationen in den allerwenigsten Fällen (eine Brustverkleinerung bei chronischen Rückenproblemen wäre so ein seltener Fall), doch genau um Gesunderhaltung geht es hier. Die bei weitem wichtigsten kosmetischen Maßnahmen gegen vorzeitige Hautalterung passen trotzdem in den Rahmen dieses Buches. Hier sind sie:

- Meidung von exzessivem UV-Licht plus UV-Schutz (UV-A und UV-B) mit hohem Lichtschutzfaktor bei direkter Sonnenexposition
- Rauchfreiheit
- antioxidanzienreiche Ernährung (bewirkt zudem inneren UV-Schutz, etwa mit dem Faktor 2)
- regelmäßige Bewegung

Wie Sie sehen, ist ein junges und frisches Aussehen vor allem ein natürliches Nebenprodukt präventiven Verhaltens, wie wir es weiter oben schon kennen gelernt haben. Prävention und wirksame Anti-Aging-Kosmetik sind also weitgehend deckungsgleich.

Bei Frauen spielen zudem die Östrogene eine wichtige Rolle für die Jugendlichkeit der Haut. Eine Östrogenersatztherapie in den Wechseljahren kann auf diesem Gebiet viel Positives bewirken, sollte wegen der damit verbundenen Risiken aber natürlich nicht *allein* aus diesem Grund durchgeführt werden. Zumal die oben genannten präventiven Maßnahmen noch wirksamer sind.

Dass wir dieser hochwirksamen »inneren Kosmetik« auch äußere Kosmetika an die Seite stellen können und damit mehr tun, als nur teure Placebos auf unsere Haut zu schmieren, ist unbestritten. Es gibt inzwischen tatsächlich einige wenige Wirkstoffe, die – in die richtige Creme-Grundlage eingebettet und ausreichend dosiert – den Prozess der Hautalterung nachweislich verlangsamen. Daneben gibt es aber auch Hunderte, von denen das nur behauptet wird. Folgende Wirkstoffe dürfen sich zu Recht mit der Bezeichnung »Anti-Aging« schmücken:

- UV-Schutzfaktor (jede Tagescreme sollte ihn enthalten)
- Retinol (immer noch der wirksamste aller äußeren kosmetischen Waffen gegen Hautalterung)

- Q10
- Vitamin E
- Vitamin C
- Phytoöstrogene

Aus chemischen Gründen können leider nicht alle diese Faktoren in einer einzigen Hautcreme vereinigt werden. Die Konsequenz: Tagescreme mit UV-Schutz plus einen der genannten Wirkstoffe, Nachtcreme mit einem der genannten Wirkstoffe. Für alle weiteren kosmetischen Maßnahmen (Hauttyp-Analyse etc.) lohnt sich der Besuch bei einer ausgebildeten Kosmetikerin. Erfreulicherweise betätigen sich hier zunehmend auch Dermatologen und haben das medizinisch fundierte Gebiet der Dermatokosmetik begründet (siehe »Nützliche Internetadressen« im Anhang).

Präventives Verhalten und wirksame Anti-Aging-Kosmetik sind weitgehend deckungsgleich.

Teil III

Der Weg zum gesunden und glücklichen Altern

Die sieben Präventionsfallen

Hindernisse erkennen und überwinden

In den vorangegangenen Kapiteln haben wir die Grundlagen des Alterungsprozesses und der damit einhergehenden Erkrankungen beleuchtet. Wir haben untersucht, welche präventivmedizinischen Maßnahmen sinnvoll sind und welche weniger. Das alles war weitgehend allgemein gültig.

In diesem Abschnitt ändert sich das. Ab jetzt geht es nicht mehr um die große graue Masse, der wir zwar angehören, in der wir aber auch bequem untergehen können. Ab jetzt geht es wirklich um uns selbst. Um *Sie selbst*. Ab jetzt müssen Sie sich fragen, ob Sie wirklich bereit sind, das bisher Gesagte umzusetzen, Ihre eigene Prävention in die Hand zu nehmen und Schritt für Schritt zu optimieren. Selbstverständlich bin ich dazu bereit, werden Sie denken, sonst hätte ich dieses Buch doch nicht gekauft oder gar bis hierher gelesen.

Doch ganz so einfach ist es nicht. Ich gehöre nicht zu denen, die leichtfertige Versprechungen abgeben, die behaupten, das sei doch alles ganz simpel und von heute auf morgen zu lösen. Dazu bin ich zu lange Arzt. Die Illusion, der bloße Vorsatz reiche aus, kann ich mir nicht mehr machen, und auch Sie sollten das nicht tun. Und dennoch können Sie Ihr Leben ändern, ohne sich zu verbiegen, ohne Ihren Charakter zu verleugnen. Dieses Buch soll Ihnen dabei als Wegweiser dienen. Oder, moderner ausgedrückt: als Ihr persönlicher Präventionsnavigator.

Möglicherweise haben Sie sich in der Vergangenheit schon einmal vorgenommen, »gesünder zu leben«. Vielleicht sogar schon mehrmals. Doch Sie sind irgendwann wieder in einen Alltagstrott zurückgefallen, der mit gesundem Leben ungefähr so viel zu tun hat wie ein Trabant mit einem Formel-1-Rennwagen. Es gibt nämlich bestimmte Fallen, in die wir erfahrungsgemäß immer wieder geraten, wenn wir unser Leben umstellen oder verbessern wollen. Diese Fallen sollten wir kennen, bevor wir aktiv werden. Sie haben den Charakter von Glaubenssätzen, sind also tief im Inneren verankerte bewusste oder unbewusste Überzeugungen. Im Folgenden werde ich Ihnen diese Fallen kurz darstellen. Vielleicht erkennen Sie sich ja bei der einen oder anderen Beschreibung wieder, vielleicht stecken Sie auch in mehreren dieser Fallen gleichzeitig.

Das Ganze mag nach Zweckpessimismus klingen. Ist es aber nicht. Denn Sie werden gleichzeitig erkennen, wie Sie sich aus diesen Fallen befreien bzw. wie Sie sie umgehen und sich so vor einer vorschnellen Kapitulation bewahren können. Wenn wir dann später auf die vier Präventionsmodule zu sprechen kommen, werden Sie sehen, dass einige davon geeignet sind, bestimmten Fallen ganz gezielt entgegenzuwirken. Die sieben Präventionsfallen sind:

1. Die »Es geht nicht um mich«-Falle
2. Die »Ich mache, was ich will«-Falle
3. Die »Bei mir ist es eh zu spät«-Falle
4. Die Genussfeindlichkeits-Falle
5. Die Anfangseuphorie-Falle
6. Die Perfektions-Falle
7. Die »Morgen fange ich an«-Falle

Die »Es geht nicht um mich«-Falle

»Rauchen verursacht tödlichen Lungenkrebs« steht schwarz umrandet auf den Zigarettenpackungen. »Bei mir nicht«, denkt der Raucher, bevor er sich eine ansteckt. Und irgendwo in seinem Gehirn glimmt noch ein leises »hoffentlich nicht« auf, ehe das Nikotin seine Wirkung tut. »Übergewicht erhöht das Herzinfarktrisiko«, liest man allerorten. »Mir fehlt nichts«, lautet die lapidare Antwort, bevor die nächste Sahneschnitte eingeschoben wird.

Ein Informationsdefizit besteht also nicht. Jedenfalls nicht in erster Linie. Selten gelingt es uns jedoch, die verfügbare Information auch tatsächlich auf uns selbst zu beziehen. Der Grund liegt wie so häufig in der Biologie. Genauer gesagt: in der im Rahmen der Evolution entwickelten Funktionsweise unseres Gehirns. Tiere wissen nicht, dass sie sterben müssen. Unsere älteren Hirnanteile, das heißt diejenigen, die wir mit anderen Säugetieren gemein haben, wissen es auch nicht. In uns gibt es eine Unverwundbarkeits- und Unsterblichkeitsüberzeugung, die Teil eines umfassenden Überlebensprogramms ist. Ich werde immer stark genug sein, um zu kämpfen, oder schnell genug, um zu entkommen, sagt uns dieses Programm. Nur die neueren, zu rationalem Denken fähigen Hirnabschnitte wissen um unsere Verletzlichkeit und Sterblichkeit. In einer Welt, die aus Kampf, Flucht, Nahrungsbeschaffung und Fortpflanzung bestand, war dieses Wissen von untergeordneter Bedeutung. Für ein nur 30 Jahre dauerndes Leben in einer ganz und gar natürlichen Umwelt konnten sich die Menschen der Steinzeit auf das uralte biologische Überlebensprogramm in ihren Köpfen verlassen. Heute leben wir in einer überwiegend künstlichen Welt. Wobei unsere gegenüber den ersten Menschen um mehr als 50 Jahre verlängerte Lebenszeit nicht unerheblich zu dieser

Künstlichkeit beiträgt. In dieser Welt können wir auf unsere Ratio nicht verzichten.

Wie aber können wir rationales Wissen in emotional verankertes Wissen überführen? Wie können wir uns auch emotional bewusst werden, dass es bei den allgemeinen Ratschlägen und Warnhinweisen um uns selbst geht und nicht um abstrakte Statistiken? Auf diese Fragen gibt es zwei Antworten. Die erste ist zynisch und lautet: Indem wir darauf warten, dass wir krank werden. Krankheit ist ein emotionales Erlebnis und gibt uns meist recht deutlich zu verstehen, welchen Anteil wir selbst daran haben. Warum diese Antwort einen Präventivmediziner nicht so recht zufriedenstellt, bedarf wohl keiner weiteren Begründung.

Die zweite Antwort ist hingegen im Sinne der Prävention und ebenso neu wie diese. Sie lautet: Indem wir unseren Körper kennenlernen. Wir werden darauf noch näher eingehen, wenn wir das Präventionsmodul »Vorsorge und Früherkennung« besprechen. So viel sei jedoch an dieser Stelle schon gesagt: Wer einmal das weit verzweigte System seiner eigenen Blutgefäße auf einem der brillanten Bilder gesehen hat, die die moderne Diagnostik heute ermöglichen, der versteht, dass es um ihn selbst geht – und zwar auf der rationalen *und* auf der emotionalen Ebene.

Die »Ich mache, was ich will«-Falle

Die emotionale Grundhaltung der Menschen, die in dieser Falle gefangen sind, lässt sich mit dem Wort »Trotz« beschreiben. Möglicherweise verstehen sie, dass es auch um ihre eigene Gesundheit geht, wenn sie allgemeine Präventionsempfehlungen lesen oder hören. Doch noch wichtiger als ihre Gesundheit ist ihnen ihr Selbstbestimmungsrecht. Unter keinen Umständen wünschen sie von anderen aufgeklärt, belehrt oder gar eingeschränkt zu werden. Auch hier sind die Warnhinweise auf Zigarettenschachteln ein gutes Beispiel: Ganz sicher setzen viele Menschen ihren Konsum gerade *wegen* dieser Warnhinweise fort, um ganz bewusst Widerstand gegen von anderen auferlegte Regeln zu leisten. Diese Menschen selbst sprechen natürlich nicht von Trotz, sondern neigen dazu, das Wort Freiheit im Munde zu führen. Ich persönlich kann diese Haltung nachvollziehen und respektiere sie auch in meiner Sprechstunde. Mir ist es immer wichtig gewesen, meine Patientengespräche nicht mit erhobenem Zeigefinger zu führen. Ich weise meine Patienten allerdings darauf hin, dass es bei der Prävention nur um sie selbst geht, dass präventives Verhalten ihre ureigenen, zutiefst egoistischen Interessen befriedigt. Präventives Verhalten anderen zuliebe, einem skeptisch dreinblickenden Hausarzt oder einem Gesundheitsterror ausübenden Ehepartner zum Beispiel, ist nie von Dauer. Es geht einzig und allein um einen selbst. Wenn man sich das klarmacht, kann man sich auch als Freiheitsliebender zur Prävention entschließen.

Die »Bei mir ist es eh zu spät«-Falle

Diese Einstellung ist leicht zu widerlegen, denn sie ist schlicht und einfach falsch. Für Prävention ist es niemals zu früh und niemals zu spät, habe ich in meinem Vorwort geschrieben. Beides ist durch wissenschaftliche Studien sehr gut belegt. Wie wir im Kapitel »Medikamente zur Vorbeugung?« schon erfahren haben, unterscheidet man heute die Primärprävention von der Sekundärprävention. Nehmen wir das Beispiel Herzinfarkt. Primärprävention zielt auf die Verhinderung eines Herzinfarktes bei gesunden Menschen. Ernährung, Bewegung, Rauchfreiheit, Blutdruckkontrolle – wir haben in Teil II darüber gesprochen. Selbst wenn jemand über Jahrzehnte ungesund gelebt hat und seine Herzkranzgefäße bereits verengt sind, kann eine Änderung des Lebensstils das Herzinfarktrisiko noch drastisch senken. Noch augenfälliger wird es bei der Sekundärprävention. Ein Patient, der bereits einen Herzinfarkt erlitten hat, kann durch Optimierung seines Lebensstils in Verbindung mit Medikamenten das Auftreten eines zweiten, dann möglicherweise tödlichen Infarktes verhindern. Das ist nur eines von vielen Beispielen, das uns zeigt: Solange wir leben, ist es für Prävention niemals zu spät.

Die Genussfeindlichkeits-Falle

Jemand, der zeitlebens viel gegessen, gerne auch einmal zu viel getrunken und dazu noch geraucht hat, gilt gemeinhin als Genussmensch. Er oder sie hat gut gelebt, sagt man. Hinzu kommt noch das Klischee vom gemütlichen Dicken. Eine gesundheitsbewusste Lebensweise wird dagegen häufig als asketisch, ja genussfeindlich angesehen. Mit einem Wort: Gesundheit und Genuss gelten in unserer Gesellschaft immer noch als unvereinbare Gegensätze. Im zweiten Kapitel habe ich das am Beispiel eines häufig erzählten Witzes dargelegt. Die Idee dahinter stammt aus Zeiten des Mangels, dem die Menschheit über Jahrtausende ausgesetzt war. Wenn es denn einmal etwas zu essen gab, dann war derjenige, der gut zulangen und ein paar Fettpolster anlegen konnte, im Vorteil.

Prävention ohne Genuss ist ein Irrweg.

In Zeiten des Überflusses ist diese Sichtweise kontraproduktiv. Tatsächlich geht es auch gar nicht mehr um Genuss, denn der setzt Außerordentlichkeit voraus. Bei ständiger Verfügbarkeit von fetten Speisen, Zigaretten und Alkohol wird deren Konsum zur Gewohnheit, ja sogar zur Sucht. Und die macht nicht glücklicher, sondern unglücklicher. Und so ist es nicht verwunderlich, dass Gesundheitsbewusste bei allen Tests zur Lebenszufriedenheit besser abschneiden als die meist zu Unrecht so titulierten »Genussmenschen«. Höchste Zeit also, mit dem Klischee vom genussfeindlichen Asketen aufzuräumen. Ist es denn tatsächlich so genussfeindlich, auf der Terrasse eines schönen Seerestaurants bei einem Loup de Mer und einem guten Gläschen Sancerre zu sitzen (um nur ein Beispiel für die Vereinbarkeit von Prävention und Genuss zu geben)?

Die Anfangseuphorie-Falle

»Jedem Anfang wohnt ein Zauber inne«, heißt es bei Hermann Hesse. Ein schöner und wahrer Satz, der für die Liebe ebenso gilt wie für jedes neue Projekt, das wir in Angriff nehmen, also auch für das Projekt »Prävention«. Gerade nach der Lektüre eines Ratgebers oder auch zu bestimmten Daten wie etwa runden Geburtstagen oder an Silvester fühlen sich viele Menschen dazu aufgerufen, ihr Leben umzukrempeln. Sie nehmen sich fest vor, alles besser zu machen als bisher, ein neuer Mensch zu werden. Und voller Euphorie und Tatendrang werfen sie die Zigaretten in den Müll, streichen die Burger vom Speiseplan und ziehen sich die Joggingschuhe an. Das Problem: Der Anfang ist ziemlich bald vorbei. Und die Anfangseuphorie damit auch. Der neue Lebensstil ruft schon nach kurzer Zeit kein Lustgefühl mehr hervor, wird sogar zunehmend als quälende

Entsagung empfunden. Das ist der Moment, wo die so hoffnungsfroh gefassten Pläne wieder über Bord geworfen werden und nichts zurücklassen als ein leises Gefühl des Versagens.

Wie können Sie dieser Falle entkommen? Die Antwort lautet: Indem Sie Ihre Erwartungen senken. Nichts auf der Welt verschafft dauerhafte und ungetrübte Glücksgefühle. Noch nicht einmal Prävention. Wichtiger ist es, das präventive Verhalten zu verinnerlichen, ganz natürlich und souverän in den Tagesplan einzubauen, quasi zu automatisieren. Den meisten von uns ist das bei der Zahnpflege erfolgreich gelungen. Das tägliche Zähneputzen ruft selten exzessive Glücksgefühle hervor. Dennoch müssen wir uns nicht täglich dazu überwinden, es gehört einfach dazu. Wir würden uns sogar unwohl fühlen, wenn wir es unterließen. Der regelmäßige Besuch beim Zahnarzt verstärkt dieses Verhalten noch. Findet er nichts, sind wir stolz und putzen weiter. Muss er bohren, putzen wir erst recht, um weitere Löcher zu verhindern. Ähnliches können wir auch bei der Prävention für unseren gesamten Körper erreichen und sollten dafür den regelmäßigen Besuch bei unserem Präventionscoach ganz bewusst nutzen (siehe »1. Präventionsmodul«).

Die Perfektions-Falle

Ob Sie zum Perfektionismus neigen, wissen Sie selbst am allerbesten. Wenn das der Fall ist, sollten Sie die beiden damit einhergehenden Verhaltensmuster kennen, die sich in puncto Prävention nachteilig auswirken können. So können Sie ihnen von Anfang an vorbeugen und die Perfektions-Falle vermeiden.

»Ganz oder gar nicht«, so lautet das Motto des eingefleischten Perfektionisten. Wenn ein solcher Mensch merkt, dass er sein persönliches Präventionsprogramm nicht perfekt durchziehen kann, bläst er es lieber gleich ganz ab. Ihm fehlt die Fähigkeit, sich über Teilerfolge zu freuen. Hier aber ist Einsicht tatsächlich der erste Schritt zur Besserung. Freuen Sie sich darüber, wenn Sie es geschafft haben, in Bewegung zu kommen, auch wenn Sie von den Zigaretten noch nicht ganz lassen konnten! Genießen Sie es, wenn Sie erfolgreich regelmäßige Obstmahlzeiten eingeführt haben, selbst wenn Ihr Schokoladenkonsum immer noch über der von Ihnen selbst gesetzten Norm liegt! Sie können immer besser werden. Perfekt werden Sie nie. Und das brauchen Sie auch nicht.

Es gibt allerdings Menschen, die in ihrem Bemühen, gesund zu leben, alles andere hintanstellen. Sie machen die Gesundheit zu einem Selbstzweck, ähnlich wie es andere mit Geld tun. Es mag sein, dass sie darin sogar eine gewisse Perfektion erreichen, aber eben nur darin. Prävention dient dazu, uns ein langes und glückliches Leben zu verschaffen – doch das müssen wir mit Inhalt füllen. Und dieser Inhalt kann nicht darin bestehen, sich ausschließlich mit dem eigenen gesundheitsbewussten Verhalten zu beschäftigen. Solchen Menschen gebe ich gerne den gleichen Rat wie bei der Anfangseuphorie-Falle: Integrieren Sie präventives Verhalten ganz natürlich und entspannt in Ihren Tagesablauf. Schalten Sie auf Autopilot. Und widmen Sie sich all den Dingen, die das Leben sonst noch lebenswert machen.

Die »Morgen fange ich an«-Falle

Die siebte Präventionsfalle ist diejenige, in die wir wohl alle am häufigsten tappen. »Morgen, morgen, nur nicht heute, sagen im Prinzip alle Leute«, könnte man in Abwandlung des bekannten Sprichwortes sagen. Wichtige Dinge zu verschieben, weil wir sie für unangenehm halten oder weil wir einfach zu bequem sind, ist einer der am weitesten verbreiteten Lebenszeitvernichter überhaupt. Für die Prävention gilt das ganz besonders. Stellen Sie sich einmal vor, ein Arzt schaut sich einen Leberfleck auf Ihrem Körper an und sagt: »Das könnte Krebs sein.« Würden Sie diesen Leberfleck nicht lieber gestern als heute loswerden? Gar nicht so unähnlich ist die Situation bei der Prävention. Was spricht denn dafür, eine Verhaltensweise auch nur einen Tag lang fortzusetzen, wenn man deren gesundheitsschädliche Wirkung rational und emotional verstanden hat? Nichts. Fangen Sie also an. Heute. Sofort. Jetzt.

Wie ich es sehe

Der Vergleich hinkt und er ist überstrapaziert. Und dennoch sollten wir uns immer wieder vor Augen halten, wie sorgsam die meisten Menschen in unserem Lande mit ihrem Auto umgehen und wie achtlos sie gleichzeitig ihren Körper behandeln. Scheckheftgepflegt, sagt man gerne über ein Auto. Gerade in Deutschland lassen die Menschen sehr viel Geld, Zeit und sogar so etwas wie Liebe in ihr Auto fließen. Und dann gehen sie hin und stecken sich die nächste Zigarette an. Wobei sie der volle Aschenbecher in ihrem Auto mehr stört als der in ihrer Lunge.
Wie gesagt, der Vergleich hinkt. Unser Körper ist keine Maschine. Einerseits ist er dynamischer, fähig zur Selbstregeneration. Andererseits ist das mit den Ersatzteilen so eine Sache. Und einen neuen kaufen können wir auch nicht. Nein, unser Körper ist keine Maschine. Er ist der Tempel der Seele, wie es in der indischen Heilkunst heißt. Das ist viel wahrer, als es kitschig ist. Der Tempel der Seele. Verdient der nicht eine mindestens ebenso gute Behandlung wie unser Auto?

Das waren die sieben Fallen, in die wir geraten können, wenn wir es ernst meinen mit unserem eigenen Präventionsprogramm. Ich hoffe, Sie haben einen Moment innegehalten und darüber reflektiert, welche auf Sie zutreffen und wie Sie ihnen entgehen könnten. Ich möchte nämlich nun mit Ihnen »in medias res« gehen und werde Ihnen das von mir entwickelte Präventionsprogramm vorstellen, wie ich es in meiner Sprechstunde vielfach erfolgreich angewendet habe.

Zu erkennen, in welcher Falle man steckt, ist der erste Schritt, sich aus ihr zu befreien.

Die vier Module der Prävention

Ihr individuelles Präventionsprogramm

Mein Präventionsprogramm besteht aus vier Modulen. Ich spreche von Modulen und nicht von Stufen oder Säulen, da jedes bereits für sich allein präventiv wirksam ist. Bei Umsetzung aller vier Module ergeben sich jedoch Synergieeffekte, die aus dem ganzen Konzept mehr werden lassen als die Summe seiner Einzelteile:

- 1. Präventionsmodul: Vorsorge und Früherkennung
- 2. Präventionsmodul: Lebensstiloptimierung
- 3. Präventionsmodul: Medikamente und Hormone
- 4. Präventionsmodul: Philosophie der zweiten Lebenshälfte

Idealerweise widmet man sich diesen Modulen auch in dieser Reihenfolge. Unabdingbar ist das jedoch nicht. Wie gesagt, auch mit jedem dieser Präventionsmodule allein ist schon sehr viel zu erreichen. Sie werden im Übrigen bemerken, dass es bei der Umsetzung dieser Module um einige wenige strukturelle Änderungen geht, die Sie in Ihrem Leben vorzunehmen haben. Dies ist mir deswegen so wichtig, weil die Flut sehr spezieller Verhaltenstipps, die uns durch einschlägige Magazine und Sendungen überschwemmt, eine Überforderung darstellt, der keiner von uns gewachsen ist. Insofern gehe ich nicht von Krankheiten aus, die es zu verhindern, oder isolierten Mangelzuständen, die es zu vermeiden gilt. Auf Fragen wie: »Wie beuge ich einer Osteoporose vor?« oder: »Wie vermeide ich einen Mangel an

Vitamin E?« mag es zwar interessante Antworten geben, aber es gibt eben einfach zu viele Krankheiten und Substanzen, um sich diese im »Präventionsalltag« alle zu merken und ihnen Rechnung zu tragen. Und es hat ja wohl wenig Sinn zu sagen: »Heute senke ich mal mein Herzinfarktrisiko, morgen kümmere ich mich dann um meinen Jodspiegel.«

Wir brauchen ein einfaches, täglich anzuwendendes, notfalls auch auf Autopilot funktionierendes Präventionskonzept. Es kann daher nur um die Beantwortung grundlegender Fragen gehen, wie: »Welche Vorsorgeuntersuchungen sind sinnvoll?« oder: »Wie soll ich mich ernähren?« Zu Ihrer Beruhigung kann ich sagen, dass bei der Umsetzung eines so angelegten Präventionskonzeptes alle Unterpunkte, Krankheiten und Symptome gleich mit abgedeckt werden. Wer sich richtig ernährt, senkt sein Herzinfarkt-, Osteoporose- und Krebsrisiko mit einem Schlag und führt sich auch alle notwendigen Vitamine, Mineralien und Spurenelemente zu. Lassen Sie uns also in diesem Sinne mit dem ersten Modul beginnen.

1. Präventionsmodul: Vorsorge und Früherkennung

»Ist es tatsächlich sinnvoll, mein neues, präventionsbewusstes Leben mit einem Arztbesuch zu beginnen?«, werden Sie sich fragen. Sollte man nicht lieber erst einmal die Ernährung umstellen und ein regelmäßiges Bewegungsprogramm aufnehmen, sprich: mit dem 2. Präventionsmodul (Lebensstiloptimierung) anfangen? Wie schon gesagt, falsch wäre das nicht. Die Reihenfolge der Module ist nicht zwingend festgelegt. Gleich mehrere

Gründe sprechen allerdings dafür, zunächst einmal einen Termin bei einem Arzt Ihres Vertrauens zu vereinbaren: Wenn Sie über 40 Jahre alt sind, ist es sinnvoll, den Status quo Ihres Körpers zu kennen, um dann ein auf Sie zugeschnittenes Konzept zur Lebensstiloptimierung zu entwerfen. Besonders wichtig ist das beim Thema Bewegung. Hier wäre es geradezu leichtsinnig, einfach loszurennen, ohne den Zustand Ihres Herzens untersucht zu haben. Unterschätzen Sie darüber hinaus nicht den ungeheuren Motivationsschub, der von einem solchen Arztbesuch ausgehen kann. Er wird Ihnen helfen, die sieben Präventionsfallen zu umgehen. Vor allem die »Es geht nicht um mich«-Falle wird nach so einem Arztbesuch kaum mehr zuschnappen können. Überlegen Sie noch einmal, wie viel besser Sie auf Ihre Zahnpflege achten, wenn der Zahnarzt gerade in *Ihren* Zähnen herumbohren musste. Und genauso wird es Ihnen auch mit Ihrem Körper gehen, nachdem Sie bei Ihrem *Präventionscoach* waren.

Genau das sollte Ihr Arzt nämlich sein: Ihr Präventionscoach. »Wie finde ich meinen persönlichen Präventionscoach?«, werden Sie jetzt fragen. Es ist der bereits erwähnte Arzt Ihres Vertrauens. Ein vertrauensvolles Verhältnis ist nämlich die Grundvoraussetzung dafür, dass Sie einen möglichst langen Weg gemeinsam gehen können. Die Fachrichtung, die Ihr Präventionscoach vertritt, ist dabei nicht entscheidend. Nun gut, Sie werden kaum einen Anästhesisten als Präventionscoach gewinnen können (und wollen). In Frage kommen aber sowohl der Gynäkologe für Frauen wie auch der Urologe für Männer oder der praktische Arzt/Allgemeinmediziner/Internist für beide Geschlechter. Was sollte diesen Arzt auszeichnen, abgesehen davon, dass die Chemie zwischen Ihnen stimmt und Sie ihm vertrauen? Schauen Sie auf die folgenden Punkte:

- *Offenheit und Interesse für das Thema Prävention:* Haben Sie den Eindruck, dass Ihr Arzt versucht, die Bedeutung von Prävention herunterzuspielen oder gar ins Lächerliche zu ziehen, ist er der falsche. Ein solcher Arzt ist nämlich ganz offensichtlich noch nicht im 21. Jahrhundert angekommen. Konfrontieren Sie Ihren potenziellen Präventionscoach am besten direkt mit dem Thema, erzählen Sie ihm von diesem Buch. Ist seine Reaktion positiv, gehen Sie zum nächsten Punkt über.
- *Wissen:* Eine gewisse Grundausbildung auf dem Gebiet der Prävention (häufig auch noch unter »Anti-Aging« firmierend) sollte vorhanden sein. Auch hier bringen direkte Fragen am meisten. Hilfestellung bietet eine von der Deutschen Gesellschaft für Prävention und Anti-Aging-Medizin aufgestellte Ärzteliste (siehe »Nützliche Internetadressen« im Anhang).
- *Zusammenarbeit mit Ärzten anderer Fachrichtungen:* Kein Arzt kann das gesamte Gebiet der Prävention allein abdecken. Er kann zwar Ihr Lotse sein, sollte aber immer seine Grenzen kennen und respektieren. Ist Ihr Präventionscoach Gynäkologe oder Urologe, muss er einen Internisten ins Boot holen. Ist er dagegen Internist, gilt das Umgekehrte. Und alle Genannten sollten eng mit einem Dermatologen und einem Augenarzt zusammenarbeiten. Idealerweise ist Ihr Präventionscoach Teil eines Ärztenetzwerks, das aufeinander abgestimmt und nach gemeinsamen Vorgaben arbeitet.

Prävention ist eine Investition in Ihre Zukunft, wahrscheinlich die wichtigste überhaupt. Es ist schon erstaunlich, dass man heutzutage unter »Altersvorsorge« ausschließlich die finanzielle Absicherung versteht. Die gesundheitliche Altersvorsorge sollte doch mindestens ebenso wichtig sein. Denn was nützt es einem, Geld für das Alter anzusparen, wenn man dieses gar nicht erreicht? Und wie bei der finanziellen, so werden Sie sich leider auch bei der gesundheitlichen Altersvorsorge darauf einstellen müssen, diese Investition zumindest teilweise selbst zu tätigen. Dabei geht es um die Investition von

- Zeit (präventive Handlungen nehmen durchschnittlich ca. eine Stunde pro Tag in Anspruch),
- Energie (Prävention ist mit Passivität nicht vereinbar)
- und – zumindest in Zukunft – auch Geld.

Die meisten Menschen sind bereit, die ersten beiden Punkte ohne weitere Erklärung zu akzeptieren (wenn auch nicht ohne Murren umzusetzen). Bei der Bereitschaft, hier einen eigenen finanziellen Beitrag zu leisten, sieht die Sache schon anders aus. Vorsorgeuntersuchungen kosten aber nun einmal Geld. Und dieses Geld sind die gesetzlichen Krankenkassen nur unter sehr strikten Bedingungen zu zahlen bereit und in der Lage.* Derzeit sind die von den Kassen übernommenen Vorsorgeleistungen noch als ausreichend, wenn auch nicht als optimal anzusehen. Es werden jedoch zunehmend strengere Kriterien daran angelegt werden, ob sich eine bestimmte Vorsorgemaßnahme *für die Krankenkasse* auch lohnt. Neben dem bewiesenen Nutzen einer solchen Vorsorgeuntersuchung muss diese eine häufige Krankheit betreffen und billig sein. Eine Bestimmung des Cholesterinwertes (Risikofaktor für die häufigste Erkrankungsgruppe überhaupt) erfüllt diese Kriterien. Eine Magnetresonanztomografie zum Ausschluss des seltenen Nierenkrebses

---

* Die Bereitschaft der privaten Krankenversicherungen, Präventionsleistungen zu erstatten, ist sehr heterogen und kann daher an dieser Stelle nicht diskutiert werden. Als Privatversicherter müssen Sie im Einzelfall Rücksprache mit Ihrer Versicherung halten.

dagegen nicht. Es mag zynisch klingen, aber den gesetzlichen Krankenkassen kann es letztlich nur darum gehen, dass eine Vorsorgeuntersuchung sich finanziell rechnet. Den Einzelnen auch vor selteneren Erkrankungen zu bewahren, ist nicht ihr vorrangiges Interesse. Wie die Zukunft des Krankenversicherungssystems in unserem Land auch aussehen mag: Eine gewisse finanzielle Selbstbeteiligung an Vorsorgeuntersuchungen wird unausweichlich sein. Und jeder muss dabei für sich selbst entscheiden, wie viel Selbstbeteiligung für ihn akzeptabel ist.

Um Ihnen eine kleine Hilfestellung zu geben, möchte ich drei Modelle aufzeigen, nach denen Sie Ihr persönliches Programm von Vorsorgeuntersuchungen gestalten können:

- Grundvorsorge (0 Euro pro Jahr*)
- erweiterte Grundvorsorge (150 bis 500 Euro pro Jahr)
- Optimalvorsorge (bis 1500 Euro pro Jahr)

Grundvorsorge

Unter Grundvorsorge fasse ich die Präventionsleistungen zusammen, die durch die gesetzliche Krankenversicherung voll abgedeckt sind (Stand Januar 2006). Wer diese kostenlosen Leistungen in Anspruch nimmt (und das sind in Deutschland nur 46 Prozent der Frauen und 18 Prozent der Männer!), kann sicher sein, den wesentlichen Beitrag zur Erfüllung des 1. Prä-

---

* Gemeint sind die Ausgaben, die Ihnen zusätzlich zu Ihren Beiträgen für die gesetzliche Krankenkasse entstehen, wenn Sie das jeweilige Modell wählen. Privatversicherte bekommen – je nach Tarif – möglicherweise auch die Leistungen der erweiterten Grundvorsorge (teilweise) erstattet. Die jährlich anfallenden Kosten sind unter der Annahme berechnet, dass die im Präventionsnavigator (siehe Anhang) aufgeführten Untersuchungen durchgeführt werden.

ventionsmoduls für sich geleistet zu haben. Ich würde mich freuen, wenn Sie die Lektüre dieses Buches davon überzeugen würde, sich zumindest dieses Präventionsangebot nicht entgehen zu lassen. Dem Präventionsnavigator im Anhang können Sie entnehmen, um welche Untersuchungen es dabei geht.

Erweiterte Grundvorsorge

Die von den gesetzlichen Krankenkassen abgedeckte Grundvorsorge enthält einige Untersuchungen nicht, obwohl sie wichtig, einfach durchzuführen und auch nicht sehr kostenintensiv sind. Das Risiko für Herz-Kreislauf-Erkrankungen, bestimmte Krebsarten und Osteoporose kann durch Einbeziehung dieser Untersuchungen erheblich besser eingeschätzt und damit auch gesenkt werden (siehe Präventionsnavigator im Anhang).

Optimalvorsorge

Das Premiumpaket unter den Vorsorgeuntersuchungen ist ebenfalls im Präventionsnavigator im Anhang dargestellt. Es mag sein, dass einige dieser Untersuchungen einen diagnostischen Luxus darstellen, weil ihr Langzeitnutzen noch nicht eindeutig belegt ist. Wenn es so wäre, würde sich in zehn oder 20 Jahren herausstellen, dass man die gleiche Aussage auch mit Hilfe einer billigeren Untersuchung hätte treffen können. Wer aber nicht so lange warten und heute schon sichergehen möchte, dass er nach dem aktuellen Stand des medizinischen Wissens nichts unterlassen hat, um persönliche Risiken und Erkrankungen im Frühstadium zu erkennen, der wird dieses Vorsorgemodell wählen.

Überlegen Sie in Ruhe, welches Modell Ihrer persönlichen Vorstellung von Prävention und Ihren finanziellen Möglichkeiten am besten entspricht. Wenn Sie sich nach diesen Überlegungen für ein Vorsorgemodell entschieden haben, wählen Sie im Präventionsnavigator (siehe Anhang) aus, welche Untersuchungen notwendig sind. Und dann ... legen Sie los!

2. Präventionsmodul: Lebensstiloptimierung

Beim Thema Lebensstiloptimierung wartet die größte Herausforderung auf Sie, doch der Lohn kann entsprechend reichlich ausfallen. Wenn es Ihnen gelingt, die sieben Präventionsfallen zu umgehen und präventives Verhalten mit einem gewissen Durchhaltevermögen so weit zu verinnerlichen, dass Sie es für Ihr Wohlbefinden brauchen wie Zähneputzen, dann werden Sie nicht nur dem in diesem Buch formulierten Ziel »Gesund und zehn Jahre jünger« näher gekommen sein, sondern sich auch rundum besser fühlen. Erfahrungsgemäß dauert es etwa sechs Monate, bis neue Verhaltensweisen so fest ins Leben integriert sind, dass einem ohne sie etwas fehlt. Ganz ohne Durststrecken und innere Widerstände wird es bis dahin nicht abgehen. Aber wenn Sie Ihr langfristiges Ziel immer im Auge behalten, werden Sie diese sechs Monate überstehen und sich dann fragen, wie Sie Ihre alte Existenz als Präventionsmuffel jemals aushalten oder gar genießen konnten.

Wie aber sollen Sie anfangen? Schrittweise? Eine Verhaltensweise nach der anderen, möglichst noch in monatlichem oder vierteljährlichem oder gar jährlichem Abstand? Erst die Ernährung optimieren, aber ruhig noch ein paar Monate weiterrauchen und den Konsum dann jeden Tag um eine Zigarette reduzieren? Sie merken, dass ich kein Anhänger dieser Methode bin. Was auf den ersten Blick humaner wirkt, ist in Wirklichkeit viel quälender als der radikale Schnitt. Das liegt daran, dass man bei der kombinierten Umstellung der gesamten Lebensweise die »Don'ts« sehr gut durch die »Dos« ersetzen kann. Konkretes Beispiel: Das Verlangen nach einer Zigarette lässt sich durch den Konsum eines Apfels und noch besser durch halbstündiges Joggen häufig gut in den Griff bekommen.

Ernährung

Beginnen wir wieder mit der Ernährung. Dies ist ein sehr emotionales Thema, weil es hier natürlich auch um Körpergewicht und Schönheitsideale geht (nur beim Rauchen schlagen die emotionalen Wellen vielleicht noch höher). Hinzu kommt der Info-Smog aus unzähligen Empfehlungen und Warnungen, was wir essen sollen und was nicht. Die zentrale Frage für uns lautet also: Wie kann man in einer Überfluss- und Junkfood-Gesellschaft einem Ernährungsmuster folgen, das auch nur annähernd etwas mit Prävention zu tun hat? Oder ganz konkret: Wie können wir die im Kapitel »Mit Genuss gesund« gewonnenen Erkenntnisse in unser »täglich Brot« übersetzen, ohne Hunderte von Regeln gleichzeitig zu bedenken und ohne weniger genussvoll zu essen?

Um sich gesund zu ernähren, reicht es aus, ein paar Prinzipien zu beherzigen und diese – je nach Geschmack – mediterran und/oder asiatisch einzufärben. Folgende zehn Verhaltensweisen sollten Sie sich schlicht und einfach angewöhnen:

1. »Rhythmisieren« Sie Ihre Nahrungszufuhr. Nehmen Sie Haupt- und Zwischenmahlzeiten stets ungefähr zur glei-

chen Tageszeit zu sich. Das Schema lautet: Frühstück – erste Zwischenmahlzeit – Mittagessen – zweite Zwischenmahlzeit – Abendessen.

2. Standardisieren Sie Ihr Frühstück, und zwar sowohl was die Zusammensetzung als auch was die Menge angeht. Am besten Vollkornmüsli mit Obst und fettarmer Milch. Alternativ Vollkornbrot mit Honig, Marmelade oder Käse, zu Letzterem auch gerne ein Stück Tomate oder Gurke.
3. Die Zwischenmahlzeiten sollten aus Obst bestehen. Kaufen Sie sich am besten morgens Ihre Tagesration, zum Beispiel auf dem Weg zur Arbeit. Das macht Spaß und garantiert die Frische der Produkte.
4. Bestellen Sie im Restaurant bzw. in der Kantine vorwiegend Fisch oder vegetarische Gerichte.
5. Essen Sie zu einer warmen Mahlzeit immer eine Salatbeilage; ersetzen Sie Fertigdressings durch Olivenöl und Essig.
6. Lassen Sie den Nachtisch weg und trinken Sie stattdessen eine Tasse Kaffee oder einen Espresso.
7. Essen Sie zweimal pro Woche abends nur einen bunten Salatteller, gerne mit etwas Käse und Wein.
8. Betrachten Sie bestimmte Nahrungsmittel als Ausnahmen (= nicht häufiger als zweimal pro Woche). Dazu gehören: Fleischgerichte, Fleisch- und Wurstwaren als Aufschnitt, Kuchen und Süßigkeiten.
9. Trinken Sie tagsüber nur kalorienfreie Getränke, vorzugsweise Wasser oder (grünen) Tee. Am besten stellen Sie sich gleich morgens Ihre Tagesration bereit und trinken Sie diese nach und nach aus.
10. Überschreiten Sie das tägliche Glas Wein bzw. die tägliche Flasche Bier im Durchschnitt nicht.

Wenn Sie diese Tipps beherzigen, werden Sie sehen, dass Sie sich bald besser fühlen, in Kombination mit Ihrem Bewegungsprogramm vielleicht sogar ein paar Kilo abnehmen und dieses Ernährungsmuster schon nach wenigen Wochen nicht mehr missen möchten.

Meine persönliche Empfehlung

Die Umsetzung meiner Ernährungstipps hat große Chancen, Ihr Leben nicht nur gesünder, sondern auch genussvoller zu gestalten, wenn Sie zwei Dinge beherzigen:

Kein Verzicht. Machen Sie sich klar, dass Sie auf kein einziges Lebensmittel komplett verzichten müssen. Einige Dinge sollten Sie eben nur seltener essen. Sie werden sie darum nur umso mehr genießen, erst recht, wenn Sie auf den zweiten Punkt achten.

Langsamkeit. Bewusst und in Ruhe genossen, ist das Essen nicht nur bekömmlicher, sondern auch mindestens doppelt so lecker.

Meine zehn Ernährungstipps garantieren die ausreichende Zufuhr von Antioxidanzien und Ballaststoffen bei gleichzeitiger Kontrolle der Aufnahme von tierischen Fetten. Außerdem entsprechen sie einer kalorienbewussten Ernährungsweise. Mancher wünscht sich aber vielleicht noch konkretere Tipps, vor allem hinsichtlich des Kochens. Hierzu wird inzwischen an vielen Orten ein professionelles Ernährungscoaching angeboten. Ausgebildete Ernährungswissenschaftler gehen mit Ihnen buchstäblich an den Kochtopf und sagen Ihnen, was hineingehört und was nicht. Seriöse Anbieter in Ihrer

Nähe kann Ihnen Ihre Krankenkasse oder Ihre Krankenversicherung nennen.

Das oben vorgestellte und empfohlene Ernährungsmuster ist ein langfristiges. Es dient insgesamt der Gesunderhaltung und – in Verbindung mit regelmäßiger Bewegung – auch der Gewichtskontrolle. Der eine oder andere mag sogar ein paar Kilo damit verlieren. Wenn es aber um mehr gehen soll, wenn also ein deutlich erhöhter Body Mass Index normalisiert werden soll, dann reicht dieses Programm nicht aus. Hier ist ein echtes Programm zur Gewichtsreduktion vonnöten, das – ich wiederhole mich, weil es so wichtig ist – neben der diätetischen immer auch die Bewegungskomponente beinhalten muss. Bei einem BMI von 25 bis 30 *kann* man, bei einem BMI über 30 *sollte* man dabei ärztliche Hilfe in Anspruch nehmen.

Wer abnehmen möchte, muss seine Ernährung umstellen und sich bewegen.

Es gibt wohl keine Frau und zunehmend weniger Männer, die nicht schon einmal mit dem Thema »Diät« konfrontiert wurden. Es gibt Hunderte verschiedene, zum Teil sogar gesundheitlich bedenkliche Diätformen (Gefahren: Unterversorgung mit Vitaminen, Mineralstoffen und Spurenelementen; Übersäuerung; Jo-Jo-Effekt). Davon halten im Prinzip nur drei wissenschaftlichen Kriterien stand:

- »Low Fat«-Diät (weniger Kalorien durch Reduktion von Fett)
- »Low Carb«-Diät (weniger Kalorien durch Reduktion von Kohlenhydraten)
- Kombinationen aus beiden

Zwischen den Vertretern des Low-Fat- und denen des Low-Carb-Lagers herrscht ein zum Teil erbitterter Streit, der inhaltlich so nicht gerechtfertigt ist. In beiden Diätformen wird – jedenfalls in ihren modernen Varianten – die Obst- und Gemüsezufuhr betont (»5 am Tag« sollte unbedingt eingehalten werden). Herkömmliche, auch von den großen Gesellschaften wie der Deutschen Gesellschaft für Ernährung empfohlene Diäten sind im Prinzip »Low Fat«. Die Brigitte-Diät und die Weigth-Watchers-Diät gehören zum Beispiel in diese Gruppe. Das Hauptargument für diese Diätform lautet: Fett hat einen mehr als doppelt so hohen Energieanteil wie Kohlenhydrate – jedes eingesparte Gramm Fett ist daher bezüglich Gewichtsabnahme doppelt so effektiv. Die Vertreter des Low-Carb-Lagers (Begründer: Robert C. Atkins) verweisen hingegen auf einige neuere Studien, in denen durch diese Diätform eine effektivere Gewichtsabnahme erzielt werden konnte. Die Idee dahinter ist folgende: Kohlenhydrate bewirken eine verstärkte Insulinausschüttung → Insulin hält die Fette in ihren Depots und führt zudem zur Blutzuckersenkung → das Hungergefühl wird verstärkt, ein Effekt der unerwünscht ist und vorzeitig zur erneuten Nahrungsaufnahme führt. Ein Variante von Low Carb, die Glyx-Diät, setzt daher auf das Weglassen freier Zucker, die schnell ins Blut gelangen (sogenannter hoher glykämischer Index) und den Insulinspiegel rasch und stark ansteigen lassen. Low Carb ist einfach durchzuführen, was ein eindeutiger Vorteil ist: Im Prinzip werden nur die Basis der Ernährungspyramide (Brot, Getreideflocken, Reis, Nudeln und Kartoffeln) und deren Spitze (Süßigkeiten, Süßspeisen und Kuchen) deutlich reduziert oder gar weitgehend weggelassen.

Viel wichtiger als diese Überlegungen ist es jedoch, sich vor Augen zu halten, dass es letztlich immer nur auf das Verhältnis von Kalorienzufuhr und Kalorienverbrauch ankommt, wenn wir über Gewichtskontrolle sprechen. Solange der Streit zwischen Low Fat und Low Carb nicht durch die Ergebnisse aussagekräftiger Studien beigelegt ist, gilt daher: Jede Diät ist nur so gut, wie sie eingehalten werden kann. Die persönliche Präferenz ist also entscheidend (siehe auch »Reduktionsdiäten« unter »Nützliche Internetadressen« im Anhang). Und noch einmal, weil es nicht oft genug betont werden kann: ohne Bewegungsprogramm keine dauerhafte Gewichtsreduktion.

Der Einsatz von Medikamenten wie Sibutramin (z.B. Reductil®) oder Orlistat (z.B. Xenical®) zur Gewichtsreduktion kommt wegen der möglichen Nebenwirkungen nur im Rahmen einer ärztlich verordneten Therapie bei Adipositas (BMI > 30) in Frage. In Kürze wird in Deutschland die Zulassung des neuen Appetithemmers Rimonabant (z.B. Acomplia®) erwartet. Da dieses Medikament nicht nur die Lust auf Essen, sondern auch die auf Nikotin hemmt, soll es insbesondere zur Raucherentwöhnung eingesetzt werden und gleichzeitig die häufig damit verbundene Gewichtszunahme verhindern.

Bleiben noch die Nahrungsergänzungsmittel und Functional Food. Hier lautet das Fazit der im Kapitel »Brauchen wir Nahrungsergänzungsmittel?« gewonnenen Erkenntnisse:

- Wer die fünf Portionen Obst und Gemüse pro Tag nicht schafft, kann das durch ein *naturnahes* Nahrungsergänzungsmittel ausgleichen.
- Alle Menschen über 40 sollten zusätzlich 500 (bis 1000) Milligramm Kalzium und 500 Einheiten Vitamin D zu sich nehmen (nach Ausschluss eines erhöhten Kalziumwertes).
- Jeder Erwachsene mit einer vergrößerten Schilddrüse sollte täglich 150 Mikrogramm Jod zu sich nehmen (nach Aus-

schluss einer dagegen sprechenden Schilddrüsenerkrankung), Schwangere sogar 200 Mikrogramm.

- Bei erhöhtem Homozysteinspiegel sollte eine Kombination aus Folsäure, Vitamin B_6 und Vitamin B_{12} eingenommen werden.
- Wer keinen Fisch isst, der sollte ein Fischölpräparat einnehmen.
- Functional Food ist nur als Ergänzung anderer präventiver und therapeutischer Maßnahmen sinnvoll. Sicher nachgewiesen ist nur der cholesterinsenkende Effekt von Pflanzensterinen.

Bewegung

Kein modernes Präventionskonzept ohne ein regelmäßiges Bewegungsprogramm. So viel ist nach allem bisher Gesagten sicher. Doch ähnlich wie bei der Ernährung sehen wir uns auch hier einem Bombardement aus zum Teil widersprüchlichen Informationen und Empfehlungen ausgesetzt, was denn der richtige Weg sei. Mancher zieht daraus die Konsequenz, lieber sein Leben als Couchpotatoe fortzusetzen, als sich zu verausgaben und dennoch etwas Falsches zu tun. Die Sache ist aber letztlich gar nicht so kompliziert und buchstäblich der Mühe wert. Mit Sichverausgaben hat sie ohnehin wenig zu tun.

Meine persönliche Empfehlung

Wenn Sie über 40 sind, halte ich es für notwendig, einen Bluthochdruck und eine fortgeschrittene Verengung der Herzkranzgefäße auszuschließen, bevor Sie sich körperlich in bis dahin ungewohnter Weise belasten. Neben der mindestens zweimaligen Blutdruckmessung sollte also auch ein Belastungs-EKG durchgeführt werden. Im Fall der körperlichen Bewegung ist somit das Vorschalten des 1. Präventionsmoduls nicht nur tendenziell besser, sondern eindeutig anzuraten, um vor bösen Überraschungen sicher zu sein.

Wie viel Bewegung? Welche Bewegung? Es ist schon sehr viel damit getan, an drei, besser an vier, am besten an fünf Tagen der Woche ein leichtes *Ausdauertraining* in seinen Tagesablauf zu integrieren. Das gelingt am besten, wenn man sich hierfür immer das gleiche Zeitfenster freihält. So ist das Training nicht jedes Mal ein neuer Angang, sondern bald Normalität. 30 Minuten pro Trainingseinheit reichen aus, 45 Minuten sind ideal. Anders gesagt: dreimal 30 Minuten pro Woche sind das Minimum, fünfmal 45 Minuten pro Woche das Optimum. Je nach persönlicher Vorliebe kann man einfach nur zügig spazierengehen, joggen, walken, schwimmen oder Rad fahren. Wer es technischer mag und auch noch genau wissen möchte, wie viel er geleistet hat, bevorzugt Fahrradergometer, Crosstrainer, Ellipsentrainer, Stepper oder Laufband, entweder zu Hause oder im Fitnessstudio. Allerdings wird die Kalorienzahl von den meisten Geräten etwas zu optimistisch berechnet, gehen Sie von etwa 500 Kilokalorien pro Stunde aus. Alle genannten Aktivitäten stehen gleichberechtigt nebeneinander, wichtig ist, dass man sich nicht verausgabt. Sprechen sollte auch während des Ausdauertrainings möglich sein. Gerade am Anfang wird hier aus falschem Ehrgeiz gerne übertrieben, doch »viel hilft viel« ist in diesem Fall die falsche Devise. Der zweite entscheidende Punkt ist, dass das Training nicht nur sporadisch absolviert wird. Nur die Regelmäßigkeit bringt etwas, wie ich mich nicht scheue zu wiederholen.

Für diejenigen, die wissen möchten, wie stark sie sich genau belasten sollen, gibt die Messung der Pulsfrequenz einen sehr guten Anhaltspunkt. Jeder Mensch hat nämlich seine eigene optimale Pulsfrequenz, bei der:

- er im aeroben Bereich liegt (er trainiert also nicht so hart, dass die in den Körper aufgenommene Sauerstoffmenge nicht mehr ausreicht) und
- das Verhältnis von Fett- und Kohlenhydratverbrennung optimal ist.

Man ermittelt diese optimale Pulsfrequenz durch eine sportmedizinische Leistungsdiagnostik, welche die Messung des Laktats unter Belastung (Ermittlung der sogenannten anaeroben Schwelle) und eine Spiroergometrie beinhaltet (Ermittlung des idealen Verhältnisses zwischen Kohlenhydrat- und Fettverbrennung). Wiederum ist es also sinnvoll, das 1. Präventionsmodul vorzuschalten. Kennt man dann seine eigene optimale Pulsfrequenz, kann man sich einen Pulsmesser besorgen und bei seinem Ausdauertraining stets diesen Wert einhalten.

Einige Menschen schaffen es trotz aller guten Vorsätze nicht allein, ihren inneren Schweinehund zu überwinden. Sie sind auf Motivation von außen angewiesen, um sich zu körperlicher Bewegung aufzuraffen. Wenn Sie zu diesen Menschen gehören, sollten Sie zumindest am Anfang ein professionelles Bewegungscoaching in Anspruch nehmen. Fitnessstudios bieten diesen Service standardmäßig an, in besseren Wellness-Resorts kann man dieses Coaching sogar mit einem Urlaub verbinden. Falls es das Portemonnaie mitmacht, können Sie schließlich die Luxusvariante des »Feuers unterm Hintern« wählen: den Personal Trainer.

Ausdauertraining ist die Grundlage eines jeden körperlichen Bewegungsprogramms. Wie wir im Kapitel »Mit Genuss gesund« gesehen haben, reduziert es das Risiko für Herzinfarkt, Schlaganfall, Krebs, Osteoporose und Demenz. Ein *Krafttraining,* das alle Muskelgruppen ausgewogen anspricht, wirkt dem altersabhängigen Muskelabbau entgegen. Um Verletzungen vorzubeugen, sollten Sie die entsprechenden Übungen auf jeden Fall unter professioneller Anleitung erlernen. Dazu sollten grundsätzlich auch Übungen für einen starken Rücken, der ja bekanntermaßen nicht krank wird, gehören. Sprechen Sie Ihren Betreuer im Fitnessstudio oder Ihren Personal Trainer gezielt darauf an, ob er die entsprechenden Übungen beherrscht. Insgesamt sollten Sie zusätzlich zum Ausdauertraining zweimal 20 Minuten pro Woche Übungen zur Kräftigung der Muskulatur anschließen. Dazu kommt eine kurze Aufwärmzeit, denn Sie sollten das Training nicht mit »kalten Muskeln« beginnen.

Wer dann noch Lust auf Bewegung hat, kann bei einer Sportart seiner Wahl, die möglichst komplexe Bewegungsabläufe beinhalten sollte, seine *Koordination* trainieren, die für die Sturzprävention im Alter sehr wichtig ist. Sportarten, die diesen Anspruch erfüllen, sind unter anderem Golf, Tennis und Skifahren. Feste Zeiten sind hier nicht notwendig, es sei denn, man strebt bei einer dieser Sportarten nach höheren Ehren.

Rauchen

Kommen wir nun zum Thema Rauchen (überzeugte Nichtraucher können dieses Kapitel überspringen und auf Seite 227 weiterlesen). Über die Schädlichkeit dieser Sucht haben andere und auch ich in diesem Buch bereits genug Worte verloren. Die Quintessenz ist klar: Rauchen ist mit dem Präventionsgedanken vollkommen unvereinbar. Und durch keine andere Maßnahme können Sie gesundheitlich so viel für sich tun wie durch die Beendigung des Tabakkonsums! Die Mechanismen der Zigarettensucht sind jedoch so perfide, dass diese klare Erkenntnis für viele Menschen nur allzu schwer in diese einzig mögliche Verhaltensweise umzusetzen ist: rauchfrei zu leben. Raucher setzen ihren Konsum ungeachtet aller Warnungen vor allem aus zwei Gründen fort:

- Echte Nikotinsucht, das heißt, das akute Verlangen nach einer Zigarette, wenn die letzte »zu lange« zurückliegt (»zu lange« kann auch »fünf Minuten« bedeuten), ist übermächtig.
- Die tief verankerte Überzeugung, dass Rauchen letztlich etwas Positives darstellt, etwas Glamouröses, Cooles, Gemütliches, Soziales, Beruhigendes, den Moment Erhöhendes usw. Damit geht die Idee einher, dass nicht mehr zu rauchen das Leben dauerhaft schlechter und grauer machen und einem viele schöne Momente stehlen würde.

Die meisten Menschen glauben, es sei in erster Linie die Nikotinsucht, die sie immer wieder zur Zigarette greifen und alle ihre Versuche aufzuhören scheitern ließe. Die Perfidie der Zigarettensucht, wie ich sie bewusst nenne, liegt jedoch gerade im zweiten Punkt. Genährt durch unzählige Vorbilder in der eigenen Umgebung und in den Medien und gezielt verstärkt durch die Werbungs- und Verharmlosungsstrategie der Tabakindustrie ist das Rauchen bei vielen Menschen zu einem elementaren Baustein ihrer Lebensphilosophie geworden. Das Buch »Die Zigarette« von Cristina Peri Rossi schildert eindrucksvoll die Raucherbiografie der Autorin, die – trotz ihrer vom Tabak zersetzten Lunge – nicht aufhören kann, das Loblied dieses Lasters zu singen. Andere Lehren hat Joe Esterhaz, der Drehbuchautor von »Basic Instinct« aus seiner Sucht gezogen, die ihn schließlich an Lungenkrebs hat erkranken lassen. Inzwischen bereut er zutiefst, durch seine von Sharon Stone verkörperte Glorifizierung des Rauchens den vorzeitigen und qualvollen Tod von Millionen Menschen mitverursacht zu haben.

Mit dem Rauchen aufzuhören wird Ihnen nur gelingen, wenn Sie es wirklich in Ihrem tiefsten Inneren wollen. Und dazu gehört die ebenso tief verwurzelte Überzeugung, dass Ihr Leben ohne Zigaretten besser sein wird als mit Zigaretten. Dass die Zigarette eine als Freundin getarnte, hinterhältige Feindin ist. Eine Verräterin, die es auf Ihre Gesundheit und Ihr Leben abgesehen hat. Bei manchen muss diese Überzeugung erst reifen, emotional verankert werden, die Illusion von den Vorteilen des Rauchens nach und nach zurückdrängen. Anhand des folgenden kleinen Tests können Sie prüfen, wo Sie sich selbst auf diesem Weg befinden. Kreuzen Sie einfach an, welche Aussage *am ehesten* auf Sie zutrifft:

1. Mir ist inzwischen klar geworden, dass die Nachteile des Rauchens die Vorteile bei weitem überwiegen. Schon mehrmals habe ich versucht aufzuhören, aber in Stresssituationen oder auf Partys immer wieder angefangen.
2. Ich rauche gern, will jedoch wegen der Schädlichkeit des Rauchens irgendwann aufhören. Noch ist der Zeitpunkt nicht gekommen, ich versuche aber schon einmal zu reduzieren. Vielleicht werde ich auch nur Gelegenheitsraucher.
3. Ich rauche gern und ich will weiterrauchen. Rauchen mag zwar gesundheitsschädlich sein, der Genuss überwiegt jedoch. Dieser Genuss ist es mir wert, ein paar Jahre früher zu sterben.

Wenn Sie die erste Antwort angekreuzt haben, hat Ihr Trugbild vom guten Rauchen bereits erhebliche Risse bekommen. Sie sind auf dem besten Weg, sehr bald rauchfrei zu leben. Versuchen Sie, das Rauchen in ihrem Gehirn noch fester mit der auf knallharten Tatsachen beruhenden Idee von Giftigkeit und Schädlichkeit zu koppeln. Machen Sie sich klar, wie sehr Ihre positiven Vorstellungen vom Rauchen auf Illusionen beruhen, die von der Tabakindustrie gewünscht und manipulativ herbeigeführt werden (kann es wirklich sein, dass die eine Zigarette etwas mit Cowboy-Freiheit, die andere etwas mit französischer Lebensart und die dritte etwas mit nordischem Nonkonformismus zu tun hat?). Wenn Sie die zweite Antwort angekreuzt haben, fragen Sie sich, wie lange Sie noch warten wollen. Was soll genau passieren, wie viel Schaden möchten Sie in Ihrem Körper noch anrichten, ehe Sie reagieren? Wer die dritte Antwort angekreuzt hat, gehört – noch – zum Heer der Unverbesserlichen. Das ist zu respektieren. Dieser Gruppe gebe ich nur eine Sache zu bedenken: Ich habe kaum einen Patienten getroffen, der – vom Lungenkrebs gezeichnet – diese Haltung weiter vertreten hat.

Wer sich nach der Lektüre dieses Buches dazu entschließt, endgültig rauchfrei leben zu wollen, der muss es nun umsetzen. Immer mehr Menschen gelingt das einfach so, hier leistet die fortschreitende soziale Ächtung des Rauchens ganz sicher einen entscheidenden Beitrag. Ich selbst bin zwar kein Anhänger der zum Teil an Hexenjagd erinnernden Anti-Raucher-Szenarien. Die Entwicklung hat jedoch eine Eigendynamik entwickelt, die wie der Übergang von der Kutsche zum Auto oder wie die Globalisierung unaufhaltsam fortschreitet. Da diese Entwicklung bewiesenermaßen inhaltlich stimmig ist, schließt man sich ihr besser an, solange sie nicht zu Mitteln der Diskriminierung greift. Wem es allerdings trotz sozialen Drucks und trotz des eigenen Wunsches allzu schwer fällt, ganz alleine mit dem

Rauchen aufzuhören, der sollte professionelle Unterstützung in Anspruch nehmen (siehe »Nützliche Internetadressen« im Anhang). Welche Methode dabei für Sie in Frage kommt, hängt davon ab, ob es Ihnen eher an Überzeugung und am Willen mangelt, wirklich aufhören zu wollen, oder ob Sie eher konkrete Entzugssymptome befürchten.

Im ersten Fall hat sich die Easyway-Methode von Allen Carr als sehr erfolgreich erwiesen. Sie beruht darauf, die Botschaft »Rauchfrei positiv – Rauchen negativ« im Gehirn zu verankern. Auch die Hypnose leistet auf diesem Gebiet Gutes, wobei es hier vorwiegend darum geht, das Rauchen nachhaltig mit negativen Emotionen zu koppeln.

Erst wenn der Wille, endgültig mit dem Rauchen aufzuhören, wirklich und ehrlich vorhanden ist, ist es sinnvoll, sich dem akuten Nikotinentzug der ersten rauchfreien drei bis vier Wochen zu stellen. Hier können helfen:

- Nikotinpflaster
- Akupunktur
- Bupropion (Zyban®), ein rezeptpflichtiges Antidepressivum

Eine interessante Gruppe sind diejenigen, die sich selbst als Gelegenheitsraucher bezeichnen. Sie sind überzeugt, den goldenen Mittelweg zwischen Genuss und Gefahr gefunden zu haben. Gehören Sie auch dazu? Wirklich? Dann machen Sie doch den nachfolgenden kleinen Test. Beantworten Sie die Aussagen – ehrlich! – mit »trifft auf mich zu« oder »trifft nicht auf mich zu«:

	Trifft zu	Trifft nicht zu
Es gibt keine einzige Situation, die bei mir fest mit einer Zigarette gekoppelt ist, zum Beispiel die Tasse Kaffee am Nachmittag oder ein Essen im Restaurant.		
Es kommt immer wieder vor, dass ich mal eine ganze Woche nicht rauche. In dieser Woche fühle ich mich nicht schlechter als sonst.		
Es kommt vor, dass ich Zigaretten im Haus habe und sie einige Tage nicht anrühre.		
Es kommt immer wieder vor, dass ich keine Zigaretten im Haus habe.		
Ich rauche im Durchschnitt weniger als eine Zigarette pro Tag.		
Ich verspüre niemals das brennende Verlangen nach einer Zigarette. Ich bin niemals frustriert, weil ich nicht rauchen kann oder darf.		

Nur wenn *alle* diese Aussagen auf Sie zutreffen, sind Sie ein echter Gelegenheitsraucher und damit ein Angehöriger einer sehr, sehr seltenen Spezies (bei Zigarren- und Pfeifenrauchern findet man dieses Phänomen etwas häufiger). Wie gefährdet Sie dann wirklich sind, ist wissenschaftlich schlecht untersucht. Ein kleines Restrisiko bleibt demnach. Wenn Sie aber zugeben müssen, dass auch nur eine einzige der oben gemachten Aussagen nicht auf Sie zutrifft, dann sind Sie ein »normaler« Raucher und sollten in Ihrem ureigensten Interesse an Ihrer Überzeugung arbeiten, wie sinnlos und schädlich das Rauchen ist und welche enormen Vorteile Ihnen ein rauchfreies Leben bietet.

Meine persönliche Empfehlung

Durchhalten ist für die meisten das Schwierigste. Da hat man es geschafft, zwei oder drei Monate rauchfrei zu leben, der Husten ist längst zurückgegangen, man fühlt sich leistungsfähiger, selbst der Teint wirkt schon wieder frischer und jugendlicher. Und dann sitzt einem die Freundin gegenüber und zündet sich in aller Ruhe eine Zigarette an, als wäre nichts dabei. Womöglich bietet Sie Ihnen auch eine an, und reagiert auf Ihre Ablehnung mit einer Bemerkung à la »Die Exraucher sind die Schlimmsten«. Wie sollen Sie da nicht schwach werden? Nun, hier ist die schon beschriebene Manipulationsmaschinerie am Werk, die Sie mit allen Kräften wieder zum Rauchen bewegen will und deren ausführendes Organ in diesem Fall selbst Ihre beste Freundin oder Ihr bester Freund sein kann. Da hilft nur effektive Gegenmanipulation. Und diese darf selbst vor scheinbar primitiven Methoden nicht zurückschrecken. Jedes Mittel sollte Ihnen jetzt recht sein, um diesen Moment rauchfrei zu überstehen und den Sieg davonzutragen. Schalten Sie also auf ein radikales Ego-Programm. Kultivieren Sie Ihr Überlegenheitsgefühl. Halten Sie sich für etwas Besseres, weil Sie nicht mehr rauchen. Bemitleiden Sie Ihr Gegenüber im Stillen, weil sie oder er das Rauchen noch nötig hat. Schon nach wenigen Sekunden wird das Verlangen abebben und Sie können Ihre Beziehung souverän fortsetzen. Man muss Ihnen von diesen Gedanken ja nichts anmerken.

Sex

Wir haben bereits festgestellt, dass jeder so viel Sex haben soll, wie er möchte, und nicht, wie andere es ihm suggerieren. Doch natürlich klafft manchmal eine Lücke zwischen Wunsch und

Wirklichkeit. Für Frauen können die Wechseljahre auch auf sexuellem Gebiet einen erheblichen Einschnitt darstellen. Durch das plötzliche Absinken der Östrogenspiegel kommt es zu einer mehr oder minder ausgeprägten Atrophie (Abbau) der Genitalschleimhäute. Die damit einhergehende Scheidentrockenheit kann den Geschlechtsverkehr unangenehm werden lassen oder gar zu Schmerzen beim Verkehr führen. Zudem schwächt sich mit den sinkenden Östrogenspiegeln das Gefühl ab, eine sexuell begehrenswerte Frau zu sein. Dies wird durch den Verlust des verjüngenden Östrogeneffekts auf Haut und Haare noch verstärkt. In sexueller und auch in kosmetischer Hinsicht wäre die Östrogenersatztherapie nach den Wechseljahren daher uneingeschränkt zu befürworten. Leider ist die Situation aber etwas komplexer, wie wir im Kapitel »Hormone auf dem Prüfstand« gesehen haben. Östrogene haben eben auch nachteilige Wirkungen. Die sich daraus ableitenden konkreten Empfehlungen werde ich beim »3. Präventionsmodul« gesondert besprechen.

Die reine sexuelle Lust (Libido) ist bei Frauen weniger von den Östrogenen als vielmehr von den Androgenen abhängig. Das männliche Geschlechtshormon Testosteron kommt auch bei Frauen vor, allerdings in einer zehnmal niedrigeren Konzentration. Da Testosteron eine Vorstufe des Östrogens ist, fällt es im Rahmen der Östrogenproduktion in den Eierstöcken immer mit an. Eine zweite Testosteronquelle für die Frau sind die Nebennieren. Aus dem dort gebildeten Antistresshormon DHEA kann nämlich Testosteron gebildet werden.

Nach den Wechseljahren versiegt mit der Östrogenproduktion in den Eierstöcken auch die Bildung von Testosteron. Bleibt also nur noch DHEA aus der Nebenniere. Da auch der DHEA-Spiegel langsam, aber sicher absinkt, entsteht bei Frauen mit zunehmendem Alter ein Androgenmangel. Diesen kann man durch DHEA-Gaben ausgleichen und so tatsächlich eine Stärkung der Libido erreichen. Allerdings gibt es auch beim DHEA mehr zu bedenken als den rein sexuellen Aspekt, daher werde ich mich den konkreten Empfehlungen zur DHEA-Substitution ebenfalls beim »3. Präventionsmodul« gesondert widmen.

Die männliche Sexualität mag von außen betrachtet einfacher gestrickt sein, die im Körper ablaufenden Prozesse sind aber nicht minder kompliziert als bei der Frau. Die Libido ist auch beim Mann im Wesentlichen hormongesteuert. Weniger überraschend als bei der Frau ist die zentrale Rolle des Testosterons für die Libido. Da der männliche Testosteronspiegel aber nach dem 30. Lebensjahr um etwa ein Prozent pro Jahr absinkt, wird irgendwann eine individuelle Schwelle unterschritten, unterhalb derer eine normale Sexualität nicht mehr möglich ist. Einige unterschreiten diesen Schwellenwert schon mit 50, andere mit 70 und wieder andere nie. Die letzten vom hochbetagten Pablo Picasso gemalten Bilder lassen an expliziter Sexualität nichts zu wünschen übrig und bezeugen, dass er zur dritten Gruppe gehörte. Eine Testosterontherapie kann den in dieser Hinsicht weniger Glücklichen helfen, ihre Libido wiederzuerlangen, muss aber wie jede andere Hormontherapie auch sorgfältig abgewogen werden (siehe »3. Präventionsmodul«).

Bekanntlich ist die Libido für die männliche Sexualität zwar notwendig, aber keineswegs hinreichend. Ohne eine gewisse Erektionsfähigkeit ist für den Mann keine genussvolle Sexualität möglich. Und die ist nicht einfach nur hormongesteuert, ganz im Gegenteil: Testosteron bewirkt in dieser Hinsicht erstaunlich wenig. Impotenz oder – moderner ausgedrückt – erektile Dysfunktion beruht vielmehr auf einem mangelnden Blut-

zufluss in den Penis, meist aufgrund von arteriosklerotischen Veränderungen, und/oder auf einem zu schnellen Blut*abfluss* aus dem Penis. Letzterer ist eine Folge davon, dass der Verschlussmechanismus, der den Abfluss des Blutes aus dem Schwellkörper verhindert, altersbedingt schlechter funktioniert. Die erektile Dysfunktion mag eine zusätzliche psychische Komponente haben, diese ist aber häufiger bei jüngeren Männern anzutreffen. Im Alter überwiegen die organischen Ursachen, die allenfalls psychisch verstärkt werden können (Versagensangst). Die Behandlung der erektilen Dysfunktion ist in den letzten Jahren revolutioniert, nein: erst ermöglicht worden durch die Einführung der PDE5-Hemmer (Phosphodiesterase-Typ-5-Hemmer). Die Phosphodiesterase ist uns beim Kaffee schon begegnet, Koffein hemmt den Typ 5 aber nur marginal. Andernfalls hätte der Kaffeemarkt wohl nicht mit dem Problem des allgemeinen Preisverfalls zu kämpfen.

Die männliche Libido ist hormongesteuert, Erektionsprobleme haben organische Ursachen.

Selektive PDE5-Hemmer wie Viagra®, Levitra® oder Cialis® verbessern hingegen den Blutzufluss in den Schwellkörper des Penis und führen somit zu einer Verbesserung der Erektionsfähigkeit. Interessant ist die Entwicklungsgeschichte von Viagra®, die eigentlich eher die Geschichte einer zufälligen Entdeckung ist. Sildenafil, der Inhaltsstoff von Viagra®, wurde nämlich ursprünglich für Patienten mit koronarer Herzkrankheit (Verengung der Herzkranzgefäße) entwickelt. Es sollte bei diesen Patienten die Durchblutung des Herzens verbessern. Man führte eine entsprechende Studie durch, doch die Erfolge waren mäßig. Auffällig war jedoch, dass die männlichen Teilnehmer an der

Studie ihre Studienmedikation nicht zurückgeben wollten. Nach näherem Befragen rückten sie mit der Wahrheit heraus: Viele hatten während der Studie erstmals wieder normale Erektionen gehabt. Der Sache wurde nachgegangen und schon wenige Jahre später schrieb der Pharmakonzern mit dem Potenzmittel Viagra® eine Erfolgsgeschichte, die dem Herzmedikament Viagra® wohl kaum in gleichem Maße beschieden worden wäre.

PDE5-Hemmer sind im Prinzip sichere Medikamente, solange die Behandlung richtig durchgeführt wird. Sie sollten immer von einem Arzt verordnet werden, der mögliche Risiken richtig einschätzen kann. Bei Patienten mit Herzkrankheiten ist das lebensnotwendig. Niemals dürfen PDE5-Hemmer mit bestimmten Herzmedikamenten, vor allem Nitraten, kombiniert werden, da unter dieser Kombination die bekannten Todesfälle nach Viagra®-Einnahme aufgetreten sind. Richtig eingesetzt, können nach Einnahme von PDE5-Hemmern lediglich harmlose Nebenwirkungen wie Gesichtsrötung, verstopfte Nase oder leichte Verdauungsstörungen auftreten. Die Vertreter der Gruppe unterscheiden sich in der Wirkdauer (etwa vier bis zehn Stunden bei Viagra® und Levitra®, bis zu 36 Stunden bei Cialis®) und im individuellen Nebenwirkungsprofil. Einige vertragen Viagra® am besten, andere Levitra® und wieder andere Cialis®. Insofern muss nach der »Versuch und Irrtum«-Methode vorgegangen werden.

Für viele Männer und damit für viele Paare haben Viagra® und Nachfolgepräparate eine erfüllte Sexualität auch im fortgeschrittenen Alter wieder ermöglicht. Zudem wurde die erektile Dysfunktion nicht zuletzt dank Viagra® aus der Tabu-Ecke geholt. Das kann aber nicht darüber hinwegtäuschen, dass es sich bei den PDE5-Hemmern um Medikamente handelt, die nicht weniger, aber eben auch nicht mehr bieten als eine rein mechanische Lösung des Problems »erektile Dysfunktion«. Viele Männer erwarten von Viagra® auch eine Steigerung der Libido – zumal PDE5-Hemmer fälschlicherweise auch als Lustpillen bezeichnet werden – und werden entsprechend enttäuscht. Viele Frauen sehen sich mit einer recht unspontanen Form der Sexualität konfrontiert, die ihre eigene Lust nicht eben steigert. Urologen empfehlen älteren Männern daher inzwischen die regelmäßige Einnahme eines PDE5-Hemmers, also ganz unabhängig davon, ob ein sexueller Kontakt geplant ist oder nicht. Inzwischen gibt es auch Hinweise darauf, dass eine solche Dauerbehandlung das Altern des Penis, sprich der komplexen Zufluss- und Abflussregulation, aufhalten kann. Eine solche Dauerbehandlung sollte allerdings immer sowohl mit einem Urologen als auch mit dem Präventionscoach abgesprochen werden.

Auf anderen Gebieten der Sexualität ist man noch nicht so weit wie bei der Mechanik der erektilen Funktion. So fehlen bei beiden Geschlechtern Alternativen zur Hormonbehandlung, wenn über eine zu geringe Libido geklagt wird. Die Suche nach einem »Viagra® für Frauen« ist bisher ebenfalls erfolglos geblieben. Vielleicht sollten wir parallel aber auch die natürlichen Methoden zur Verbesserung der Sexualfunktion besser nutzen. So belegen mehrere Studien eine eindeutige Verbesserung der Erektionsfähigkeit bei regelmäßiger Bewegung. Eine kleine Einschränkung muss hier nur beim Fahrradfahren gemacht werden: Die Kompression der Dammregion durch den Fahrradsattel kann dazu führen, dass auch die den Penis versorgenden Arterien abgedrückt werden, das kann zu einer Verschlechterung der erektilen Funktion führen. Bei Frauen führt regelmäßige Bewegung ebenfalls zu einer verbesserten Durchblutung der Beckenregion, sexuelle Lust und Orgasmusfähigkeit können durch spezielle Beckenbodengymnastik verstärkt werden.

Rauchfreiheit sorgt bei beiden Geschlechtern für eine bessere Sexualfunktion. Nikotin senkt direkt im Gehirn das sexuelle Verlangen (und wird von einigen daher auch als regelrechter Sex-Ersatz verwendet) und das Rauchen hat über gefäßschädigenden Effekte hinaus eine verminderte Durchblutung der Beckenregion zur Folge.

Es zeigt sich also: Das Prinzip guter Prävention, mehrere Fliegen mit einer Klappe zu schlagen, schließt auch die Sexualität mit ein.

Schlaf

Beim Thema Schlaf schlage ich vor, ein ähnlich unverkrampftes Verhältnis zu entwickeln, wie ich es weiter oben für die Sexualität empfohlen habe. Jeder hat hier seine persönliche Wohlfühldosis, so reicht die Spanne von fünf bis zehn Stunden. Auch hat jeder seine eigenen Zeitpräferenzen – dabei ist nicht der Schlaf vor Mitternacht wichtig, sondern grundsätzlich sind dies die ersten Schlafstunden, die allerdings immer ungefähr zur gleichen Nachtzeit angesiedelt sein sollten. Und nicht zuletzt gehört es eben auch dazu, loslassen zu können. Überhaupt sollten bei Schlafproblemen in jedem Fall erst einmal die bekannten allgemeinen Maßnahmen ergriffen werden, ehe man anfängt, Medikamente zu schlucken. Zu diesen zählen:

- keine koffeinhaltigen Getränke nach 17 Uhr
- ein leichtes Abendessen mit maximal einem Glas Wein oder Bier
- zwei Stunden vor dem geplanten Einschlafen keine sportlichen Aktivitäten und keine problembehafteten Tätigkeiten

- Abendspaziergang
- Lesen statt Fernsehen direkt vor dem Schlafen; besonders schädlich ist das Zappen durch die Fernsehkanäle, das uns im wahrsten Sinne des Wortes nicht abschalten lässt

Erst wenn diese Maßnahmen keine Wirkung zeigen, sollte man seinen Arzt konsultieren. Zunächst kann ein Versuch mit Melatonin sinnvoll sein, manchmal kommt man auch um die Gabe von stärkeren Schlafmitteln nicht herum. Dies darf aber nur unter ärztlicher Aufsicht und nur vorübergehend geschehen, da die üblichen Schlafmittel abhängig machen, vor allem aber die Schlafarchitektur und die Denkfähigkeit am Folgetag negativ beeinflussen können. Bei anhaltenden Schlafstörungen ist eine Untersuchung in einem Schlaflabor sinnvoll (siehe »Nützliche Internetadressen« im Anhang).

Sonne und andere Strahlen

Aktive Prävention schließt selbstverständlich auch Strahlenschutz mit ein. Und dabei steht der Schutz vor UV-Strahlen für den Einzelnen absolut im Vordergrund. Hierfür gibt es ein paar einfache Verhaltensregeln:

- Tagespflege sollte immer UV-Schutz enthalten
- bei direkter Sonnenexposition UV-Schutz mit hohem Faktor (mind. 20) wiederholt auftragen
- Vermeidung von ausgiebigen Sonnenbädern
- nicht ins Solarium gehen (das hier angewendete UVA-Licht verursacht zwar seltener Sonnenbrand, dringt aber in die tieferen Schichten ein und kann Alterung und Krebsentstehung fördern)
- tagsüber draußen Sonnenbrille tragen, auch im Winter (erstens ist die Augenpartie besonders sonnenempfindlich, zwei-

tens wird UV-Licht auch als eine Ursache der Makuladegeneration diskutiert)

Um die radioaktive Strahlenbelastung möglichst gering zu halten, gelten diese Empfehlungen:

- Zimmer regelmäßig lüften (das radioaktive Gas Radon macht einen Gutteil der Grundradioaktivität aus und findet sich vor allem in Innenräumen)
- häufige Flugreisen vermeiden
- bei medizinischen Untersuchungen aktiv nach strahlungsfreien Alternativen fragen (Sonografie, Magnetresonanztomografie)

3. Präventionsmodul: Medikamente und Hormone

Vorweg ein wichtiger Hinweis: Wenden Sie die im Folgenden ausgesprochenen Empfehlungen *niemals alleine*, das heißt ohne Ihren Präventionscoach an. Für das 3. Präventionsmodul ist ein vorheriger Arztbesuch *unerlässlich*. Ich sage dies deshalb so deutlich, weil sich die unter diesem Modul aufgeführten Medikamente und Hormone auch über das Internet bestellen lassen, und zwar zunehmend rezeptfrei, also unter Umgehung des Arztbesuches. Erliegen Sie dieser Versuchung nicht, denn es handelt sich um hochwirksame Substanzen, bei denen erwünschte und unerwünschte Effekte sorgfältig gegeneinander abgewogen werden müssen. Es sind keine Vitaminpillen aus dem Supermarkt.

Und so soll es hier auch nicht darum gehen, Ihnen bestimmte Medikamente und Hormone zu empfehlen oder gar aufzuschwatzen. Nein, dieser Abschnitt soll Sie darauf vorbereiten, Ihrem Präventionscoach informiert zu begegnen, ganz im Sinne des mündigen Patienten oder Kunden (wie Menschen, die aus präventiven Gründen den Arzt aufsuchen, heute richtigerweise genannt werden). Bereiten Sie sich auf das Gespräch gut vor. Wenn Sie mit einem klar formulierten Fragenkatalog zu ihm kommen, wird nicht so leicht etwas vergessen, was in Ihrem persönlichen Fall für die Prävention sinnvoll oder gar lebenswichtig sein könnte.

Medikamente

Konkret sollten Sie Ihren Präventionscoach mit der Frage konfrontieren, ob Sie eines der folgenden Medikamente einnehmen sollten:

- niedrig dosiertes Aspirin
- ein Statin (gebräuchliche Präparate aus dieser Gruppe sind zum Beispiel Simvastatin, Atorvastatin, Pravastatin)
- ein Blutdruckmedikament

Ich wiederhole: Es geht absolut nicht darum, Ihnen eines dieser Medikamente aufdrängen zu wollen. In den allermeisten Fällen reichen die im 2. Präventionsmodul dargestellten Maßnahmen der Lebensstiloptimierung vollkommen aus. Falls aber eines dieser Medikamente bei Ihnen notwendig sein sollte, wäre es schlecht, das im Eifer des Gefechts zu übersehen.

Die tägliche Einnahme eines niedrig dosierten *Aspirinpräparates* (50 bis 100 Milligramm pro Tag) ist zu empfehlen, wenn Sie

- nachgewiesenermaßen arteriosklerotische Veränderungen an Ihren Blutgefäßen haben (das heißt nach einem Herzinfarkt oder Schlaganfall, aber auch, wenn das Ergebnis einer Herzkatheteruntersuchung oder einer Dopplersonografie der Halsgefäße dieses anzeigt) und/oder
- eine Zuckerkrankheit haben (Typ-2-Diabetes) und/oder
- mindestens einen anderen Risikofaktor für Arteriosklerose haben (Bluthochdruck, deutlich erhöhtes Cholesterin, Rauchen) und
- keine Probleme mit dem Magen haben (wiederholte Magenschleimhautentzündungen oder -geschwüre), denn Aspirin kann die Magenschleimhaut angreifen.

Statine sind dann richtig für Sie, wenn Sie

- nachgewiesenermaßen arteriosklerotische Veränderungen an Ihren Blutgefäßen haben (das heißt nach einem Herzinfarkt oder Schlaganfall, aber auch, wenn das Ergebnis einer Herzkatheteruntersuchung oder einer Dopplersonografie der Halsgefäße dieses anzeigt), ganz gleich, wie hoch der Cholesterinwert ist, und/oder
- eine Zuckerkrankheit haben (Typ-2-Diabetes), ganz gleich, wie hoch der Cholesterinwert ist,
- trotz Lebensstiloptimierung einen erhöhten Cholesterinwert haben (LDL-Cholesterin über 130) und mindestens ein weiterer Risikofaktor vorliegt (Bluthochdruck oder Rauchen),
- trotz Lebensstiloptimierung einen deutlich erhöhten Cholesterinwert haben (LDL-Cholesterin über 160), auch ohne dass ein weiterer Risikofaktor vorliegt.

Statine sind gut verträgliche Medikamente, können in Einzelfällen aber zu schweren Muskelschäden führen. Drei Monate nach Beginn einer Statintherapie sollten daher nicht nur das Cholesterin (Ziel: LDL-Cholesterin unter 130, am besten unter 100), sondern auch der Wert des Muskelenzyms Kreatinkinase (CK) kontrolliert werden. Man weiß heute, dass einige der positiven Statineffekte unabhängig von der cholesterinsenkenden Wirkung sind. Deshalb der Zusatz »ganz gleich, wie hoch der Cholesterinwert ist«.

Wenn Ihr Blutdruck zu hoch ist, *muss* er runter. Und da kommen Sie an einem *Blutdruckmedikament* – zunächst – nicht vorbei. Dieses kann in vielen Fällen wieder abgesetzt werden, nachdem Sie Ihren Lebensstil erfolgreich verändert haben. Manchmal ist das schon nach drei Monaten der Fall. Es kann aber durchaus sein, dass Sie eines dieser Medikamente lebenslang brauchen. Es stehen fünf Medikamentengruppen zur Auswahl, die im Prinzip gleichwertig sind, sich jedoch erheblich im Preis unterscheiden (weswegen die Krankenkassen sie mitnichten als gleichwertig ansehen). Nicht selten müssen zwei oder drei dieser Medikamente kombiniert werden, um einen optimalen niedrigen Blutdruck zu erreichen. Die wesentlichen Vor- und Nachteile dieser Medikamente sind in der folgenden Tabelle aufgeführt. Wenn ein behandlungsbedürftiger Bluthochdruck vorliegt, müssen Sie den Blutdruck regelmäßig zu Hause kontrollieren.

Medikamentengruppe	Name (Inhaltsstoff)	Vorteile zusätzlich zur Blutdrucksenkung	Nachteile/Nebenwirkungen
Betablocker	z.B. Atenolol, Metoprolol, Propranolol, Bisoprolol	beruhigende Wirkung, Normalisierung des Pulses bei tachykarden (schnellpulsigen) Herzrhythmusstörungen	Müdigkeit, depressive Verstimmung, Verschlimmerung eines Asthma bronchiale, Erektionsstörungen
ACE-Hemmer	z.B. Captopril, Enalapril, Ramipril	Nierenschutzwirkung bei Diabetikern	trockener Reizhusten (10 %)
AT1-Blocker	z.B. Losartan, Valsartan	Nierenschutzwirkung bei Diabetikern	selten trockener Reizhusten, teuer
Diuretika	z.B. Hydrochlorothiazid, Chlorthalidon	billig	Haut- und Schleimhauttrockenheit (Folge des wassertreibenden Effektes)
Kalziumantagonisten	z.B. Amlodipin, Verapamil, Diltiazem	insgesamt sehr gut verträglich	Gesichtsrötung, Schwellung der Knöchel, Beschleunigung des Pulses (Amlodipin), zu starke Verlangsamung des Pulses (Verapamil, Diltiazem)

Hormone

So, und nun müssen Sie Ihren Präventionscoach noch einmal ins Gebet nehmen und ihn fragen, wie gut er sich mit dem Thema Hormone auskennt. Alle bisherigen Fragen zu Untersuchungsergebnissen, Laborwerten und Medikamenten wird er Ihnen beantworten können. Der Umgang mit Hormonen setzt jedoch ein Spezialwissen voraus, welches normalerweise nur die Ärzte der folgenden Fachrichtungen beherrschen:

- internistische Endokrinologie (für beide Geschlechter; Endokrinologie ist die Lehre von den Hormonen)
- gynäkologische Endokrinologie (für Frauen)
- Urologie mit Zusatzausbildung in Andrologie (für Männer)
- Dermatologie mit Zusatzausbildung in Andrologie (für Männer)

Selbstverständlich gibt es auch praktische Ärzte und Allgemeinmediziner, die sich auf dem Gebiet der Hormone so gut weitergebildet haben, dass Sie bei ihnen auch diesbezüglich gut aufgehoben sind. Ein gutes Vertrauensverhältnis vorausgesetzt, können und sollten Sie direkt fragen, ob Ihr Präventionscoach zu diesen Ärzten gehört oder ob er Sie in Hormonfragen lieber überweisen sollte. In jedem Fall sollte er in der Lage sein, mit Ihnen gemeinsam zu entscheiden, ob Sie ein Kandidat sind für:

- eine Östrogenersatztherapie (Frauen)
- eine Testosteronersatztherapie (Männer)
- eine DHEA-Ersatztherapie (beide Geschlechter)

Melatonin sollte nicht grundsätzlich, sondern nur bei Schlafstörungen thematisiert werden. Zum Thema Wachstumshormon habe ich mich im Kapitel »Hormone auf dem Prüfstand« schon deutlich geäußert. Ich kann an dieser Stelle nur wiederholen, dass ich die Gabe von Wachstumshormon im Rahmen einer Präventiv- und Anti-Aging-Strategie für sehr gefährlich halte und daher grundsätzlich davon abrate.

Die Wechseljahre der Frau stellen auf vielen Ebenen eine ganz besondere Herausforderung dar. Das gilt natürlich insbesondere für die Frage, ob der innerhalb kurzer Zeit erlittene Verlust der Östrogenproduktion ausgeglichen werden soll oder nicht. Jede Frau, die in die Wechseljahre kommt (durchschnittliches Alter in Deutschland: 50 Jahre), steht vor dieser Frage, die sich in dieser Absolutheit bei allen anderen Hormonen keineswegs stellt, da ihre Spiegel wesentlich langsamer, individuell unterschiedlich und dann auch nur partiell abfallen. Bei den Östrogenen ist das anders: Bei *allen* Frauen in den Wechseljahren wird die Produktion binnen weniger Monate fast komplett eingestellt.

Auf keinem anderen Gebiet der Medizin hat in den letzten Jahren ein derart abrupter Kurswechsel stattgefunden wie bei der Frage der Östrogensubstitution. Noch Anfang dieses Jahrhunderts wurde die langfristige Hormonersatztherapie als Standard angesehen. Kaum ein Gynäkologe, der seiner Patientin nicht dazu geraten hätte, bis ins hohe Alter Östrogene einzunehmen, um Herz und Knochen zu schützen, mehr Spaß am Sex zu haben und besser auszusehen. Dann kamen die WHI-Studie und die Eine-Million-Frauen-Studie (siehe Kapitel »Hormone auf dem Prüfstand«). Das hierbei gefundene *leicht* erhöhte Risiko für Brustkrebs, Herzinfarkt und Schlaganfall hat zu einem Umdenken geführt, das in dieser Radikalität nicht gerechtfertigt ist und lediglich dazu beigetragen hat, Millionen von Frauen zu verunsichern (und häufig genug ihre Gynäkologen gleich mit dazu). Eine geradezu einmalige Schwarzweißmalerei griff um sich. Entweder man verdammte Östrogene als

Krebsgifte oder man ignorierte die neuen Studien vollkommen und blieb bei der Überzeugung, dass es sich bei Östrogenen um echte »Jungbrunnen-Hormone« handelte.

Ich bin davon überzeugt, dass der richtige Weg ein anderer ist. Wir können die Ergebnisse der beiden genannten Studien nicht unberücksichtigt lassen. Gleiches gilt aber auch für alle vorangegangenen Studien. Und so sollten wir tatsächlich vom Gießkannenprinzip, nach dem man die Östrogene früher über die Frauen in der Menopause ausschüttete, Abschied nehmen. Der heute gangbare Weg ist der einer individuellen Hormonersatztherapie. Bei jeder Frau sollte sorgfältig zwischen Nutzen und Risiko einer solchen Therapie abgewogen werden. Das kostet Sie und auch Ihren Präventionscoach etwas Zeit, doch diese Zeit sollten Sie sich nehmen, Sie werden es sich für den Rest Ihres Lebens danken.

Relativ einfach ist die Entscheidung, wenn Ihnen der Östrogenmangel ausgeprägte Beschwerden verursacht. Dazu gehören vor allem Hitzewallungen, Schlafstörungen und depressive Verstimmungen. In diesem Fall ist zumindest eine vorübergehende Östrogengabe bei fast jeder Frau gerechtfertigt (Ausnahme: Brustkrebspatientinnen). Durch jährliche Auslassversuche kann dann geprüft werden, ob die Östrogeneinnahme weiterhin notwendig ist.

Gibt es Gründe, die für eine langfristige, das heißt mehr als zwei Jahre dauernde Östrogeneinnahme sprechen (dies sind vor allem weiterbestehende Beschwerden nach Absetzen des Hormons), dann sollte keiner der im Folgenden aufgeführten *Gegengründe* vorliegen:

- Brustkrebs
- Brustkrebs bei Verwandten ersten Grades (Eltern, Geschwistern)

- Rauchen
- Bluthochdruck
- Diabetes
- bereits nachgewiesene Arteriosklerose
- Thrombose in der Vorgeschichte
- genetisch bedingte Thromboseneigung (einfacher Gentest)

Nachdem die Entscheidung für eine Östrogensubstitution getroffen wurde, bleibt häufig die Frage, *wie* sie durchgeführt werden soll. Welches Östrogen? Welche Dosis? Mit oder ohne Gestagen? Zyklisch oder durchgehend? Pflaster, Gel oder Tablette? Welche Kontrollen?

Zu Beginn der Wechseljahre empfiehlt sich zunächst die Einnahme von vier Milligramm 17β-Östradiol*, also dem natürlichen Hauptöstrogen der Frau. Einer der wesentlichen Vorteile des 17β-Östradiols ist seine Nachweisbarkeit. Es lässt sich einfach im Blut messen, so dass Spiegelkontrollen möglich sind. Nach einem Jahr kann die Dosis dann auf zwei Milligramm täglich reduziert werden. Langfristig ist eine Tagesdosis von einem Milligramm anzustreben. Bei einigen Frauen wirken jedoch die aus Pferdeurin isolierten konjugierten Östrogene (z.B. Presomen®, Climarest®, Femavit®) besser, gerade hinsichtlich der psychischen Beschwerden. Ein typisches Dosierungsschema wäre hier: 1,2 Milligramm im ersten Jahr, 0,6 Milligramm im zweiten Jahr, langfristig 0,3 Milligramm.

Ist die Gebärmutter noch vorhanden, *muss* die Östrogentherapie von der Gabe eines Gestagens begleitet sein. Dieses kann zyklisch dazu gegeben werden, doch mehr und mehr setzt sich die durchgehende Einnahme einer fixen Östrogen-Gestagen-

---

* Bei den in diesem Kapitel angegebenen Dosierungen handelt es sich um Richtwerte. Im Einzelfall kann selbstverständlich davon abgewichen werden.

Kombination durch. Dies ist für viele Frauen komfortabler, da keine Menstruationsblutungen mehr auftreten. In puncto Sicherheit ergeben sich jedoch keine Unterschiede zur zyklischen Therapie. Wurde die Gebärmutter entfernt, sollte durchgehend ein reines Östrogenpräparat eingenommen werden.

Es gibt im Übrigen auch keine Hinweise dafür, dass die transdermale (durch die Haut erfolgende) Östrogengabe sicherer ist als die Östrogentablette. Insofern sollte es jeder Frau selbst überlassen bleiben, ob sie ein Pflaster, ein Gel oder eine Tablette vorzieht.

Die hier ausgesprochenen Empfehlungen können natürlich nur Richtwerte sein. Im Einzelfall müssen häufig mehrere Präparate durchprobiert werden, ehe man das findet, was man am besten verträgt. Einige Frauen nehmen zum Beispiel bei bestimmten Präparaten zu, bei anderen dagegen ab. Hier ist eine enge Abstimmung mit dem Gynäkologen gefragt.

Meist müssen mehrere Östrogenpräparate ausprobiert werden, bis man das optimale gefunden hat.

Immer wieder werde ich von meinen Patientinnen gefragt, ob es denn keine ungefährlicheren Alternativen zur klassischen Hormonsubstitution gäbe. Für einige spezifische Beschwerden gibt es sie tatsächlich:

- Stehen Hitzewallungen und/oder depressive Verstimmungen im Vordergrund, so können mit Paroxetin (z.B. Seroxat®, Tagonis®), einem Medikament aus der Gruppe der Psychopharmaka, gute Erfolge erzielt werden. Es ist verschreibungspflichtig und muss daher vom Arzt verordnet werden.
- Sind depressive Verstimmungen das Hauptproblem, kann ein Versuch mit einem Johanniskrautpräparat unternommen werden.

- Bei nur leichten Wechseljahrsbeschwerden können pflanzliche Östrogene (Phytoöstrogene) wirksam sein. Sie finden sich im Nachtkerzenöl, im Rotklee und in Sojaprodukten. Sie sind nicht mit den Risiken der klassischen Östrogene belastet, allerdings auch nur einen Bruchteil wo wirksam. Wer heftige Wechseljahrsbeschwerden damit angehen will, wird daher meist enttäuscht.
- Bei sexuellen Störungen (Scheidentrockenheit, Schmerzen beim Geschlechtsverkehr) helfen lokal angewandte Östrogene meist sehr gut. Sie sind zum Beispiel als Scheidenzäpfchen oder als Vaginalring erhältlich. Die Östrogenkonzentrationen im Blut bleiben dabei niedrig, so dass die Risiken der klassischen Hormontherapie vermieden werden.
- Bei Libidostörungen und auch bei depressiven Verstimmungen kann ein Therapieversuch mit DHEA unternommen werden.
- Geht es vor allem um den Knochen, können selektive Östrogenrezeptormodulatoren (SERMs) wie beispielsweise Evista® zum Einsatz kommen. Sie schützen gleichzeitig vor Brustkrebs, sind bei Wechseljahrsbeschwerden aber leider unwirksam.

Verglichen mit der Östrogensubstitution der Frau hinkt unser Wissen über die Testosteronersatztherapie des Mannes noch etwa 30 Jahre hinterher. Das hat natürlich seine Gründe. Bis zum 70. Lebensjahr hat nur etwa jeder dritte Mann einen Testosteronmangel. Häufig handelt es sich zudem um ein leichtes Defizit, das keine Symptome verursacht. Außerdem liegt bei Männern die Hemmschwelle ohnehin höher, wenn es um Arztbesuche geht, und schließlich ist Testosteron nicht verlässlich als Tablette zuzuführen.

Was die Herren der Schöpfung dann doch zum Arzt treibt, sind meist sexuelle Probleme, hinter denen – keineswegs immer zu Recht – ein Mangel an Testosteron vermutet wird. Ich empfehle aber gerne, nicht so lange zu warten und bereits um das 40. Lebensjahr herum eine Bestimmung des Testosteronspiegels durchführen zu lassen, besser noch um das 30. Lebensjahr. So hat man einen Ausgangswert, man weiß, »woher man kommt«. Das ist deshalb wichtig, weil ein späterer Testosteronabfall von acht auf vier Nanogramm/Milliliter viel schwerer zu verkraften ist als einer von fünf auf vier.

In jedem Fall sollte der Testosteronwert bestimmt werden, wenn Sie im folgenden Test über 26 Punkte erzielen. Nehmen Sie sich ein paar Minuten Zeit, um in Ruhe darüber nachzudenken, welche Beschwerden bei Ihnen bestehen und wie stark diese ausgeprägt sind. Schätzen Sie Ihre Beschwerden nach ihrem Schweregrad ein und tragen Sie die entsprechende Punktzahl ein:

- keine = 1 Punkt
- leichte = 2 Punkte
- mittlere = 3 Punkte
- starke = 4 Punkte
- sehr starke = 5 Punkte

Beschwerden	Ihre Punkte
Verschlechterung des allgemeinen Wohlbefindens (Gesundheitszustand, subjektives Gesundheitsempfinden)	
Gelenk- und Muskelbeschwerden (Kreuz-, Gelenk-, Gliederschmerzen, Rückenschmerzen)	
starkes Schwitzen (unerwartete/plötzliche Schweißausbrüche, Hitzewallungen unabhängig von Belastung)	
Schlafstörungen (Einschlafstörungen, Durchschlafstörungen, zu frühes und müdes Aufwachen, schlechtes Schlafen, Schlaflosigkeit)	
erhöhtes Schlafbedürfnis (häufig müde)	
Reizbarkeit (Aggressivität, durch Kleinigkeiten schnell aufgebracht, missgestimmt)	
Nervosität (innere Anspannung, innere Unruhe, nicht stillsitzen können)	
Ängstlichkeit (Panik)	
körperliche Erschöpfung/Nachlassen der Tatkraft (allgemeine Leistungsminderung, Abnahme der Aktivität, fehlende Lust zu Unternehmungen, Gefühl weniger zu schaffen, zu erreichen; sich antreiben müssen, etwas zu unternehmen)	
Abnahme der Muskelkraft (Schwächegefühl)	
depressive Stimmung (Mutlosigkeit, Traurigkeit, Weinerlichkeit, Antriebslosigkeit, Stimmungsschwankungen, Gefühl der Sinnlosigkeit)	
Gefühl, Höhepunkt des Lebens ist überschritten	
Gefühl der Entmutigung, einen toten Punkt erreicht zu haben	

Beschwerden	Ihre Punkte
verminderter Bartwuchs	
Nachlassen der Potenz	
Abnahme der Anzahl morgendlicher Erektionen	
Abnahme der Libido (weniger Spaß am Sex, kaum Lust auf Sexualverkehr)	
Gesamtpunktzahl	

Falls Sie in dem Test über 26 Punkte haben, heißt das natürlich noch keineswegs, dass bei Ihnen ein Testosteronmangel vorliegt. Es bedeutet lediglich, dass es sinnvoll ist, nach einem Testosterondefizit zu fahnden.

Sollte der Testosteronwert dann tatsächlich bei zweimaliger Messung erniedrigt sein, können Sie gemeinsam mit Ihrem Präventionscoach (oder Hormonspezialisten, falls Ihr Coach keiner ist) über einen Therapieversuch mit einem Testosteronpräparat nachdenken. Wichtigste Voraussetzung dafür ist allerdings die Bestätigung eines Urologen, dass Ihre Prostata in Ordnung ist. Der PSA-Wert *muss* im Normbereich liegen. Weiterhin müssen auch Blutbild und Leberwerte normal sein. Eine sogenannte Schlafapnoe (starkes nächtliches Schnarchen mit Atemaussetzern) darf ebenfalls nicht vorliegen.

Erst jetzt kann es losgehen. Wie bei der Frau kann das Hormon auf mehreren Wegen zugeführt werden, doch als Tablette lassen sich leider keine zuverlässigen Wirkspiegel erzielen, da oral aufgenommenes Testosteron sofort von der Leber abgebaut wird.

Die Tabelle zeigt die gängigsten Testosteronpräparate mit ihren jeweiligen Vor- und Nachteilen.

Testosteronpräparat	Anwendung	Vorteile	Nachteile
z.B. Andriol Testocaps®	oral, 3 x tägl.	einfache Handhabung	kein sicherer Wirkspiegel im Blut
z.B. Androderm®	Pflaster, 1 x tägl.	gleichmäßige Wirkspiegel	Hautreizungen in bis zu 40 % der Fälle
z.B. Androtop®, Testim®, Testogel®	Gel, 1 x tägl.	gleichmäßige Wirkspiegel, gute Hautverträglichkeit	tägl. »Einschmieren«, theoretische Gefahr der Übertragung auf die Partnerin
z.B. Nebido®	Spritze, alle 3 Monate	gleichmäßige Wirkspiegel, 3 Monate »nicht dran denken«	schnelles Absetzen nicht möglich (z. B. bei Prostatakrebs)

Üblich ist es heute, mit einem Gel zu beginnen. Bei guter Verträglichkeit kann dann nach drei Monaten entschieden werden, ob eine Fortführung der Geltherapie oder eine Umstellung auf die Langzeitspritze gewünscht wird. Im ersten Jahr der Therapie müssen alle drei Monate Kontrollen des PSA-Wertes, des Blutbildes und der Leberwerte erfolgen, danach nur noch jährlich. Uneinigkeit besteht darüber, wie lange eine solche Testosteronersatztherapie durchgeführt werden soll. Hier fehlt schlicht und einfach die Langzeiterfahrung. Eine Dosisreduktion nach spätestens fünf Jahren ist aber in jedem Falle sinnvoll.

Das beiden Geschlechtern gemeinsame »Jungbrunnen-Hormon« heißt DHEA. Ich habe es weiter oben als Antistresshormon bezeichnet. Wenn diese Bezeichnungen auch ein wenig euphorisch klingen mögen, so sind sie doch nicht ganz ohne Berechtigung und prägen sich zudem ein. Und so empfehle ich sowohl Frauen als auch Männern, den eigenen DHEAS-Spiegel (man bestimmt niemals DHEA selbst, sondern immer die Speicherform DHEAS) spätestens mit 40 zu kennen (siehe »1. Präventionsmodul«). Denn auch hier ist es von Interesse, welchen Verlauf der Spiegel dieses Hormons nimmt. Erniedrigte Spiegel (unter 1 mg/l) sollten nur ausgeglichen werden, wenn die beiden folgenden Kriterien erfüllt sind:

- Symptome wie depressive Verstimmung, Antriebsarmut, fehlende Energie, nachlassende Libido, verstärktes Schwitzen (vor allem nachts)
- Ausschluss einer anderen Ursache für diese Symptome

Das heißt nichts anderes, als dass zumindest die in der erweiterten Grundvorsorge enthaltene Untersuchung (siehe »1. Präventionsmodul«) durchgeführt werden sollte, ehe man die endgültige Entscheidung für eine DHEA-Substitution fällt. Bei Männern sollte in jedem Falle ein Testosteronmangel ausgeschlossen werden, da die Symptome eines Testosteron- und die eines DHEA-Defizits einander überlappen. Ein Testosteronmangel sollte aber niemals durch DHEA, sondern nur durch Testosteron selbst ausgeglichen werden.

DHEA ist sehr gut verträglich. Dennoch handelt es sich nicht um den harmlosen Nahrungsergänzungsstoff, als der es in den USA deklariert ist. Wenn also eine DHEA-Therapie eingeleitet werden soll, ist zu beachten, dass DHEA im Körper zum Teil in Östrogene und zum Teil auch in Testosteron umgewandelt werden kann. Bei der Frau muss daher ein Brustkrebs, beim

Mann ein Prostatakrebs ausgeschlossen werden, ehe mit der Therapie begonnen wird.

DHEA ist in Deutschland nicht zugelassen. Das bedeutet nicht, dass es verboten ist, sondern nur, dass das Bundesinstitut für Medizinprodukte und Arzneimittel kein Einsatzgebiet für dieses Medikament sieht und die Krankenkassen die Kosten insofern auch nicht übernehmen. Insofern muss Ihre Apotheke das Medikament nach Vorlage des Rezepts über die Internationale Apotheke bestellen, was durchaus ein paar Tage in Anspruch nehmen kann. Achten Sie darauf, dass Frauen weniger DHEA brauchen (eine zehn-Milligramm-Tablette reicht). Eine Überdosierung kann hier leicht zu Haarausfall, Bartwuchs und Vermehrung der Körperbehaarung führen. Männer nehmen üblicherweise 25 Milligramm täglich.

Nach drei Monaten sollte darüber entschieden werden, ob eine Fortsetzung der Therapie sinnvoll ist oder nicht. Zunächst sollte der DHEAS-Spiegel kontrolliert werden. Hat sich Ihre Symptomatik trotz eines normalisierten Spiegels in keiner Weise verbessert, hat es wenig Sinn, das Hormon weiter einzunehmen. Ist der DHEAS-Spiegel dagegen nach wie vor zu niedrig, kann die Dosis erhöht werden. In drei Monaten würde dann die nächste Kontrolle anstehen. Ist hingegen eine deutliche Verbesserung Ihrer Lebensqualität eingetreten, so gehören Sie zu den glücklichen »DHEA-Respondern« – also zu den Patienten, die auf DHEA-Leben ansprechen – und werden in Zukunft ungern auf dieses Präparat verzichten wollen. Wichtig ist es dann nur, die Brust bzw. die Prostata im Auge zu behalten, ganz ähnlich wie bei einer Östrogen- bzw. Testosteronersatztherapie.

4. Präventionsmodul: Philosophie der zweiten Lebenshälfte

»Du hättest nicht alt werden sollen, eh du klug geworden wärst.« (William Shakespeare, »König Lear«)

Haben Sie es schon bemerkt: Wann immer es um das Thema geht, wie man die zweite Lebenshälfte verbringen, wie man »richtig altern« soll, stehen sich zwei Haltungen scheinbar unversöhnlich gegenüber. Geraten Sie an einen Anhänger des »Körperkults«, werden sich seine Ratschläge darauf beschränken, was Sie alles für Ihre physische Gesundheit und Fitness tun können. Überspitzt gesagt, gehen die Anhänger dieser Lehre davon aus, dass körperliche Gesundheit alles ist, dass sich ein glückliches Leben darin erschöpft, eine glatte Haut, den richtigen BMI und einen jugendlichen Hormonstatus zu haben. Das altrömische Zitat »Mens sana in corpore sano« (»In einem gesunden Körper wohnt auch ein gesunder Geist«) wird gerne herangezogen, um diese Philosophie historisch zu untermauern. Das Gros der Anti-Aging-Ratgeber hängt dieser Philosophie an und versteigt sich mitunter sogar zu unhaltbaren Aussagen über die grundsätzliche Vermeidbarkeit körperlichen Alterns.

Auf der anderen Seite finden Sie, gleichsam als Gegenbewegung zum Anti-Aging, die Anhänger einer vergeistigten oder auch spirituellen Haltung dem Leben und damit auch dem Altern gegenüber. Hier wird der Unabhängigkeit vom eigenen Körper das Wort geredet, Unabhängigkeit von körperlichen Gebrechen und Krankheiten. Jegliche präventive Maßnahme wird als überflüssig abgetan, als Bestandteil eines oberflächlichen Körperkultes, der nicht erkennen will, dass wir alle früher oder später zu körperlichem Verfall und zum Tod verurteilt sind. Die Anhänger dieser Lehre bezeichnen ihre joggenden, sich bewusst ernährenden und nicht rauchenden Artgenossen nicht ohne ein gehöriges Maß an Verachtung als Gesundheitsfanatiker. Alles wird auf die berühmten »inneren Werte« reduziert, auf seelisches Wohlbefinden, das der Hülle eines zunehmend aus den Fugen geratenden Körpers angeblich nicht bedarf.

Auf den ersten Blick werden Sie dieses Buch vermutlich eher einer körperlich orientierten Grundhaltung zuordnen. Tatsächlich habe ich als Mediziner hier einen Schwerpunkt zu setzen. Mir ist aber bewusst, dass das nicht reicht, und so kann ich mich dem Entweder-oder der beiden oben skizzierten Haltungen nicht anschließen. Wir alle brauchen eine echte *Philosophie der zweiten Lebenshälfte,* die uns einen Weg zum gesunden *und* glücklichen Altern weist. Und es spricht überhaupt nichts dagegen, die beiden Haltungen miteinander zu vereinen, denn sie widersprechen einander im Grunde nicht. Sie ergänzen, nein sie befruchten einander sogar. Körperliche Gesundheit trägt zum geistig-seelischen Wohlbefinden bei und umgekehrt. Nur ersetzen sie sich eben nicht vollständig. Und so ist es sinnvoll, den körperlichen und den geistig-seelischen Ansatz zu einer ganzheitlichen Philosophie der zweiten Lebenshälfte zu vereinen.

Ich werde diese Philosophie nun kurz skizzieren. Ich möchte ein paar meiner Ansicht nach wichtige Gedanken mit Ihnen teilen, Ihnen einen Weg andeuten, den ich für gangbar halte. Größere Ausführlichkeit würde den Rahmen dieses Buches ebenso sprengen wie es Ihren eigenen Weg zu stark vorzeichnen würde.

Wir brauchen eine Philosophie der zweiten Lebenshälfte, die uns den Weg zu einem gesunden und glücklichen Altern weist.

Halten wir uns als Erstes noch einmal vor Augen, was wir uns für unsere zweite Lebenshälfte wünschen und vornehmen sollen. Ganz allgemein gesprochen, wollen wir doch nichts anderes, als bis ins hohe Alter gesund und glücklich zu sein. Das klingt nach einer Plattitüde, ist aber dennoch in vielen Köpfen nicht so verankert. Eine ganze Industrie lebt davon, dass der Wunsch der meisten Menschen insgeheim vielmehr lautet: alt werden, ohne zu altern. Möglicherweise hegen auch Sie irgendwo in Ihrem Innersten diesen Wunsch und möglicherweise hat er sogar dazu geführt, dass Sie dieses Buch gekauft haben. Seien Sie also nicht enttäuscht, wenn ich Ihnen jetzt sage: Dieser Wunsch ist eines der größten Hindernisse auf dem Weg zum gesunden und glücklichen Altern überhaupt. »Alt werden, ohne zu altern« ist und bleibt ein unerfüllbarer Wunsch und kann daher nur zu großer Enttäuschung führen. Durch gezielte Prävention können wir altersbedingte Krankheiten tatsächlich vermeiden. Wir können sogar den Alterungsprozess als solchen deutlich verlangsamen, was bereits eine gewaltige Errungenschaft ist. Doch aufhalten können wir den Alterungsprozess nicht. Wer Ihnen etwas anderes verspricht, ist ein Scharlatan. Und so zeichnet die grundsätzliche Akzeptanz des eigenen Alterungsprozesses alle Menschen aus, die es geschafft haben, glücklich alt zu werden.

Das Nachlassen körperlicher Funktionen und ein gewisses Nachlassen von – nennen wir es ruhig beim Namen – Attraktivität und sexueller Anziehungskraft ist so unvermeidlich wie der Sonnenuntergang am Abend. Sobald Sie das wirklich akzeptiert haben – was sicher nicht von heute auf morgen gelingen kann, zumal unsere Gesellschaft besonders auf Frauen einen in die Gegenrichtung wirkenden Druck ausübt –, werden Sie wirklich zu schätzen lernen, was Prävention alles für Sie tun kann. Machen

Sie von Zeit zu Zeit den Test zur Ermittlung des biologischen Alters im Anhang und erfreuen Sie sich daran, wie der Abstand zwischen Ihrem biologischen und Ihrem chronologischen Alter wächst und wächst. Erwarten Sie aber nicht, dass Ihr biologisches Alter gleich bleibt oder gar sinkt. Wenn Sie das verinnerlicht haben, laufen Sie Ihrer eigenen Entwicklung nicht mehr hinterher, sondern sind ihr stets ein Stück voraus. Es spielt übrigens keine Rolle, wann dieser Prozess bei Ihnen einsetzt, in welchem Alter Sie beginnen, sich diesem Thema zu widmen. Ähnlich wie bei der körperlichen Prävention ist es auch für eine Philosophie der zweiten Lebenshälfte nie »zu spät«.

Eine der erfreulichen Erkenntnisse der Alternsforschung ist die inzwischen eindeutig etablierte Tatsache, dass wir fast bis zu unserem Lebensende auf nicht körperlichem Gebiet wachsen, uns geistig, psychisch und charakterlich weiterentwickeln können. Halten Sie sich das Beispiel großer Künstler wie Picasso, Michelangelo oder Johann Sebastian Bach vor Augen, die bis kurz vor ihrem Tod Meisterwerke geschaffen haben, die denen ihrer Jugend in nichts nachstehen. Sicher verlieren wir im Alter einiges an Spontaneität und Flexibilität, auch sinkt die reine Denkgeschwindigkeit. Dafür aber kennen wir uns mit uns und unserem Gehirn besser aus, können unsere gesamte Erfahrung in unser Denken und Handeln einfließen lassen, können tatsächlich zu so etwas wie Weisheit gelangen, um diesen altmodisch gewordenen Ausdruck hier einmal zu verwenden. »Im Alter bewegen wir uns zwar nicht mehr so schnell durch die Straßen unseres Gehirns, aber wir kennen die Abkürzungen«, wie wir im Kapitel »Mit Genuss gesund« schon festgestellt haben.

Altersweisheit und -gelassenheit sind aber keineswegs zwangsläufige Entwicklungen. Vielmehr handelt es sich um echte Errungenschaften, die eine bewusste Gestaltung der zweiten Lebenshälfte voraussetzen. Zusätzlich zur aktiven Prävention und zur grundsätzlichen Akzeptanz körperlichen Alterns zeichnet sich eine glückliche zweite Lebenshälfte vor allem durch diese Errungenschaften aus:

- Festigung des Selbstbewusstseins
- Anpassung der Erwartungen an die eigenen Möglichkeiten
- Fähigkeit zur Entspannung und zum Umgang mit Stress
- Interessen und eigene Projekte
- Aufbau und Pflege sozialer Bindungen

Festigung des Selbstbewusstseins

Spätestens wenn wir die 40 überschritten haben, wird es Zeit, destruktive Selbstzweifel als solche zu erkennen und das eigene Selbstbewusstsein zu festigen. Es gibt wohl kaum ein psychologisches Problem, das einem glücklichen Leben so abträglich ist wie ein zu schwach ausgeprägtes Selbstbewusstsein. Was im Volksmund als Minderwertigkeitskomplex bekannt ist, setzt Kompensationsmechanismen in Gang, die sogar für manchen Krieg verantwortlich sein mögen. Doch statt zu kompensieren, sollte man lieber das Problem selbst angehen. Ab 40 stehen die Chancen hierfür zunehmend besser. Da das Leben nun einmal auch ein Prozess fortschreitender Desillusionierung ist, hat man es immer weniger nötig, sich etwas vorzumachen. Den Anspruch an sich selbst, die Welt nachhaltig zu verändern, kann man ebenso leichten Herzens aufgeben wie die Idee von der angeblichen Überlegenheit anderer Menschen. Das eigene Selbstwertgefühl deshalb zu schmälern, weil man es auf irgendeinem Gebiet nicht so weit gebracht hat wie andere, entpuppt sich im Kontext der Gewaltigkeit des Universums und der fühlbaren Kürze des Lebens mehr und mehr als lächerlich.

»Ich bin, wie ich bin, und muss niemandem mehr etwas beweisen« kann als ebenso richtiger wie auch psychologisch wertvoller Leitsatz für die zweite Lebenshälfte gelten. Sicher kann man noch heranziehen, was einem im Leben alles gelungen ist, was man alles geleistet hat, doch das ist noch nicht einmal nötig. Sich selbst nicht grundsätzlich in Frage zu stellen, ist eine Fähigkeit, die man unabhängig von äußeren Leistungen, Erfolgen, Geld und Aussehen entwickeln kann. Natürlich kann einem das alleine nur dann gelingen, wenn die Tendenz zu Selbstzweifeln nicht zu tief in einem verankert ist. Bei manchen Menschen ist das aber leider der Fall. Dann kann eine vorübergehende professionelle Unterstützung durch einen psychologischen Berater oder einen Psychotherapeuten sinnvoll sein.

Anpassung der Erwartungen an die eigenen Möglichkeiten

Die erwähnte mit dem Alter fortschreitende Desillusionierung ist auch auf anderen Gebieten keineswegs so negativ zu sehen, wie es das Wort selbst vermuten lassen würde. Seine Erwartungen an die eigenen Möglichkeiten anzupassen, sollte daher wesentlich leichter fallen als in jüngeren Jahren, in denen man der Welt mit einer gewissen naiven Euphorie entgegentritt und meint, alles sei möglich und es stehe einem auch alles zu. »Wem genug zu wenig ist, dem ist nichts genug«, sagt Epikur, dessen Lebensphilosophie ich auch sonst nur jedem empfehlen kann. Was ist damit konkret gemeint? Auch wenn uns die anderen, das heißt Freunde, Nachbarn und die Medien, ständig suggerieren, dass man zu seinem Glück ein bestimmtes Auto, die Reise auf die gerade angesagte exotische Südseeinsel, den Sprung auf der Karriereleiter usw. braucht (die Liste ließe sich endlos fortsetzen), so ist doch das Gegenteil der Fall. Ständig Wünsche befriedigen zu wollen, die oberhalb der eigenen Möglichkeiten liegen, führt zu zielloser Hektik, Dauerfrustration, Depression und mitunter auch immensen Schulden. Klüger ist es, mit wenig zufrieden zu sein, und alles, was darüber hinausgeht, in vollen Zügen zu genießen.

In der zweiten Lebenshälfte wird es also Zeit, sich vom Erfolgsdruck, von Konkurrenzdenken und Neidgefühlen zu verabschieden und zu einer Gelassenheit zu gelangen, die es so in der Jugend nicht gibt. Wie für alles, hat man auch hierfür einen Anglizismus gefunden: »Lessness« heißt das Zauberwort, frei übersetzt: »Weniger ist mehr.« Die italienische Medizin-Nobelpreisträgerin Rita Levi-Montalcini hat ihre Autobiografie »Lob der Unvollkommenheit« genannt. Es ist nicht nötig, diese Biografie zu lesen, um zu verstehen: Diese Frau hat sich erfolgreich von einem zum Scheitern verurteilten Perfektionismus gelöst. »Wer nicht um jeden Preis alles will, bekommt viel«, könnte man auch sagen.

Fähigkeit zur Entspannung und zum Umgang mit Stress

Über die schädliche Wirkung von chronischem Stress auf die körperliche Gesundheit haben wir schon gesprochen. Dies gilt insbesondere auch für den älteren Organismus mit seiner größeren Stressanfälligkeit. Die Fähigkeit zur Entspannung und zum Umgang mit Stress schützt dementsprechend vor Krankheit, leistet darüber hinaus aber auch einen direkten Beitrag zu einem glücklichen Leben. Zu viel zu wollen ist ein Faktor, der uns nicht zur Ruhe kommen lässt. »Weniger ist mehr« ist die Antwort darauf, wie wir eben schon gesehen haben. Doch selbst wer das nicht beherzigen will oder kann, findet in seinem hektischen, (zu) voll gepackten Leben Pausen, die sich mit etwas Übung und manchmal auch Selbstüberwindung in Inseln der Ruhe verwandeln lassen. Selbstüberwindung deshalb, weil es vielen Menschen näherliegt, ihre Pausen und Ruhephasen für nicht wirklich entspannende Tätigkeiten zu nutzen. Hier ist an erster Stelle das allabendliche, mitunter stundenlange Zappen durch die Fernsehkanäle zu nennen, das gestresste Menschen meinen »zum Abschalten« zu brauchen. Dass sie dabei im doppelten Sinne nicht abschalten, machen sie sich nicht bewusst. Ähnlich sinnlos und unentspannend ist das ziellose Surfen im Internet, das bei manchem inzwischen Suchtcharakter erreicht hat, oder das Telefonieren mit dem Handy in jeder freien Minute.

Kürzere Pausen eignen sich sehr gut dazu, den Motor einmal ganz herunterzufahren; sie können zu Inseln der Ruhe im Meer der Alltagshektik werden. Wem es gegeben ist, der kann sogar kurz einschlafen, gerade um die Mittagszeit verlangt unser Biorhythmus häufig geradezu danach. »Power Nap« nennen das die Freunde der englischen Sprache. In jedem Fall hilft es sehr, eine Entspannungstechnik zu beherrschen, die einem in den gar nicht einmal so wenigen Momenten des täglichen Innehaltens hilft, zur Ruhe zu kommen. Die Augen schließen und ein paarmal bewusst und tief ein- und auszuatmen. Autogenes Training oder progressive Muskelentspannung sind solche Techniken, die jeder leicht erlernen kann. Mit einer eigenen Philosophie, einem tieferen, meditativen Verständnis der Welt verbindet sich die Idee von Entspannung in fernöstlichen Heilslehren, wie Yoga oder Qi Gong. Diese haben vielen Menschen den Weg zu einem stressärmeren Leben eröffnet. Wieder andere finden vielleicht eine vergleichbare Ruhe und Kraft im Gebet. Oder ganz einfach bei einem Espresso im Straßencafé.

Doch im Leben eines jeden entstehen nicht nur kürzere Pausen, sondern auch größere zeitliche Freiräume. Den Feierabend, das Wochenende, den Urlaub und natürlich die Zeit nach der Pensionierung sollten wir nicht nur für neue Aktivitäten, Projekte und soziale Kontakte nutzen, sondern auch zur bewussten Entspannung. Nun ist es für die meisten Menschen wenig sinnvoll, sich stundenlangen Entspannungsübungen hinzugeben, wie es einige buddhistische Mönche zu tun pflegen. Nein, in diesen Phasen gelingt Entspannung am besten durch Tätigkeiten, die eine Art »aufmerksame Passivität« erfordern, bei denen man sich bewusst gehen lassen kann. Glücklich ist hier, wer zu lesen versteht, denn ihm steht eine nicht versiegende Quelle im wahrsten Sinne des Wortes traumhafter Entspannung zur Verfügung. Musik hören, der Aufenthalt in der Natur, ein Bad im Meer und natürlich auch die Sexualität gehören in die gleiche Kategorie. Wichtig ist es, zu einem gewissen Rhythmus zu gelangen. Wir sollten in regelmäßigen Abständen immer wieder zu dieser Art von Entspannung zurückkehren und sie zu einem Teil unserer Persönlichkeit werden lassen.

Interessen und eigene Projekte

In ihrem bemerkenswerten Buch »Das Alter« stellt die französische Schriftstellerin Simone de Beauvoir fest, dass dieser Lebensabschnitt nur erfolgreich gemeistert werden kann, wenn wir immer unsere eigenen Projekte behalten. Denn natürlich können wir uns nicht permanenter Entspannung hingeben, auch wenn das von so manchem mit Blick auf seine Pensionierung herbeigesehnt wird. Für unser Wohlbefinden brauchen wir einen Wechsel von Entspannung und positiver Anspannung.

Gemeint sind Aktivitäten, die über die täglichen Verrichtungen hinausgehen, die uns fordern, ohne uns zu überfordern. Selbstverständlich kann die berufliche Tätigkeit eine solche Aktivität sein. Gerade selbstständige und künstlerische Berufe zeichnen sich dadurch aus, dass eine gesetzliche Altersgrenze nicht existiert, und es spricht viel dafür, sie bis ins hohe Alter auszuüben. Wer das nicht will oder wer die gesetzliche Altersgrenze in seinem Beruf erreicht, der droht, in das berühmte Loch zu fallen, wenn er meint, sich von nun an nur noch entspannen zu wollen. Jetzt sind neue Projekte gefragt. Ein Hobby, für das man bisher keine Zeit gefunden hat, reisen, schreiben, malen, soziales Engagement, vielleicht noch einmal ein Studium. Der Möglichkeiten sind viele. Machen Sie sich rechtzeitig Gedanken darüber, was zu Ihnen passt, was Sie reizen könnte.

Aufbau und Pflege sozialer Bindungen

Bisher habe ich darüber gesprochen, wie wir unsere zweite Lebenshälfte selbstbewusst, ohne übersteigerte Ansprüche, entspannt und zugleich aktiv gestalten können. Das alles kann uns allein gelingen, stark und souverän, unabhängig von anderen. Der Mensch ist aber nun einmal ein soziales Wesen und braucht, damit all diese Dinge letztlich einen Sinn bekommen, ein Gegenüber, in dem er sich spiegeln, an dem er sich reiben kann. Für ein glückliches und erfülltes Leben sind wir auf Kontakte zu anderen Menschen angewiesen. Ohne diese droht uns in einer Gesellschaft aufgelöster großfamiliärer Strukturen die schlimmste mögliche Konsequenz des Altwerdens überhaupt:

die Einsamkeit. Soziale Kontakte aufzubauen und zu pflegen ist daher vielleicht die wichtigste Investition in eine gelungene zweite Lebenshälfte. Das fängt natürlich bei der Familie an. Ehen, Partnerschaften und familiäre Banden nicht leichtfertig zu lösen und Zerwürfnisse auszuräumen, die nicht selten auf Nichtigkeiten beruhen, ist vor diesem Hintergrund ein Zeichen von Reife und nicht von Schwäche. Von sich selbst, von anderen und von menschlichen Beziehungen Perfektion zu erwarten, vom Partner permanente romantische Gefühle, von Kindern Dankbarkeit: Das alles gehört zu den Illusionen der ersten Lebenshälfte.

Freundschaftlichen Verbindungen außerhalb von Familie und Partnerschaft fehlt das Verpflichtende regelmäßiger Kontakte. Das ist eine Chance für mehr Freiheit, aber auch ein Risiko, die Bande zu lose werden zu lassen und den Kontakt letztlich ganz zu verlieren. Dabei wird es immer wichtiger, mit Menschen zu tun zu haben, die einen seit Jahrzehnten kennen und die dadurch ein Teil der eigenen Biografie geworden sind. Auch solche Beziehungen sollten wir daher nicht leichtfertig aufs Spiel setzen, sondern sie – über negative Emotionen wie Neid oder Eifersucht hinweg – aktiv pflegen.

Soziale Kontakte sind äußerst wichtig für eine glückliche zweite Lebenshälfte.

Entwickeln Sie Ihre eigene »Philosophie der zweiten Lebenshälfte«

Ich habe in diesem Kapitel über das 4. Präventionsmodul ganz bewusst von der zweiten Lebenshälfte gesprochen und nicht etwa von der dritten Lebensphase. Denn ich bin davon überzeugt, dass wir schon mit etwa 40 beginnen sollten, uns ernsthaft mit unserem eigenen Alterungsprozess auseinanderzusetzen und Strategien zu entwerfen, damit er glücklich verläuft. Selbstverständlich kann uns das nicht von heute auf morgen gelingen. Und so verstehen sich die vorangehenden Zeilen über die Philosophie der zweiten Lebenshälfte auch nicht als ein Programm, welches innerhalb von Tagen oder auch Monaten implementiert werden soll. Ich möchte Ihnen vielmehr vorschlagen, die angesprochenen Punkte einfach von Zeit zu Zeit zu überdenken, vielleicht eigene hinzuzufügen und schließlich zu einer ganz persönlichen Philosophie Ihrer eigenen zweiten Lebenshälfte zu gelangen. Manchmal kann dieser Weg steinig sein, so dass wir ihn vielleicht nicht alleine gehen können und wir auch durch Gespräche mit unseren engsten Vertrauten nicht weiterkommen. In diesen Situationen kann es notwendig werden, professionelle Hilfe in Anspruch zu nehmen, ein vorübergehendes psychologisches Coaching oder einer Psychotherapie. Scheuen Sie sich nicht, das dann auch zu tun. Sie und Ihr eigenes Glück sollten es sich wert sein.

Prävention – was die Zukunft bringt

Mögliche Entwicklungen in der Medizin

Wir enden mit einer Handlung, die ich das ganze Buch über vermieden habe: wir spekulieren. Wir spekulieren über die Zukunft der neuen Art von Medizin, die wir Prävention nennen. Es bleibt uns nichts anderes übrig, denn Studien gibt es zu diesem Thema nicht. Prognosen gibt es viele, aber wer kann die schon ernst nehmen, nachdem sogar ein so gigantisches geschichtliches Ereignis wie der Fall der Berliner Mauer noch ein Jahr zuvor von führenden Historikern als Hirngespinst abgetan wurde. Spekulieren wir also. Wenig Fantasie braucht man, um vorauszusagen, dass sich das noch junge Gebiet der Prävention von allerlei Wildwuchs befreien und einen Prozess einläuten wird, an dessen Ende klare Qualitätskriterien stehen werden. Erste Ansätze sind vorhanden, und auch dieses Buch ist vor diesem Hintergrund entstanden. Doch im Gegensatz zur Reparaturmedizin existieren klare Richtlinien oder gar ein echtes Qualitätsmanagement für die Prävention derzeit nur in den allerwenigsten Institutionen.

Es zeichnet sich ab, dass Gesundheit in Zukunft mehr und mehr zum Statussymbol werden wird. Dies gilt schon jetzt für ihre äußeren Anzeichen wie Schlankheit und glatte Haut. Diese Oberflächlichkeit wird nicht abgelöst, aber durch ein in die Tiefe gehendes Gesundheitsbewusstsein ergänzt werden. Diese Entwicklung ist grundsätzlich zu begrüßen, da sie einem höheren Wert huldigt als einer bestimmten Automarke. Es besteht aber die Gefahr, dass sich nur sehr wenige dieses neue Statussymbol werden leisten können, da es im Wesentlichen durch Eigenverantwortung – und das bedeutet zum Teil auch: finanzielle Eigenverantwortung – erworben werden muss. Ein wenig entkräften lässt sich dieser Einwurf mit dem Hinweis, dass jede neue Errungenschaft zivilisierter Gesellschaften zunächst einer zahlungskräftigen Schicht vorbehalten war, sich dann aber schnell über alle Schichtgrenzen hinweg durchsetzen konnte. Denken Sie an das Auto, an das Handy, an jede andere technische Errungenschaft (von der Raumfahrt vielleicht abgesehen). Und so wird es auch heute noch solch teuren Untersuchungsverfahren wie der Ganzkörper-Magnetresonanztomografie ergehen. Aber ganz abgesehen davon ist in der Prävention ohnehin weit mehr als die halbe Miete gratis zu haben, wie Sie nach aufmerksamer Lektüre dieses Buches hoffentlich bestätigen können.

Statussymbole prägen uns bekanntermaßen nicht erst im Erwachsenenalter. Vor allem das, was uns als Kinder und Jugendliche prägt, begleitet uns ein Leben lang. Und so glaube (und hoffe) ich, dass präventives Verhalten wesentlich stärker Eingang in unser Bildungssystem finden wird, als das heute der Fall ist. Die ersten Anzeichen weisen in diese Richtung: Zahnpflegekunde im Kindergarten, Kinderbücher zur gesunden Ernährung, rauchfreie Schulen, Kampagnen à la »Rauchen ist uncool« sind die ersten Hoffnungsträger dieser neuen Bewegung. Apropos Rauchen. Ich würde mich sehr wundern, wenn die Herstellung, der Verkauf und der Konsum von Zigaretten im Jahr 2050 noch erlaubt wären. Ob es einem gefällt oder nicht: Die Entwicklung geht dahin, aus der legalen Droge Nikotin eine illegale werden zu lassen.

Natürlich warten wir alle auch auf neue präventiv wirksame Nahrungsergänzungsstoffe, Medikamente und Hormone. Und die wird es geben. Am nächsten dran sind wir beim metabolischen Syndrom und den damit zusammenhängenden Folgekrankheiten wie Herzinfarkt und Schlaganfall. Für denjenigen, dem es nicht gelingt, dieses Problem durch eine Veränderung des Lebensstils zu lösen, gibt es bereits Medikamente in der »Pipeline«, wie es in der Pharmabranche heißt. Bei den Hormonen werden wir es mit synthetischen Varianten zu tun bekommen, die ein wesentlich günstigeres Verhältnis von erwünschten und unerwünschten Wirkungen aufweisen werden. Ob wir aber eines Tages tatsächlich das *ideale* Östrogen in den Händen halten werden, ein Östrogen, das die Haut verschönert, den Knochen stabil hält, die Sexualität befriedigend macht und Wechseljahrsbeschwerden beseitigt, *ohne* dabei das Risiko für Brustkrebs und Herzinfarkt zu erhöhen, ist äußerst ungewiss.

Das größte Potenzial sehe ich allerdings in der Genetik. Wir sind noch weit davon entfernt, alle Krankheits- und Risikogene zu kennen. Sollte sich die Gentechnik aber im derzeitigen Tempo weiterentwickeln (die meisten Experten gehen eher noch von einer Beschleunigung aus), dann sähe dies schon in zehn Jahren ganz anders aus. Dann könnte jeder Mensch *genau* wissen, wo seine individuellen Risiken liegen und rechtzeitig darauf reagieren. Dann würde man bei erhöhtem Darmkrebsrisiko eben schon mit 30 die erste Darmspiegelung durchführen und nicht erst mit 55. Dann würde man wissen, welche Nahrungsmittel einem gut tun und welche nicht. Dann würde man Medikamente individuell wählen und dosieren können. Dann würde man …

Die Möglichkeiten scheinen fast grenzenlos zu sein. Leider gilt das auch für die Gefahren. Denken Sie nur an das Interesse von Krankenversicherungen an solchen Daten. Ganz abgesehen davon, dass es eines Tages nicht nur um Gen*diagnostik*, sondern auch um Gen*manipulation* gehen wird. Eines Tages werden wir gentechnisch in der Lage sein, Menschen zu produzieren, die länger leben. Daran kann kein Zweifel bestehen. Angesichts solcher Szenarien werden wir über die Gentechnik in Zukunft noch intensiver streiten müssen, als wir es heute schon tun, um hier zu einem ethisch vertretbaren Konsens zu kommen.

Lassen Sie mich ganz zum Schluss noch einmal wiederholen, was ich Ihnen schon im vorherigen Kapitel ans Herz gelegt habe: Ganz gleich, wie sich unsere Kenntnisse und Möglichkeiten auf dem Gebiet der Prävention entwickeln – sie werden allesamt kalt und seelenlos bleiben, wenn sie nicht in eine persönliche Philosophie der zweiten Lebenshälfte eingebunden werden, die auch die grundsätzliche Akzeptanz unseres Alterns und Sterbens mit einschließt. Meine Aufforderung an Sie, eine solche Philosophie für sich selbst zu entwickeln, ist und bleibt daher auch angesichts der verheißungsvollsten medizinischen Möglichkeiten die wichtigste Botschaft, die ich Ihnen mit diesem Buch überbringen möchte.

Anhang

Präventionsnavigator »Vorsorge und Früherkennung«

Die Anwendung des Präventionsnavigators ist sehr einfach: Unter Ihrem Alter* gewinnen Sie sehr schnell eine Übersicht über die in dem betreffenden Jahr anstehenden Untersuchungen. Wenn Sie die jeweilige Untersuchung erledigt haben, tragen Sie das Datum ein. Zur Erinnerung: Die Grundvorsorge beinhaltet die von den gesetzlichen Krankenkassen übernommenen Untersuchungen** (mit ■ markiert), die erweiterte Grundvorsorge beinhaltet *zusätzlich* das aus meiner Sicht sinnvolle, aber nicht von den Kassen übernommene Vorsorgeprogramm (mit ● markiert). Die Optimalvorsorge geht noch darüber hinaus und schließt *zusätzlich* Untersuchungen mit ein, deren Langzeitnutzen wahrscheinlich, aber nicht bewiesen ist (*kursiv* und mit ▷ markiert). Symbolerklärung: ■ Grundvorsorge, ● erweiterte Grundvorsorge, ▷ Optimalvorsorge.

---

* Die Empfehlungen beginnen aufgrund des in diesem Buch gesetzten Altersschwerpunktes erst mit dem 30. Lebensjahr. Das Besprechen der Prävention im Kindes-, Jugend- und jungen Erwachsenenalter würde den Rahmen dieses Buches ebenso sprengen wie die Schwangerenvorsorge. Für alle Lebensphasen gilt: Bei familiärer Belastung sind die entsprechenden Vorsorgeuntersuchungen ggf. früher durchzuführen.

** Eine Gewähr hierfür kann aufgrund der sich unregelmäßig ergebenden Veränderungen nicht gegeben werden; die Kostenübernahmepraxis der privaten Krankenversicherungen ist uneinheitlich und konnte daher nicht eingearbeitet werden.

Alter	Maßnahme	Datum
30	**Untersuchung beim Präventionscoach**	
	■ Tetanus- und Diphterieschutzimpfung	
	● körperliche Untersuchung	
	● Laborwerte (BSG, Blutbild, Mineralstoffe im Blut, Eiweiße im Blut, Leberwerte, Nierenwerte, Harnsäure, Glukose nüchtern, Gesamtcholesterin, HDL, Triglyzeride, Kalzium, TSH, Urinstatus)	
	● Ultraschalluntersuchung von Bauch, Schilddrüse und Halsarterien	
	● Ergometrie	
	▷ *Laborwerte (Blutgerinnung, CK, LDH, HbA_{1c}, Insulin, C-Peptid, Lp (a), Homozystein, hsCRP, Eisen, Ferritin, anorganisches Phosphat, 25-OH-Vitamin, Parathormon, knochenspezifisches AP, fT4, fT3, ACTH, Kortisol, DHEAS, Testosteron, Prolaktin, JGF-1, bei Frauen zusätzlich CA12-5, CA25-3)*	
	▷ *Gentest für Arteriosklerose, Thrombose, Osteoporose*	
	▷ *Körperkompositionsanalyse*	
	▷ *Knochendichtemessung (Ultraschall)*	
	▷ *Audiometrie (Hörtest)*	
	▷ *Echokardiografie (Ultraschalluntersuchung des Herzens)*	
	▷ *Spiroergometrie*	
	▷ *Ganzkörper-MRT*	
	▷ *Grippeschutzimpfung im Herbst*	
	Zahnärztliche Untersuchung (2 x/Jahr)	
	■ Inspektion der Zähne	
	● Individualprophylaxe	
	Dermatologische Untersuchung	
	● körperliche Untersuchung auf suspekte Naevi (Pigmentflecken)	
	▷ *Videodermatoskopie*	
	Augenärztliche Untersuchung	
	● Sehtest	
	● Messung des Augeninnendrucks, Spiegelung des Augenhintergrundes	
	▷ *Digitale Analyse des Augenhintergrundes*	
	Frauen: Gynäkologische Untersuchung	
	■ Krebsabstrich und Tastuntersuchung der Brust	
	● vaginale Ultraschalluntersuchung	
31	**Untersuchung beim Präventionscoach**	
	▷ *Grippeschutzimpfung im Herbst*	

Alter	Maßnahme	Datum
	Zahnärztliche Untersuchung (2 x/Jahr)	
	■ Inspektion der Zähne ● Individualprophylaxe	
	Frauen: Gynäkologische Untersuchung	
	■ Krebsabstrich und Tastuntersuchung der Brust ● vaginale Ultraschalluntersuchung	
32	**Untersuchung beim Präventionscoach**	
	▷ *Grippeschutzimpfung im Herbst*	
	Zahnärztliche Untersuchung (2x/Jahr)	
	■ Inspektion der Zähne ● Individualprophylaxe	
	Frauen: Gynäkologische Untersuchung	
	■ Krebsabstrich und Tastuntersuchung der Brust ● vaginale Ultraschalluntersuchung	
33	**Untersuchung beim Präventionscoach**	
	▷ *Grippeschutzimpfung im Herbst*	
	Zahnärztliche Untersuchung (2 x/Jahr)	
	■ Inspektion der Zähne ● Individualprophylaxe	
	Frauen: Gynäkologische Untersuchung	
	■ Krebsabstrich und Tastuntersuchung der Brust ● vaginale Ultraschalluntersuchung	
34	**Untersuchung beim Präventionscoach**	
	▷ *Grippeschutzimpfung im Herbst*	
	Zahnärztliche Untersuchung (2 x/Jahr)	
	■ Inspektion der Zähne ● Individualprophylaxe	
	Frauen: Gynäkologische Untersuchung	
	■ Krebsabstrich und Tastuntersuchung der Brust ● vaginale Ultraschalluntersuchung	
35	**Untersuchung beim Präventionscoach**	
	■ körperliche Untersuchung ■ Laborwerte (BSG, Blutbild, Mineralstoffe im Blut, Eiweiße im Blut, Leberwerte, Nierenwerte, Harnsäure, Glukose nüchtern, Gesamtcholesterin, LDL, HDL, Triglyzeride, Kalzium, Urinstatus)	

Alter	Maßnahme	Datum
	● Laborwerte (TSH)	
	● Ultraschalluntersuchung von Bauch, Schilddrüse und Halsarterien	
	● Ergometrie	
	▷ *Laborwerte (Blutgerinnung, CK, LDH, HbA_{1c}, Insulin, C-Peptid, Lp(a), Homozystein, hsCRP, Eisen, Ferritin, anorganisches Phosphat, 25-OH-Vitamin D, Parathormon, knochenspezifische AP, fT4, fT3, ACTH, Kortisol, DHEAS, Testosteron, Prolaktin, IGF-1, bei Frauen zusätzlich CA12-5, CA15-3)*	
	▷ *Körperkompositionsanalyse*	
	▷ *Knochendichtemessung (Ultraschall)*	
	▷ *Audiometrie (Hörtest)*	
	▷ *Echokardiografie (Ultraschalluntersuchung des Herzens)*	
	▷ *Spiroergometrie*	
	▷ *Ganzkörper-MRT*	
	▷ *Grippeschutzimpfung im Herbst*	
	Zahnärztliche Untersuchung (2 x/Jahr)	
	■ Inspektion der Zähne	
	● Individualprophylaxe	
	Dermatologische Untersuchung	
	● körperliche Untersuchung auf suspekte Naevi (Pigmentflecken)	
	▷ *Videodermatoskopie*	
	Augenärztliche Untersuchung	
	● Sehtest	
	● Messung des Augeninnendrucks, Spiegelung des Augenhintergrundes	
	▷ *Digitale Analyse des Augenhintergrundes*	
	Frauen: Gynäkologische Untersuchung	
	■ Krebsabstrich und Tastuntersuchung der Brust	
	● vaginale Ultraschalluntersuchung	
36	**Untersuchung beim Präventionscoach**	
	▷ *Grippeschutzimpfung im Herbst*	
	Zahnärztliche Untersuchung (2 x/Jahr)	
	■ Inspektion der Zähne	
	● Individualprophylaxe	
	Frauen: Gynäkologische Untersuchung	
	■ Krebsabstrich und Tastuntersuchung der Brust	
	● vaginale Ultraschalluntersuchung	

Alter	Maßnahme	Datum
37	**Untersuchung beim Präventionscoach**	
	▷ *Grippeschutzimpfung im Herbst*	
	Zahnärztliche Untersuchung (2 x/Jahr)	
	■ Inspektion der Zähne	
	● Individualprophylaxe	
	Frauen: Gynäkologische Untersuchung	
	■ Krebsabstrich und Tastuntersuchung der Brust	
	● Vaginale Ultraschalluntersuchung	
38	**Untersuchung beim Präventionscoach**	
	■ körperliche Untersuchung	
	■ Laborwerte (BSG, Blutbild, Mineralstoffe im Blut, Eiweiße im Blut, Leberwerte, Nierenwerte, Harnsäure, Glukose nüchtern, Gesamtcholesterin, LDL, HDL, Triglyzeride, Kalzium, Urinstatus)	
	▷ *Grippeschutzimpfung im Herbst*	
	Zahnärztliche Untersuchung (2x/Jahr)	
	■ Inspektion der Zähne	
	● Individualprophylaxe	
	Frauen: Gynäkologische Untersuchung	
	■ Krebsabstrich und Tastuntersuchung der Brust	
	● vaginale Ultraschalluntersuchung	
39	**Untersuchung beim Präventionscoach**	
	▷ *Grippeschutzimpfung im Herbst*	
	Zahnärztliche Untersuchung (2 x/Jahr)	
	■ Inspektion der Zähne	
	● Individualprophylaxe	
	Frauen: Gynäkologische Untersuchung	
	■ Krebsabstrich und Tastuntersuchung der Brust	
	● vaginale Ultraschalluntersuchung	
40	**Untersuchung beim Präventionscoach**	
	■ Tetanus- und Diphterie-Schutzimpfung	
	■ körperliche Untersuchung	
	■ Laborwerte (BSG, Blutbild, Mineralstoffe im Blut, Eiweiße im Blut, Leberwerte, Nierenwerte, Harnsäure, Glukose nüchtern, Gesamtcholesterin, LDL, HDL, Triglyzeride, Kalzium, Urinstatus)	

Alter	Maßnahme	Datum
	● Laborwerte (LDH, HbA_{1c}, 25-OH-Vitamin D, knochenspezifische AP, Insulin, C-Peptid, Lp(a), Homozystein, hsCRP, TSH, DHEAS, bei Männern zusätzlich PSA und Testosteron)	
	● Ultraschalluntersuchung von Bauch, Schilddrüse und Halsarterien	
	● Knochendichtemessung (Ultraschall)	
	● Audiometrie (Hörtest)	
	● Ergometrie	
	▷ *Laborwerte (Blutgerinnung, CK, Eisen, Ferritin, anorganisches Phosphat, Parathormon, fT4, fT3, ACTH, Kortisol, Prolaktin, IGF-1, CEA, CA19-9, AFP, bei Frauen zusätzlich CA12-5, CA15-3)*	
	▷ *Gentest (falls noch nicht durchgeführt)*	
	▷ *Körperkompositionsanalyse*	
	▷ *Echokardiografie (Ultraschalluntersuchung des Herzens)*	
	▷ *Spiroergometrie*	
	▷ *Ganzkörper-MRT*	
	▷ *Darmspiegelung*	
	▷ *Grippeschutzimpfung im Herbst*	
	Zahnärztliche Untersuchung (2 x/Jahr)	
	■ Inspektion der Zähne	
	● Individualprophylaxe	
	Dermatologische Untersuchung	
	● körperliche Untersuchung auf suspekte Naevi (Pigmentflecken)	
	▷ *Videodermatoskopie*	
	Augenärztliche Untersuchung	
	● Sehtest	
	● Messung des Augeninnendrucks, Spiegelung des Augenhintergrundes	
	▷ Digitale Analyse des Augenhintergrundes	
	Frauen: Gynäkologische Untersuchung	
	■ Krebsabstrich und Tastuntersuchung der Brust	
	● vaginale Ultraschalluntersuchung	
	▷ *Mammografie*	
	Männer: Urologische Untersuchung	
	● Sonografie des Hodens und der Prostata	
	▷ *Dopplersonografie der Penisarterien (bei erektiler Dysfunktion)*	
41	**Untersuchung beim Präventionscoach**	
	▷ *Grippeschutzimpfung im Herbst*	

Alter	Maßnahme	Datum
	Zahnärztliche Untersuchung (2 x/Jahr)	
	■ Inspektion der Zähne ● Individualprophylaxe	
	Frauen: Gynäkologische Untersuchung	
	■ Krebsabstrich und Tastuntersuchung der Brust ● vaginale Ultraschalluntersuchung	
42	**Untersuchung beim Präventionscoach**	
	■ körperliche Untersuchung ■ Laborwerte (BSG, Blutbild, Mineralstoffe im Blut, Eiweiße im Blut, Leberwerte, Nierenwerte, Harnsäure, Glukose nüchtern, Gesamtcholesterin, LDL, HDL, Triglyzeride, Kalzium, Urinstatus) ● Laborwerte (LDH, HbA_{1c}, 25-OH-Vitamin D, knochenspezifische AP, Insulin, C-Peptid, Homozystein, hsCRP, TSH, DHEAS, bei Männern zusätzlich PSA und Testosteron) ● Ultraschalluntersuchung von Bauch, Schilddrüse und Halsarterien ● Knochendichtemessung (Ultraschall) ● Ergometrie ▷ *Laborwerte (Blutgerinnung, CK, Eisen, Ferritin, anorganisches Phosphat, Parathormon, fT4, fT3, ACTH, Kortisol, Prolaktin, IGF-1, CEA, CA19-9, AFP, bei Frauen zusätzlich CA12-5, CA15-3)* ▷ *Körperkompositionsanalyse* ▷ *Echokardiografie (Ultraschalluntersuchung des Herzens)* ▷ *Spiroergometrie* ▷ *Ganzkörper-MRT* ▷ *Darmspiegelung (falls noch nicht durchgeführt oder falls Polypen bekannt)* ▷ *Grippeschutzimpfung im Herbst*	
	Zahnärztliche Untersuchung (2 x/Jahr)	
	■ Inspektion der Zähne ● Individualprophylaxe	
	Dermatologische Untersuchung	
	■ körperliche Untersuchung auf suspekte Naevi (Pigmentflecken) ▷ *Videodermatoskopie*	
	Augenärztliche Untersuchung	
	● Sehtest ● Messung des Augeninnendrucks, Spiegelung des Augenhintergrundes ▷ *Digitale Analyse des Augenhintergrundes*	

Alter	Maßnahme	Datum
	Frauen: Gynäkologische Untersuchung	
	■ Krebsabstrich und Tastuntersuchung der Brust ● vaginale Ultraschalluntersuchung ▷ *Mammografie*	
	Männer: Urologische Untersuchung	
	● Sonografie des Hodens und der Prostata ▷ *Dopplersonografie der Penisarterien (bei erektiler Dysfunktion)*	
43	**Untersuchung beim Präventionscoach**	
	▷ *Grippeschutzimpfung im Herbst*	
	Zahnärztliche Untersuchung (2x/Jahr)	
	■ Inspektion der Zähne ● Individualprophylaxe	
	Frauen: Gynäkologische Untersuchung	
	■ Krebsabstrich und Tastuntersuchung der Brust ● vaginale Ultraschalluntersuchung	
44	**Untersuchung beim Präventionscoach**	
	■ körperliche Untersuchung ■ Laborwerte (BSG, Blutbild, Mineralstoffe im Blut, Eiweiße im Blut, Leberwerte, Nierenwerte, Harnsäure, Glukose nüchtern, Gesamtcholesterin, LDL, HDL, Triglyzeride, Kalzium, Urinstatus) ● Laborwerte (LDH, HbA_{1c}, 25-OH-Vitamin D, knochenspezifische AP, Insulin, C-Peptid, Homozystein, hsCRP, TSH, DHEAS, bei Männern zusätzlich PSA und Testosteron) ● Ultraschalluntersuchung von Bauch, Schilddrüse und Halsarterien ● Knochendichtemessung (Ultraschall) ● Ergometrie ▷ *Laborwerte (Blutgerinnung, CK, Eisen, Ferritin, anorganisches Phosphat, Parathormon, fT4, fT3, ACTH, Kortisol, Prolaktin, IGF-1, CEA, CA19-9, AFP, bei Frauen zusätzlich CA12-5, CA15-3)* ▷ *Körperkompositionsanalyse* ▷ *Echokardiografie (Ultraschalluntersuchung des Herzens)* ▷ *Spiroergometrie* ▷ *Ganzkörper-MRT* ▷ *Darmspiegelung (falls noch nicht durchgeführt oder falls Polypen bekannt)* ▷ *Grippeschutzimpfung im Herbst*	
	Zahnärztliche Untersuchung (2 x/Jahr)	
	■ Inspektion der Zähne ● Individualprophylaxe	

Alter	Maßnahme	Datum
	Dermatologische Untersuchung	
	● körperliche Untersuchung auf suspekte Naevi (Pigmentflecken) ▷ *Videodermatoskopie*	
	Augenärztliche Untersuchung	
	● Sehtest ● Messung des Augeninnendrucks, Spiegelung des Augenhintergrundes ▷ *Digitale Analyse des Augenhintergrundes*	
	Frauen: Gynäkologische Untersuchung	
	■ Krebsabstrich und Tastuntersuchung der Brust ● vaginale Ultraschalluntersuchung ▷ *Mammografie*	
	Männer: Urologische Untersuchung	
	● Sonografie des Hodens und der Prostata ▷ *Dopplersonografie der Penisarterien (bei erektiler Dysfunktion)*	
45	**Untersuchung beim Präventionscoach**	
	▷ *Grippeschutzimpfung im Herbst*	
	Zahnärztliche Untersuchung (2 x/Jahr)	
	■ Inspektion der Zähne ● Individualprophylaxe	
	Frauen: Gynäkologische Untersuchung	
	■ Krebsabstrich und Tastuntersuchung der Brust ● vaginale Ultraschalluntersuchung	
46	**Untersuchung beim Präventionscoach**	
	■ körperliche Untersuchung, einschließlich rektale Untersuchung der Prostata bei Männern ■ Laborwerte (BSG, Blutbild, Mineralstoffe im Blut, Eiweiße im Blut, Leberwerte, Nierenwerte, Harnsäure, Glukose nüchtern, Gesamtcholesterin, LDL, HDL, Triglyzeride, Kalzium, Urinstatus) ● Laborwerte (LDH, HbA_{1c}, 25-OH-Vitamin D, knochenspezifische AP, Insulin, C-Peptid, Homozystein, hsCRP, TSH, DHEAS, bei Männern zusätzlich PSA und Testosteron, bei Frauen zusätzlich LH, FSH, 17β-Östradiol) ● Ultraschalluntersuchung von Bauch, Schilddrüse und Halsarterien ● Knochendichtemessung (Ultraschall) ● Ergometrie ▷ *Laborwerte (Blutgerinnung, CK, Eisen, Ferritin, anorganisches Phosphat, Parathormon, fT4, fT3, ACTH, Kortisol, Prolaktin, IGF-1, CEA, CA19-9, AFP, bei Frauen zusätzlich CA12-5, CA15-3)*	

Alter	Maßnahme	Datum
	▷ *Körperkompositionsanalyse* ▷ *Echokardiografie (Ultraschalluntersuchung des Herzens)* ▷ *Spiroergometrie* ▷ *Ganzkörper-MRT* ▷ *Darmspiegelung (falls noch nicht durchgeführt oder falls Polypen bekannt)* ▷ *Grippeschutzimpfung im Herbst*	
	Zahnärztliche Untersuchung (2 x/Jahr)	
	■ Inspektion der Zähne ● Individualprophylaxe	
	Dermatologische Untersuchung	
	● körperliche Untersuchung auf suspekte Naevi (Pigmentflecken) ▷ *Videodermatoskopie*	
	Augenärztliche Untersuchung	
	● Sehtest ● Messung des Augeninnendrucks, Spiegelung des Augenhintergrundes ▷ *Digitale Analyse des Augenhintergrundes*	
	Frauen: Gynäkologische Untersuchung	
	■ Krebsabstrich und Tastuntersuchung der Brust ● vaginale Ultraschalluntersuchung ▷ *Mammografie*	
	Männer: Urologische Untersuchung	
	● Sonografie des Hodens und der Prostata ▷ *Dopplersonografie der Penisarterien (bei erektiler Dysfunktion)*	
47	**Untersuchung beim Präventionscoach**	
	■ rektale Untersuchung der Prostata bei Männern ▷ *Grippeschutzimpfung im Herbst*	
	Zahnärztliche Untersuchung (2 x/Jahr)	
	■ Inspektion der Zähne ● Individualprophylaxe	
	Frauen: Gynäkologische Untersuchung	
	■ Krebsabstrich und Tastuntersuchung der Brust ● vaginale Ultraschalluntersuchung	
48	**Untersuchung beim Präventionscoach**	
	■ körperliche Untersuchung, einschließlich rektale Untersuchung der Prostata bei Männern ■ Laborwerte (BSG, Blutbild, Mineralstoffe im Blut, Eiweiße im Blut, Leberwerte, Nierenwerte, Harnsäure, Glukose	

Alter	Maßnahme	Datum
	nüchtern, Gesamtcholesterin, LDL, HDL, Triglyzeride, Kalzium, Urinstatus) ● Laborwerte (LDH, HbA_{1c}, 25-OH-Vitamin D, knochenspezifische AP, Insulin, C-Peptid, Homozystein, hsCRP, TSH, DHEAS, bei Männern zusätzlich PSA und Testosteron, bei Frauen zusätzlich LH, FSH, 17β-Östradiol) ● Ultraschalluntersuchung von Bauch, Schilddrüse und Halsarterien ● Knochendichtemessung (Ultraschall) ● Ergometrie ▷ *Laborwerte (Blutgerinnung, CK, Eisen, Ferritin, anorganisches Phosphat, Parathormon, fT4, fT3, ACTH, Kortisol, Prolaktin, IGF-1, CEA, CA19-9, AFP, bei Frauen zusätzlich CA12-5, CA15-3)* ▷ *Körperkompositionsanalyse* ▷ *Echokardiografie (Ultraschalluntersuchung des Herzens)* ▷ *Spiroergometrie* ▷ *Ganzkörper-MRT* ▷ *Darmspiegelung (falls noch nicht durchgeführt oder falls Polypen bekannt)* ▷ *Grippeschutzimpfung im Herbst*	
	Zahnärztliche Untersuchung (2 x/Jahr)	
	■ Inspektion der Zähne ● Individualprophylaxe	
	Dermatologische Untersuchung	
	● körperliche Untersuchung auf suspekte Naevi (Pigmentflecken) ▷ *Videodermatoskopie*	
	Augenärztliche Untersuchung	
	● Sehtest ● Messung des Augeninnendrucks, Spiegelung des Augenhintergrundes ▷ *Digitale Analyse des Augenhintergrundes*	
	Frauen: Gynäkologische Untersuchung	
	■ Krebsabstrich und Tastuntersuchung der Brust ● vaginale Ultraschalluntersuchung ▷ *Mammografie*	
	Männer: Urologische Untersuchung	
	● Sonografie des Hodens und der Prostata ▷ *Dopplersonografie der Penisarterien (bei erektiler Dysfunktion)*	

Alter	Maßnahme	Datum
49	**Untersuchung beim Präventionscoach**	
	■ rektale Untersuchung der Prostata bei Männern ▷ *Grippeschutzimpfung im Herbst*	
	Zahnärztliche Untersuchung (2 x/Jahr)	
	■ Inspektion der Zähne ● Individualprophylaxe	
	Frauen: Gynäkologische Untersuchung	
	■ Krebsabstrich und Tastuntersuchung der Brust ● Vaginale Ultraschalluntersuchung	
50	**Untersuchung beim Präventionscoach**	
	■ Tetanus- und Diphterieschutzimpfung ■ Körperliche Untersuchung, einschließlich rektale Untersuchung der Prostata bei Männern ■ Laborwerte (BSG, Blutbild, Mineralstoffe im Blut, Eiweiße im Blut, Leberwerte, Nierenwerte, Harnsäure, Glukose nüchtern, Gesamtcholesterin, LDL, HDL, Triglyzeride, Kalzium, Urinstatus. Test auf verstecktes Blut im Stuhl, falls keine Darmspiegelung erfolgen soll oder erfolgt ist) ● Laborwerte (LDH, HbA_{1c}, 25-OH-Vitamin D, Parathormon, knochenspezifische AP, Insulin, C-Peptid, Lp(a), Homozystein, hsCRP, TSH, DHEAS, bei Männern zusätzlich PSA und Testosteron, bei Frauen zusätzlich LH, FSH, 17β-Östradiol) ● Ultraschalluntersuchung von Bauch, Schilddrüse und Halsarterien ● Knochendichtemessung (Ultraschall) ● Audiometrie (Hörtest) ● Ergometrie ▷ *Laborwerte (Blutgerinnung, CK, Eisen, Ferritin, anorganisches Phosphat, fT4, fT3, ACTH, Kortisol, Prolaktin, IGF-1, CEA, CA19-9, AFP, bei Frauen zusätzlich CA12-5, CA15-3)* ▷ *Körperkompositionsanalyse* ▷ *Frauen: Knochendichtemessung (DEXA-Methode)* ▷ *Spiroergometrie* ▷ *Ganzkörper-MRT* ▷ *Darmspiegelung (falls noch nicht durchgeführt oder falls Polypen bekannt)* ▷ *Grippeschutzimpfung im Herbst*	
	Zahnärztliche Untersuchung (2 x/Jahr)	
	■ Inspektion der Zähne ● Individualprophylaxe	

Alter	Maßnahme	Datum
	Dermatologische Untersuchung	
	● körperliche Untersuchung auf suspekte Naevi (Pigmentflecken)	
	▷ *Videodermatoskopie*	
	Augenärztliche Untersuchung	
	● Sehtest	
	● Messung des Augeninnendrucks, Spiegelung des Augenhintergrundes	
	▷ Digitale Analyse des Augenhintergrundes	
	Frauen: Gynäkologische Untersuchung	
	■ Krebsabstrich und Tastuntersuchung der Brust	
	● vaginale Ultraschalluntersuchung	
	● Mammografie (als Grundvorsorge geplant)	
	Männer: Urologische Untersuchung	
	● Sonografie des Hodens und der Prostata	
	▷ *Dopplersonografie der Penisarterien (bei erektiler Dysfunktion)*	
51	**Untersuchung beim Präventionscoach**	
	■ rektale Untersuchung der Prostata bei Männern	
	■ Labor: Test auf verstecktes Blut im Stuhl (falls keine Darmspiegelung erfolgen soll oder erfolgt ist)	
	▷ *Grippeschutzimpfung im Herbst*	
	Zahnärztliche Untersuchung (2 x/Jahr)	
	■ Inspektion der Zähne	
	● Individualprophylaxe	
	Frauen: Gynäkologische Untersuchung	
	■ Krebsabstrich und Tastuntersuchung der Brust	
	● vaginale Ultraschalluntersuchung	
52	**Untersuchung beim Präventionscoach**	
	■ körperliche Untersuchung, einschließlich rektale Untersuchung der Prostata bei Männern	
	■ Laborwerte (BSG, Blutbild, Mineralstoffe im Blut, Eiweiße im Blut, Leberwerte, Nierenwerte, Harnsäure, Glukose nüchtern, Gesamtcholesterin, LDL, HDL, Triglyzeride, Kalzium, Urinstatus. Test auf verstecktes Blut im Stuhl, falls keine Darmspiegelung erfolgen soll oder erfolgt ist)	
	● Laborwerte (LDH, HbA_{1c}, 25-OH-Vitamin D, Parathormon, knochenspezifische AP, Insulin, C-Peptid, Homozystein, hsCRP, TSH, DHEAS, bei Männern zusätzlich PSA und Testosteron, bei Frauen zusätzlich LH, FSH, 17β-Östradiol)	
	● Ultraschalluntersuchung von Bauch, Schilddrüse und Halsarterien	

Alter	Maßnahme	Datum
	• Knochendichtemessung (Ultraschall) • Ergometrie ▷ *Laborwerte (Blutgerinnung, CK, Eisen, Ferritin, anorganisches Phosphat, Parathormon, fT4, fT3, ACTH, Kortisol, Prolaktin, IGF-1, CEA, CA19-9, AFP, bei Frauen zusätzlich CA12-5, CA15-3)* ▷ *Körperkompositionsanalyse* ▷ *Echokardiografie (Ultraschalluntersuchung des Herzens)* ▷ *Spiroergometrie* ▷ *Ganzkörper-MRT* ▷ *Darmspiegelung (falls noch nicht durchgeführt oder falls Polypen bekannt)* ▷ *Grippeschutzimpfung im Herbst*	
	Zahnärztliche Untersuchung (2 x/Jahr)	
	■ Inspektion der Zähne • Individualprophylaxe	
	Dermatologische Untersuchung	
	■ körperliche Untersuchung auf suspekte Naevi (Pigmentflecken) ▷ *Videodermatoskopie*	
	Augenärztliche Untersuchung	
	• Sehtest • Messung des Augeninnendrucks, Spiegelung des Augenhintergrundes ▷ *Digitale Analyse des Augenhintergrundes*	
	Frauen: Gynäkologische Untersuchung	
	■ Krebsabstrich und Tastuntersuchung der Brust • vaginale Ultraschalluntersuchung • Mammografie (als Grundvorsorge geplant)	
	Männer: Urologische Untersuchung	
	• Sonografie des Hodens und der Prostata ▷ *Dopplersonografie der Penisarterien (bei erektiler Dysfunktion)*	
53	**Untersuchung beim Präventionscoach**	
	■ rektale Untersuchung der Prostata bei Männern ■ Labor: Test auf verstecktes Blut im Stuhl (falls keine Darmspiegelung erfolgen soll oder erfolgt ist) ▷ *Grippeschutzimpfung im Herbst*	
	Zahnärztliche Untersuchung (2 x/Jahr)	
	■ Inspektion der Zähne • Individualprophylaxe	

Alter	Maßnahme	Datum
	Frauen: Gynäkologische Untersuchung	
	■ Krebsabstrich und Tastuntersuchung der Brust ● vaginale Ultraschalluntersuchung	
54	**Untersuchung beim Präventionscoach**	
	■ körperliche Untersuchung, einschließlich rektale Untersuchung der Prostata bei Männern ■ Laborwerte (BSG, Blutbild, Mineralstoffe im Blut, Eiweiße im Blut, Leberwerte, Nierenwerte, Harnsäure, Glukose nüchtern, Gesamtcholesterin, LDL, HDL, Triglyzeride, Kalzium, Urinstatus, Test auf verstecktes Blut im Stuhl, falls keine Darmspiegelung erfolgen soll oder erfolgt ist) ● Laborwerte (LDH, HbA_{1c}, 25-OH-Vitamin D, Parathormon, knochenspezifische AP, Insulin, C-Peptid, Homozystein, hsCRP, TSH, DHEAS, bei Männern zusätzlich PSA und Testosteron, bei Frauen zusätzlich LH, FSH, 17β-Östradiol) ● Ultraschalluntersuchung von Bauch, Schilddrüse und Halsarterien ● Knochendichtemessung (Ultraschall) ● Ergometrie ▷ *Laborwerte (Blutgerinnung, CK, Eisen, Ferritin, anorganisches Phosphat, fT4, fT3, ACTH, Kortisol, Prolaktin, IGF-1, CEA, CA19-9, AFP, bei Frauen zusätzlich CA12-5, CA15-3)* ▷ *Körperkompositionsanalyse* ▷ *Echokardiografie (Ultraschalluntersuchung des Herzens)* ▷ *Spiroergometrie* ▷ *Ganzkörper-MRT* ▷ *Darmspiegelung (falls noch nicht durchgeführt oder falls Polypen bekannt)* ▷ *Grippeschutzimpfung im Herbst*	
	Zahnärztliche Untersuchung (2 x/Jahr)	
	■ Inspektion der Zähne ● Individualprophylaxe	
	Dermatologische Untersuchung	
	● körperliche Untersuchung auf suspekte Naevi (Pigmentflecken) ▷ *Videodermatoskopie*	
	Augenärztliche Untersuchung	
	● Sehtest ● Messung des Augeninnendrucks, Spiegelung des Augenhintergrundes ▷ *Digitale Analyse des Augenhintergrundes*	

Alter	Maßnahme	Datum
	Frauen: Gynäkologische Untersuchung	
	■ Krebsabstrich und Tastuntersuchung der Brust ● vaginale Ultraschalluntersuchung ● Mammografie (als Grundvorsorge geplant)	
	Männer: Urologische Untersuchung	
	● Sonografie des Hodens und der Prostata ▷ *Dopplersonografie der Penisarterien (bei erektiler Dysfunktion)*	
55	**Untersuchung beim Präventionscoach**	
	■ rektale Untersuchung der Prostata bei Männern ■ Labor: Test auf verstecktes Blut im Stuhl (falls keine Darmspiegelung erfolgen soll oder erfolgt ist) ▷ *Grippeschutzimpfung im Herbst*	
	Zahnärztliche Untersuchung (2 x/Jahr)	
	■ Inspektion der Zähne ● Individualprophylaxe	
	Frauen: Gynäkologische Untersuchung	
	■ Krebsabstrich und Tastuntersuchung der Brust ● vaginale Ultraschalluntersuchung	
56	**Untersuchung beim Präventionscoach**	
	■ körperliche Untersuchung, einschließlich rektale Untersuchung der Prostata bei Männern ■ Laborwerte (BSG, Blutbild, Mineralstoffe im Blut, Eiweiße im Blut, Leberwerte, Nierenwerte, Harnsäure, Glukose nüchtern, Gesamtcholesterin, LDL, HDL, Triglyzeride, Kalzium, Urinstatus, Test auf verstecktes Blut im Stuhl, falls keine Darmspiegelung erfolgen soll oder erfolgt ist) ■ Darmspiegelung ● Laborwerte (LDH, HbA1c, 25-OH-Vitamin D, Parathormon, knochenspezifische AP, Insulin, C-Peptid, Homozystein, hsCRP, TSH, DHEAS, bei Männern zusätzlich PSA und Testosteron) ● Ultraschalluntersuchung von Bauch, Schilddrüse und Halsarterien ● Knochendichtemessung (Ultraschall) ● Ergometrie ▷ *Laborwerte (Blutgerinnung, CK, Eisen, Ferritin, anorganisches Phosphat, fT4, fT3, ACTH, Kortisol, Prolaktin, IGF-1, CEA, CA19-9, AFP, bei Frauen zusätzlich CA12-5, CA15-3)* ▷ *Körperkompositionsanalyse* ▷ *Echokardiografie (Ultraschalluntersuchung des Herzens)* ▷ *Spiroergometrie* ▷ *Ganzkörper-MRT* ▷ *Grippeschutzimpfung im Herbst*	

Alter	Maßnahme	Datum
	Zahnärztliche Untersuchung (2 x/Jahr)	
	■ Inspektion der Zähne ● Individualprophylaxe	
	Dermatologische Untersuchung	
	● körperliche Untersuchung auf suspekte Naevi (Pigmentflecken) ▷ *Videodermatoskopie*	
	Augenärztliche Untersuchung	
	● Sehtest ● Messung des Augeninnendrucks, Spiegelung des Augenhintergrundes ▷ *Digitale Analyse des Augenhintergrundes*	
	Frauen: Gynäkologische Untersuchung	
	■ Krebsabstrich und Tastuntersuchung der Brust ● vaginale Ultraschalluntersuchung ● Mammografie (als Grundvorsorge geplant)	
	Männer: Urologische Untersuchung	
	● Sonografie des Hodens und der Prostata ▷ *Dopplersonografie der Penisarterien (bei erektiler Dysfunktion)*	
57	**Untersuchung beim Präventionscoach**	
	■ Rektale Untersuchung der Prostata bei Männern ▷ *Grippeschutzimpfung im Herbst*	
	Zahnärztliche Untersuchung (2 x/Jahr)	
	■ Inspektion der Zähne ● Individualprophylaxe	
	Frauen: Gynäkologische Untersuchung	
	■ Krebsabstrich und Tastuntersuchung der Brust ● vaginale Ultraschalluntersuchung	
58	**Untersuchung beim Präventionscoach**	
	■ körperliche Untersuchung, einschließlich rektale Untersuchung der Prostata bei Männern ■ Laborwerte (BSG, Blutbild, Mineralstoffe im Blut, Eiweiße im Blut, Leberwerte, Nierenwerte, Harnsäure, Glukose nüchtern, Gesamtcholesterin, LDL, HDL, Triglyzeride, Kalzium, Urinstatus, Test auf verstecktes Blut im Stuhl, falls keine Darmspiegelung erfolgen soll oder erfolgt ist) ■ Darmspiegelung (falls noch nicht durchgeführt) ● Laborwerte (LDH, HbA1c, 25-OH-Vitamin D, Parathormon, knochenspezifische AP, Insulin, C-Peptid, Homozystein,	

Alter	Maßnahme	Datum
	hsCRP, TSH, DHEAS, bei Männern zusätzlich PSA und Testosteron)	
	● Ultraschalluntersuchung von Bauch, Schilddrüse und Halsarterien	
	● Knochendichtemessung (Ultraschall)	
	● Ergometrie	
	● Darmspiegelung (falls Polypen bekannt)	
	▷ *Laborwerte (Blutgerinnung, CK, Eisen, Ferritin, anorganisches Phosphat, fT4, fT3, ACTH, Kortisol, Prolaktin, IGF-1, CEA, CA19-9, AFP, bei Frauen zusätzlich CA12-5, CA15-3)*	
	▷ *Körperkompositionsanalyse*	
	▷ *Echokardiografie (Ultraschalluntersuchung des Herzens)*	
	▷ *Spiroergometrie*	
	▷ *Ganzkörper-MRT*	
	▷ *Grippeschutzimpfung im Herbst*	
	Zahnärztliche Untersuchung (2 x/Jahr)	
	■ Inspektion der Zähne	
	● Individualprophylaxe	
	Dermatologische Untersuchung	
	● körperliche Untersuchung auf suspekte Naevi (Pigmentflecken)	
	▷ *Videodermatoskopie*	
	Augenärztliche Untersuchung	
	● Sehtest	
	● Messung des Augeninnendrucks, Spiegelung des Augenhintergrundes	
	▷ *Digitale Analyse des Augenhintergrundes*	
	Frauen: Gynäkologische Untersuchung	
	■ Krebsabstrich und Tastuntersuchung der Brust	
	● vaginale Ultraschalluntersuchung	
	● Mammografie (als Grundvorsorge geplant)	
	Männer: Urologische Untersuchung	
	● Sonografie des Hodens und der Prostata	
	▷ *Dopplersonografie der Penisarterien (bei erektiler Dysfunktion)*	
59	**Untersuchung beim Präventionscoach**	
	■ rektale Untersuchung der Prostata bei Männern	
	▷ *Grippeschutzimpfung im Herbst*	
	Zahnärztliche Untersuchung (2 x/Jahr)	
	■ Inspektion der Zähne	
	● Individualprophylaxe	

Alter	Maßnahme	Datum
	Frauen: Gynäkologische Untersuchung	
	■ Krebsabstrich und Tastuntersuchung der Brust ● vaginale Ultraschalluntersuchung	
60	**Untersuchung beim Präventionscoach**	
	■ Tetanus- und Diphterieschutzimpfung ■ körperliche Untersuchung, einschließlich rektale Untersuchung der Prostata bei Männern ■ Laborwerte (BSG, Blutbild, Mineralstoffe im Blut, Eiweiße im Blut, Leberwerte, Nierenwerte, Harnsäure, Glukose nüchtern, Gesamtcholesterin, LDL, HDL, Triglyzeride, Kalzium, Urinstatus, Test auf verstecktes Blut im Stuhl, falls keine Darmspiegelung erfolgen soll oder erfolgt ist) ■ Grippeschutzimpfung im Herbst ■ Darmspiegelung (falls noch nicht durchgeführt) ● Laborwerte (LDH, HbA1c, 25-OH-Vitamin D, Parathormon, knochenspezifische AP, Insulin, C-Peptid, Lp(a), Homozystein, hsCRP, TSH, DHEAS, bei Männern zusätzlich PSA und Testosteron) ● Ultraschalluntersuchung von Bauch, Schilddrüse und Halsarterien ● Knochendichtemessung (Ultraschall) ● Audiometrie (Hörtest) ● Ergometrie ● Darmspiegelung (falls Polypen bekannt) ● Pneumokokkenimpfung (Impfung gegen eine häufige Art der Lungenentzündung) ▷ *Laborwerte (Blutgerinnung, CK, Eisen, Ferritin, anorganisches Phosphat, fT4, fT3, ACTH, Kortisol, Prolaktin, IGF-1, CEA, CA19-9, AFP, bei Frauen zusätzlich CA12-5, CA15-3)* ▷ *Körperkompositionsanalyse* ▷ *Echokardiografie (Ultraschalluntersuchung des Herzens)* ▷ *Frauen: Knochendichtemessung (DEXA-Methode)* ▷ *Spiroergometrie* ▷ *Ganzkörper-MRT*	
	Zahnärztliche Untersuchung (2 x/Jahr)	
	■ Inspektion der Zähne ● Individualprophylaxe	
	Dermatologische Untersuchung	
	● körperliche Untersuchung auf suspekte Naevi (Pigmentflecken) ▷ *Videodermatoskopie*	

Alter	Maßnahme	Datum
	Augenärztliche Untersuchung	
	● Sehtest ● Messung des Augeninnendrucks, Spiegelung des Augenhintergrundes ▷ *Digitale Analyse des Augenhintergrundes*	
	Frauen: Gynäkologische Untersuchung	
	■ Krebsabstrich und Tastuntersuchung der Brust ● vaginale Ultraschalluntersuchung ● Mammografie (als Grundvorsorge geplant)	
	Männer: Urologische Untersuchung	
	● Sonografie des Hodens und der Prostata ▷ *Dopplersonografie der Penisarterien (bei erektiler Dysfunktion)*	
61	**Untersuchung beim Präventionscoach**	
	■ rektale Untersuchung der Prostata bei Männern ■ Grippeschutzimpfung im Herbst	
	Zahnärztliche Untersuchung (2 x/Jahr)	
	■ Inspektion der Zähne ● Individualprophylaxe	
	Frauen: Gynäkologische Untersuchung	
	■ Krebsabstrich und Tastuntersuchung der Brust ● vaginale Ultraschalluntersuchung	
62	**Untersuchung beim Präventionscoach**	
	■ körperliche Untersuchung, einschließlich rektale Untersuchung der Prostata bei Männern ■ Laborwerte (BSG, Blutbild, Mineralstoffe im Blut, Eiweiße im Blut, Leberwerte, Nierenwerte, Harnsäure, Glukose nüchtern, Gesamtcholesterin, LDL, HDL, Triglyzeride, Kalzium, Urinstatus, Test auf verstecktes Blut im Stuhl, falls keine Darmspiegelung erfolgen soll oder erfolgt ist) ■ Grippeschutzimpfung im Herbst ■ Darmspiegelung (falls noch nicht durchgeführt) ● Laborwerte (LDH, HbA1c, 25-OH-Vitamin D, Parathormon, knochenspezifische AP, Insulin, C-Peptid, Homozystein, hsCRP, TSH, DHEAS, bei Männern zusätzlich PSA und Testosteron) ● Ultraschalluntersuchung von Bauch, Schilddrüse und Halsarterien ● Knochendichtemessung (Ultraschall) ● Ergometrie ● Darmspiegelung (falls Polypen bekannt) ▷ *Laborwerte (Blutgerinnung, CK, Eisen, Ferritin, anorganisches Phosphat, fT4, fT3, ACTH, Kortisol, Prolaktin, IGF-1,*	

Alter	Maßnahme	Datum
	CEA, CA19-9, AFP, bei Frauen zusätzlich CA12-5, CA15-3) ▷ *Körperkompositionsanalyse* ▷ *Echokardiografie (Ultraschalluntersuchung des Herzens)* ▷ *Spiroergometrie* ▷ *Ganzkörper-MRT*	
	Zahnärztliche Untersuchung (2 x/Jahr)	
	■ Inspektion der Zähne ● Individualprophylaxe	
	Dermatologische Untersuchung	
	● körperliche Untersuchung auf suspekte Naevi (Pigmentflecken) ▷ *Videodermatoskopie*	
	Augenärztliche Untersuchung	
	● Sehtest ● Messung des Augeninnendrucks, Spiegelung des Augenhintergrundes ▷ *Digitale Analyse des Augenhintergrundes*	
	Frauen: Gynäkologische Untersuchung	
	■ Krebsabstrich und Tastuntersuchung der Brust ● vaginale Ultraschalluntersuchung ● Mammografie (als Grundvorsorge geplant)	
	Männer: Urologische Untersuchung	
	● Sonografie des Hodens und der Prostata ▷ *Dopplersonografie der Penisarterien (bei erektiler Dysfunktion)*	
63	**Untersuchung beim Präventionscoach**	
	■ rektale Untersuchung der Prostata bei Männern ■ Grippeschutzimpfung im Herbst	
	Zahnärztliche Untersuchung (2 x/Jahr)	
	■ Inspektion der Zähne ● Individualprophylaxe	
	Frauen: Gynäkologische Untersuchung	
	■ Krebsabstrich und Tastuntersuchung der Brust ● vaginale Ultraschalluntersuchung	
64	**Untersuchung beim Präventionscoach**	
	■ körperliche Untersuchung, einschließlich rektale Untersuchung der Prostata bei Männern ■ Laborwerte (BSG, Blutbild, Mineralstoffe im Blut, Eiweiße im Blut, Leberwerte, Nierenwerte, Harnsäure, Glukose	

Alter	Maßnahme	Datum
	nüchtern, Gesamtcholesterin, LDL, HDL, Triglyzeride, Kalzium, Urinstatus, Test auf verstecktes Blut im Stuhl, falls keine Darmspiegelung erfolgen soll oder erfolgt ist)	
	■ Grippeschutzimpfung im Herbst	
	■ Darmspiegelung (falls noch nicht durchgeführt)	
	● Laborwerte (LDH, HbA1c, 25-OH-Vitamin D, Parathormon, knochenspezifische AP, Insulin, C-Peptid, Homozystein, hsCRP, TSH, DHEAS, bei Männern zusätzlich PSA und Testosteron)	
	● Ultraschalluntersuchung von Bauch, Schilddrüse und Halsarterien	
	● Knochendichtemessung (Ultraschall)	
	● Ergometrie	
	● Darmspiegelung (falls Polypen bekannt)	
	▷ *Laborwerte (Blutgerinnung, CK, Eisen, Ferritin, anorganisches Phosphat, fT4, fT3, ACTH, Kortisol, Prolaktin, IGF-1, CEA, CA19-9, AFP, bei Frauen zusätzlich CA12-5, CA15-3)*	
	▷ *Körperkompositionsanalyse*	
	▷ *Echokardiografie (Ultraschalluntersuchung des Herzens)*	
	▷ *Spiroergometrie*	
	▷ *Ganzkörper-MRT*	
	Zahnärztliche Untersuchung (2 x/Jahr)	
	■ Inspektion der Zähne	
	● Individualprophylaxe	
	Dermatologische Untersuchung	
	● körperliche Untersuchung auf suspekte Naevi (Pigmentflecken)	
	▷ *Videodermatoskopie*	
	Augenärztliche Untersuchung	
	● Sehtest	
	● Messung des Augeninnendrucks, Spiegelung des Augenhintergrundes	
	▷ *Digitale Analyse des Augenhintergrundes*	
	Frauen: Gynäkologische Untersuchung	
	■ Krebsabstrich und Tastuntersuchung der Brust	
	● vaginale Ultraschalluntersuchung	
	● Mammografie (als Grundvorsorge geplant)	
	Männer: Urologische Untersuchung	
	● Sonografie des Hodens und der Prostata	
	▷ *Dopplersonografie der Penisarterien (bei erektiler Dysfunktion)*	

Alter	Maßnahme	Datum
65	**Untersuchung beim Präventionscoach**	
	■ rektale Untersuchung der Prostata bei Männern ■ Grippeschutzimpfung im Herbst	
	Zahnärztliche Untersuchung (2 x/Jahr)	
	■ Inspektion der Zähne ● Individualprophylaxe	
	Frauen: Gynäkologische Untersuchung	
	■ Krebsabstrich und Tastuntersuchung der Brust ● vaginale Ultraschalluntersuchung	
66	**Untersuchung beim Präventionscoach**	
	■ körperliche Untersuchung, einschließlich rektale Untersuchung der Prostata bei Männern ■ Laborwerte (BSG, Blutbild, Mineralstoffe im Blut, Eiweiße im Blut, Leberwerte, Nierenwerte, Harnsäure, Glukose nüchtern, Gesamtcholesterin, LDL, HDL, Triglyzeride, Kalzium, Urinstatus. Test auf verstecktes Blut im Stuhl, falls keine Darmspiegelung erfolgen soll oder erfolgt ist) ■ Darmspiegelung (falls noch nicht durchgeführt) ■ Grippeschutzimpfung im Herbst ● Laborwerte (LDH, HbA1c, 25-OH-Vitamin D, Parathormon, knochenspezifische AP, Insulin, C-Peptid, Homozystein, hsCRP, TSH, DHEAS, bei Männern zusätzlich PSA und Testosteron) ● Ultraschalluntersuchung von Bauch, Schilddrüse und Halsarterien ● Knochendichtemessung (Ultraschall) ● Ergometrie ● Pneumokokkenimpfung (Impfung gegen eine häufige Art der Lungenentzündung) ● Darmspiegelung (falls Polypen bekannt) ▷ *Laborwerte (Blutgerinnung, CK, Eisen, Ferritin, anorganisches Phosphat, fT4, fT3, ACTH, Kortisol, Prolaktin, IGF-1, CEA, CA19-9, AFP, bei Frauen zusätzlich CA12-5, CA15-3)* ▷ *Körperkompositionsanalyse* ▷ *Echokardiografie (Ultraschalluntersuchung des Herzens)* ▷ *Spiroergometrie* ▷ *Ganzkörper-MRT*	
	Zahnärztliche Untersuchung (2 x/Jahr)	
	■ Inspektion der Zähne ● Individualprophylaxe	

Alter	Maßnahme	Datum
	Dermatologische Untersuchung	
	● körperliche Untersuchung auf suspekte Naevi (Pigmentflecken) ▷ *Videodermatoskopie*	
	Augenärztliche Untersuchung	
	● Sehtest ● Messung des Augeninnendrucks, Spiegelung des Augenhintergrundes ▷ *Digitale Analyse des Augenhintergrundes*	
	Frauen: Gynäkologische Untersuchung	
	■ Krebsabstrich und Tastuntersuchung der Brust ● vaginale Ultraschalluntersuchung ● Mammografie (als Grundvorsorge geplant)	
	Männer: Urologische Untersuchung	
	● Sonografie des Hodens und der Prostata ▷ *Dopplersonografie der Penisarterien (bei erektiler Dysfunktion)*	
67	**Untersuchung beim Präventionscoach**	
	■ rektale Untersuchung der Prostata bei Männern ■ Grippeschutzimpfung im Herbst	
	Zahnärztliche Untersuchung (2 x/Jahr)	
	■ Inspektion der Zähne ● Individualprophylaxe	
	Frauen: Gynäkologische Untersuchung	
	■ Krebsabstrich und Tastuntersuchung der Brust ● vaginale Ultraschalluntersuchung	
68	**Untersuchung beim Präventionscoach**	
	■ körperliche Untersuchung, einschließlich rektale Untersuchung der Prostata bei Männern ■ Laborwerte (BSG, Blutbild, Mineralstoffe im Blut, Eiweiße im Blut, Leberwerte, Nierenwerte, Harnsäure, Glukose nüchtern, Gesamtcholesterin, LDL, HDL, Triglyzeride, Kalzium, Urinstatus, Test auf verstecktes Blut im Stuhl, falls keine Darmspiegelung erfolgen soll oder erfolgt ist) ■ Grippeschutzimpfung im Herbst ■ Darmspiegelung (falls länger als 10 Jahre zurück) ● Laborwerte (LDH, HbA1c, 25-OH-Vitamin D, Parathormon, knochenspezifische AP, Insulin, C-Peptid, Homozystein, hsCRP, TSH, DHEAS, bei Männern zusätzlich PSA und Testosteron) ● Ultraschalluntersuchung von Bauch, Schilddrüse und Halsarterien	

Alter	Maßnahme	Datum
	● Knochendichtemessung (Ultraschall)	
	● Ergometrie	
	● Darmspiegelung (falls Polypen bekannt)	
	▷ *Laborwerte (Blutgerinnung, CK, Eisen, Ferritin, anorganisches Phosphat, fT4, fT3, ACTH, Kortisol, Prolaktin, IGF-1, CEA, CA19-9, AFP, bei Frauen zusätzlich CA12-5, CA15-3)*	
	▷ *Körperkompositionsanalyse*	
	▷ *Echokardiografie (Ultraschalluntersuchung des Herzens)*	
	▷ *Spiroergometrie*	
	▷ *Ganzkörper-MRT*	
	Zahnärztliche Untersuchung (2 x/Jahr)	
	■ Inspektion der Zähne	
	● Individualprophylaxe	
	Dermatologische Untersuchung	
	● körperliche Untersuchung auf suspekte Naevi (Pigmentflecken)	
	▷ *Videodermatoskopie*	
	Augenärztliche Untersuchung	
	● Sehtest	
	● Messung des Augeninnendrucks, Spiegelung des Augenhintergrundes	
	▷ *Digitale Analyse des Augenhintergrundes*	
	Frauen: Gynäkologische Untersuchung	
	■ Krebsabstrich und Tastuntersuchung der Brust	
	● vaginale Ultraschalluntersuchung	
	● Mammografie (als Grundvorsorge geplant)	
	Männer: Urologische Untersuchung	
	● Sonografie des Hodens und der Prostata	
	▷ *Dopplersonografie der Penisarterien (bei erektiler Dysfunktion)*	
69	**Untersuchung beim Präventionscoach**	
	■ rektale Untersuchung der Prostata bei Männern	
	■ Grippeschutzimpfung im Herbst	
	Zahnärztliche Untersuchung (2 x/Jahr)	
	■ Inspektion der Zähne	
	● Individualprophylaxe	
	Frauen: Gynäkologische Untersuchung	
	■ Krebsabstrich und Tastuntersuchung der Brust	
	● vaginale Ultraschalluntersuchung	

Alter	Maßnahme	Datum
70	**Untersuchung beim Präventionscoach**	
	■ Tetanus- und Diphterieschutzimpfung	
	■ körperliche Untersuchung, einschließlich rektale Untersuchung der Prostata bei Männern	
	■ Laborwerte (BSG, Blutbild, Mineralstoffe im Blut, Eiweiße im Blut, Leberwerte, Nierenwerte, Harnsäure, Glukose nüchtern, Gesamtcholesterin, LDL, HDL, Triglyzeride, Kalzium, Urinstatus, Test auf verstecktes Blut im Stuhl, falls keine Darmspiegelung erfolgen soll oder erfolgt ist)	
	■ Grippeschutzimpfung im Herbst	
	■ Darmspiegelung (falls länger als 10 Jahre zurück)	
	● Laborwerte (LDH, HbA1c, 25-OH-Vitamin D, Parathormon, knochenspezifische AP, Insulin, C-Peptid, Lp(a), Homozystein, hsCRP, TSH, DHEAS, bei Männern zusätzlich PSA und Testosteron)	
	● Ultraschalluntersuchung von Bauch, Schilddrüse und Halsarterien	
	● Knochendichtemessung (Ultraschall)	
	● Audiometrie (Hörtest)	
	● Frauen: Knochendichtemessung (DEXA-Methode)	
	● Ergometrie	
	● Darmspiegelung (falls Polypen bekannt)	
	▷ *Laborwerte (Blutgerinnung, CK, Eisen, Ferritin, anorganisches Phosphat, fT4, fT3, ACTH, Kortisol, Prolaktin, IGF-1, CEA, CA19-9, AFP, bei Frauen zusätzlich CA12-5, CA15-3)*	
	▷ *Körperkompositionsanalyse*	
	▷ *Echokardiografie (Ultraschalluntersuchung des Herzens)*	
	▷ *Spiroergometrie*	
	▷ *Ganzkörper-MRT*	
	Zahnärztliche Untersuchung (2 x/Jahr)	
	■ Inspektion der Zähne	
	● Individualprophylaxe	
	Dermatologische Untersuchung	
	● körperliche Untersuchung auf suspekte Naevi (Pigmentflecken)	
	▷ *Videodermatoskopie*	
	Augenärztliche Untersuchung	
	● Sehtest	
	● Messung des Augeninnendrucks, Spiegelung des Augenhintergrundes	
	▷ *Digitale Analyse des Augenhintergrundes*	

Alter	Maßnahme	Datum
	Frauen: Gynäkologische Untersuchung	
	■ Krebsabstrich und Tastuntersuchung der Brust ● vaginale Ultraschalluntersuchung ● Mammografie (als Grundvorsorge geplant)	
	Männer: Urologische Untersuchung	
	● Sonografie des Hodens und der Prostata ▷ *Dopplersonografie der Penisarterien (bei erektiler Dysfunktion)*	
71	**Untersuchung beim Präventionscoach**	
	■ rektale Untersuchung der Prostata bei Männern ■ Grippeschutzimpfung im Herbst	
	Zahnärztliche Untersuchung (2 x/Jahr)	
	■ Inspektion der Zähne ● Individualprophylaxe	
	Frauen: Gynäkologische Untersuchung	
	■ Krebsabstrich und Tastuntersuchung der Brust ● vaginale Ultraschalluntersuchung	
72	**Untersuchung beim Präventionscoach**	
	■ Körperliche Untersuchung, einschließlich rektale Untersuchung der Prostata bei Männern ■ Laborwerte (BSG, Blutbild, Mineralstoffe im Blut, Eiweiße im Blut, Leberwerte, Nierenwerte, Harnsäure, Glukose nüchtern, Gesamtcholesterin, LDL, HDL, Triglyzeride, Kalzium, Urinstatus, Test auf verstecktes Blut im Stuhl, falls keine Darmspiegelung erfolgen soll oder erfolgt ist) ■ Grippeschutzimpfung im Herbst ■ Darmspiegelung (falls länger als 10 Jahre zurück) ● Laborwerte (LDH, HbA1c, 25-OH-Vitamin D, Parathormon, knochenspezifische AP, Insulin, C-Peptid, Homozystein, hsCRP, TSH, DHEAS, bei Männern zusätzlich PSA und Testosteron) ● Ultraschalluntersuchung von Bauch, Schilddrüse und Halsarterien ● Knochendichtemessung (Ultraschall) ● Ergometrie ● Darmspiegelung (falls Polypen bekannt) ● Pneumokokkenimpfung (Impfung gegen eine häufige Art der Lungenentzündung) ▷ *Laborwerte (Blutgerinnung, CK, Eisen, Ferritin, anorganisches Phosphat, fT4, fT3, ACTH, Kortisol, Prolaktin, IGF-1, CEA, CA19-9, AFP, bei Frauen zusätzlich CA12-5, CA15-3)* ▷ *Körperkompositionsanalyse*	

Alter	Maßnahme	Datum
	▷ *Echokardiografie (Ultraschalluntersuchung des Herzens)* ▷ *Spiroergometrie* ▷ *Ganzkörper-MRT*	
	Zahnärztliche Untersuchung (2 x/Jahr)	
	■ Inspektion der Zähne ● Individualprophylaxe	
	Dermatologische Untersuchung	
	● körperliche Untersuchung auf suspekte Naevi (Pigmentflecken) ▷ *Videodermatoskopie*	
	Augenärztliche Untersuchung	
	● Sehtest ● Messung des Augeninnendrucks, Spiegelung des Augenhintergrundes	
	Frauen: Gynäkologische Untersuchung	
	■ Krebsabstrich und Tastuntersuchung der Brust ● vaginale Ultraschalluntersuchung ● Mammografie	
	Männer: urologische Untersuchung	
	● Sonografie des Hodens und der Prostata ▷ *Dopplersonografie der Penisarterien (bei erektiler Dysfunktion)*	
73	**Untersuchung beim Präventionscoach**	
	■ rektale Untersuchung der Prostata bei Männern ■ Grippeschutzimpfung im Herbst	
	Zahnärztliche Untersuchung (2 x/Jahr)	
	■ Inspektion der Zähne ● Individualprophylaxe	
	Frauen: Gynäkologische Untersuchung	
	■ Krebsabstrich und Tastuntersuchung der Brust ● vaginale Ultraschalluntersuchung	
74	**Untersuchung beim Präventionscoach**	
	■ körperliche Untersuchung, einschließlich rektale Untersuchung der Prostata bei Männern ■ Laborwerte (BSG, Blutbild, Mineralstoffe im Blut, Eiweiße im Blut, Leberwerte, Nierenwerte, Harnsäure, Glukose nüchtern, Gesamtcholesterin, LDL, HDL, Triglyzeride, Kalzium, Urinstatus, Test auf verstecktes Blut im Stuhl, falls keine Darmspiegelung erfolgen soll oder erfolgt ist)	

Alter	Maßnahme	Datum
	■ Grippeschutzimpfung im Herbst	
	■ Darmspiegelung (falls länger als 10 Jahre zurück)	
	● Laborwerte (LDH, HbA1c, 25-OH-Vitamin D, Parathormon, knochenspezifische AP, Insulin, C-Peptid, Homozystein, hsCRP, TSH, DHEAS, bei Männern zusätzlich PSA und Testosteron)	
	● Ultraschalluntersuchung von Bauch, Schilddrüse und Halsarterien	
	● Knochendichtemessung (Ultraschall)	
	● Ergometrie	
	● Darmspiegelung (falls Polypen bekannt)	
	▷ *Laborwerte (Blutgerinnung, CK, Eisen, Ferritin, anorganisches Phosphat, fT4, fT3, ACTH, Kortisol, Prolaktin, IGF-1, CEA, CA19-9, AFP, bei Frauen zusätzlich CA12-5, CA15-3)*	
	▷ *Körperkompositionsanalyse*	
	▷ *Echokardiografie (Ultraschalluntersuchung des Herzens)*	
	▷ *Spiroergometrie*	
	▷ *Ganzkörper-MRT*	
	Zahnärztliche Untersuchung (2 x/Jahr)	
	■ Inspektion der Zähne	
	● Individualprophylaxe	
	Dermatologische Untersuchung	
	● körperliche Untersuchung auf suspekte Naevi (Pigmentflecken)	
	▷ *Videodermatoskopie*	
	Augenärztliche Untersuchung	
	● Sehtest	
	● Messung des Augeninnendrucks, Spiegelung des Augenhintergrundes	
	Frauen: Gynäkologische Untersuchung	
	■ Krebsabstrich und Tastuntersuchung der Brust	
	● vaginale Ultraschalluntersuchung	
	● Mammografie	
	Männer: Urologische Untersuchung	
	● Sonografie des Hodens und der Prostata	
	▷ *Dopplersonografie der Penisarterien (bei erektiler Dysfunktion)*	
75	**Untersuchung beim Präventionscoach**	
	■ rektale Untersuchung der Prostata bei Männern	
	■ Grippeschutzimpfung im Herbst	

Alter	Maßnahme	Datum
	Zahnärztliche Untersuchung (2 x/Jahr)	
	■ Inspektion der Zähne ● Individualprophylaxe	
	Frauen: gynäkologische Untersuchung	
	■ Krebsabstrich und Tastuntersuchung der Brust ● vaginale Ultraschalluntersuchung	
76	**Untersuchung beim Präventionscoach**	
	■ körperliche Untersuchung, einschließlich rektale Untersuchung der Prostata bei Männern ■ Laborwerte (BSG, Blutbild, Mineralstoffe im Blut, Eiweiße im Blut, Leberwerte, Nierenwerte, Harnsäure, Glukose nüchtern, Gesamtcholesterin, LDL, HDL, Triglyzeride, Kalzium, Urinstatus, Test auf verstecktes Blut im Stuhl, falls keine Darmspiegelung erfolgen soll oder erfolgt ist) ■ Grippeschutzimpfung im Herbst ● Laborwerte (LDH, HbA1c, 25-OH-Vitamin D, Parathormon, knochenspezifische AP, Insulin, C-Peptid, Homozystein, hsCRP, TSH, DHEAS, bei Männern zusätzlich PSA und Testosteron) ● Ultraschalluntersuchung von Bauch, Schilddrüse und Halsarterien ● Knochendichtemessung (Ultraschall) ● Ergometrie ● Darmspiegelung ▷ *Laborwerte (Blutgerinnung, CK, Eisen, Ferritin, anorganisches Phosphat, fT4, fT3, ACTH, Kortisol, Prolaktin, IGF-1, CEA, CA19-9, AFP, bei Frauen zusätzlich CA12-5, CA15-3)* ▷ *Körperkompositionsanalyse* ▷ *Echokardiografie (Ultraschalluntersuchung des Herzens)* ▷ *Spiroergometrie* ▷ *Ganzkörper-MRT*	
	Zahnärztliche Untersuchung (2 x/Jahr)	
	■ Inspektion der Zähne ● Individualprophylaxe	
	Dermatologische Untersuchung	
	● körperliche Untersuchung auf suspekte Naevi (Pigmentflecken) ▷ *Videodermatoskopie*	
	Augenärztliche Untersuchung	
	● Sehtest ● Messung des Augeninnendrucks, Spiegelung des Augenhintergrundes	

Alter	Maßnahme	Datum
	Frauen: Gynäkologische Untersuchung	
	■ Krebsabstrich und Tastuntersuchung der Brust ● vaginale Ultraschalluntersuchung ● Mammografie	
	Männer: Urologische Untersuchung	
	● Sonografie des Hodens und der Prostata ▷ *Dopplersonografie der Penisarterien (bei erektiler Dysfunktion)*	
77	**Untersuchung beim Präventionscoach**	
	■ rektale Untersuchung der Prostata bei Männern ■ Grippeschutzimpfung im Herbst	
	Zahnärztliche Untersuchung (2 x/Jahr)	
	■ Inspektion der Zähne ● Individualprophylaxe	
	Frauen: Gynäkologische Untersuchung	
	■ Krebsabstrich und Tastuntersuchung der Brust ● vaginale Ultraschalluntersuchung	
78	**Untersuchung beim Präventionscoach**	
	■ körperliche Untersuchung, einschließlich rektale Untersuchung der Prostata bei Männern ■ Laborwerte (BSG, Blutbild, Mineralstoffe im Blut, Eiweiße im Blut, Leberwerte, Nierenwerte, Harnsäure, Glukose nüchtern, Gesamtcholesterin, LDL, HDL, Triglyzeride, Kalzium, Urinstatus, Test auf verstecktes Blut im Stuhl, falls keine Darmspiegelung erfolgen soll oder erfolgt ist) ■ Grippeschutzimpfung im Herbst ● Laborwerte (LDH, HbA1c, 25-OH-Vitamin D, Parathormon, knochenspezifische AP, Insulin, C-Peptid, Homozystein, hsCRP, TSH, DHEAS, bei Männern zusätzlich PSA und Testosteron) ● Ultraschalluntersuchung von Bauch, Schilddrüse und Halsarterien ● Knochendichtemessung (Ultraschall) ● Ergometrie ● Darmspiegelung (falls Polypen bekannt) ● Pneumokokkenimpfung (Impfung gegen eine häufige Art der Lungenentzündung) ▷ *Laborwerte (Blutgerinnung, CK, Eisen, Ferritin, anorganisches Phosphat, fT4, fT3, ACTH, Kortisol, Prolaktin, IGF-1, CEA, CA19-9, AFP, bei Frauen zusätzlich CA12-5, CA15-3)* ▷ *Körperkompositionsanalyse* ▷ *Echokardiografie (Ultraschalluntersuchung des Herzens)*	

Alter	Maßnahme	Datum
	▷ *Spiroergometrie*	
	▷ *Ganzkörper-MRT*	
	Zahnärztliche Untersuchung (2 x/Jahr)	
	■ Inspektion der Zähne	
	● Individualprophylaxe	
	Dermatologische Untersuchung	
	● körperliche Untersuchung auf suspekte Naevi (Pigmentflecken)	
	▷ *Videodermatoskopie*	
	Augenärztliche Untersuchung	
	● Sehtest	
	● Messung des Augeninnendrucks, Spiegelung des Augenhintergrundes	
	Frauen: Gynäkologische Untersuchung	
	■ Krebsabstrich und Tastuntersuchung der Brust	
	● vaginale Ultraschalluntersuchung	
	● Mammografie	
	Männer: Urologische Untersuchung	
	● Sonografie des Hodens und der Prostata	
	▷ *Dopplersonografie der Penisarterien (bei erektiler Dysfunktion)*	
79	**Untersuchung beim Präventionscoach**	
	■ rektale Untersuchung der Prostata bei Männern	
	■ Grippeschutzimpfung im Herbst	
	Zahnärztliche Untersuchung (2x/Jahr)	
	■ Inspektion der Zähne	
	● Individualprophylaxe	
	Frauen: Gynäkologische Untersuchung	
	■ Krebsabstrich und Tastuntersuchung der Brust	
	● vaginale Ultraschalluntersuchung	
80	**Untersuchung beim Präventionscoach**	
	■ Tetanus- und Diphterieschutzimpfung	
	■ körperliche Untersuchung, einschließlich rektale Untersuchung der Prostata bei Männern	
	■ Laborwerte (BSG, Blutbild, Mineralstoffe im Blut, Eiweiße im Blut, Leberwerte, Nierenwerte, Harnsäure, Glukose nüchtern, Gesamtcholesterin, LDL, HDL, Triglyzeride, Kalzium, Urinstatus, Test auf verstecktes Blut im Stuhl, falls keine Darmspiegelung erfolgen soll oder erfolgt ist)	

Alter	Maßnahme	Datum
	■ Grippeschutzimpfung im Herbst ● Laborwerte (LDH, HbA1c, 25-OH-Vitamin D, Parathormon, knochenspezifische AP, Insulin, C-Peptid, Homozystein, hsCRP, TSH, DHEAS, bei Männern zusätzlich PSA und Testosteron) ● Ultraschalluntersuchung von Bauch, Schilddrüse und Halsarterien ● Knochendichtemessung (Ultraschall) ● Ergometrie ● Darmspiegelung (falls Polypen bekannt) ▷ *Laborwerte (Blutgerinnung, CK, Eisen, Ferritin, anorganisches Phosphat, fT4, fT3, ACTH, Kortisol, Prolaktin, IGF-1, CEA, CA19-9, AFP, bei Frauen zusätzlich CA12-5, CA15-3)* ▷ *Körperkompositionsanalyse* ▷ *Echokardiografie (Ultraschalluntersuchung des Herzens)* ▷ *Spiroergometrie* ▷ *Ganzkörper-MRT*	
	Zahnärztliche Untersuchung (2 x/Jahr)	
	■ Inspektion der Zähne ● Individualprophylaxe	
	Dermatologische Untersuchung	
	● körperliche Untersuchung auf suspekte Naevi (Pigmentflecken) ▷ *Videodermatoskopie*	
	Augenärztliche Untersuchung	
	● Sehtest ● Messung des Augeninnendrucks, Spiegelung des Augenhintergrundes	
	Frauen: Gynäkologische Untersuchung	
	■ Krebsabstrich und Tastuntersuchung der Brust ● vaginale Ultraschalluntersuchung	
	Männer: Urologische Untersuchung	
	● Sonografie des Hodens und der Prostata ▷ *Dopplersonografie der Penisarterien (bei erektiler Dysfunktion)*	
über 80		
	Alle 2 Jahre das unter »80« aufgeführte Programm, außerdem jährlich Grippeschutzimpfung und mit 84, 90 und 96 Pneumokokkenimpfung	

Test zur Ermittlung des biologischen Alters und der wahrscheinlichen persönlichen Lebenserwartung

Das aus Ihrer Geburtsurkunde hervorgehende chronologische Lebensalter kann sich substanziell, das heißt bis zu 20 Prozent von Ihrem biologischen Alter unterscheiden. Unter dem biologischen Alter versteht man den tatsächlichen Zustand Ihres Körpers, der eine weitaus bessere Einschätzung darüber erlaubt, wie alt Sie werden können (Ihre wahrscheinliche Lebenserwartung), als das chronologische Alter.

Das biologische Alter lässt sich auch heute noch nicht mit absoluter Sicherheit bestimmen, da wir immer noch nicht alle Einflussgrößen kennen. Um es dennoch möglichst genau eingrenzen zu können, muss die Funktion verschiedener Organsysteme gemessen werden. Dies kann naturgemäß nicht im Rahmen eines Tests geschehen, der auf einem Fragebogen basiert.

Der folgende Test kann Ihnen daher nur einen ungefähren Anhaltspunkt über Ihr biologisches Alter und Ihre wahrscheinliche Lebenserwartung geben. Mit dieser Einschränkung kann er aber eine wertvolle Hilfe zur Selbsteinschätzung sein und Sie motivieren, den in diesem Buch vorgestellten Weg der Prävention einzuschlagen oder weiterzugehen. Unvorhersehbare Ereignisse wie Unfälle, Naturkatastrophen oder Terroranschläge können in einem solchen Test selbstverständlich nicht berücksichtigt werden.

Der Test ist nicht für Sie geeignet, wenn bei Ihnen bereits Krankheiten diagnostiziert wurden, die zu einer verkürzten Lebenserwartung führen können (Verengung der Herzkranzgefäße, Herzinfarkt, Schlaganfall, Krebserkrankung usw.).

Beantworten Sie die folgenden Fragen nach bestem Wissen

und Gewissen. Wählen Sie immer nur eine Antwort pro Frage. Zählen Sie anschließend alle Punkte zusammen und setzen Sie die Gesamtpunktzahl in die auf Seite 307 genannten Formeln ein. Und nun wünsche ich Ihnen viel Spaß!

Fragen	Wertung	Ihre Punkte
Ihr Geschlecht?	weiblich = 0 Punkte männlich = 5 Punkte	
Wie viele Portionen Obst und Gemüse essen Sie durchschnittlich pro Tag?	unter 1 = 2,5 Punkte 1 = 1 Punkt 2–4 = 0,5 Punkte 5 oder mehr = 0 Punkte	
Wie oft essen Sie Fisch?	selten oder nie = 1 Punkt 1 x pro Woche = 0,5 Punkte 2 x pro Woche oder häufiger = 0 Punkte	
Wie oft essen Sie eine Fleischmahlzeit?	max. 2 x pro Woche = 0 Punkte 3–5 x pro Woche = 0,5 Punkte mehr als 5 x pro Woche = 1 Punkt	
Wie oft essen Sie Fleisch und Wurstwaren als Aufschnitt?	nur ausnahmsweise = 0 Punkte regelmäßig = 0,5 Punkte	
Wie oft bewegen Sie sich mindestens 30 Minuten lang (leichtes Ausdauertraining wie Joggen, Walken, Schwimmen, Fahrradfahren, aber auch zügiges Spazierengehen)?	nie = 3 Punkte gelegentlich (unter 1 x pro Woche) = 2,5 Punkte 1–3 x pro Woche = 1 Punkt 3–7 x pro Woche = 0 Punkte Leistungssport = 1 Punkt	

Fragen	Wertung	Ihre Punkte
Rauchen Sie?	nein = 0 Punkte 0–1 pro Tag = 0,5 Punkte 2–20 pro Tag = 2 Punkte über 20 pro Tag = 3 Punkte	
Wie viele »pack years« haben Sie insgesamt in Ihrem Leben geraucht (1 pack year = 1 Jahr lang 1 Schachtel pro Tag oder 1/2 Jahr lang zwei Schachteln pro Tag oder 2 Jahre lang 1/2 Schachtel pro Tag usw.)?	unter 1 pack year = 0 Punkte 1–10 pack years = 1 Punkt über 10 pack years = 2 Punkte	
Wie viele »Drinks« trinken Sie durchschnittlich pro Tag (1 Drink = 1 Flasche Bier oder 1 Glas Wein)?	0–1 = 0 Punkte 2–3 = 1 Punkt mehr als 3 = 2 Punkte	
Wie ist Ihr Blutdruck?	unter 120/80 = 0 Punkte zwischen 120/80 und 140/90 = 1 Punkt mehrmals über 140/90 = 1,5 Punkte erhöht (ich nehme Medikamente) = 2 Punkte weiß ich nicht = 1 Punkt	
Wie ist Ihr Body Mass Index (BMI = Körpergewicht in kg geteilt durch (Körpergröße in m)^2)?	unter 18 = 1 Punkt 18–25 = 0 Punkte 25–27 = 0,5 Punkt 27–30 = 1 Punkt über 30 = 1,5 Punkte	

Fragen	Wertung	Ihre Punkte
Wie ist Ihre »Waist-to-hip-Ratio«? (Taillenumfang geteilt durch Hüftumfang)	**für Frauen:** unter 0,85 = 0 Punkte 0,85–1 = 1 Punkt über 1 = 1,5 Punkte **für Männer:** unter 1 = 0 Punkte 1–1,2 = 1 Punkt über 1,2 = 1,5 Punkte	
Wie ist Ihr Cholesterinwert?	unter 200 = 0 Punkte 200–250 = 0,5 Punkte über 250 = 1 Punkt weiß ich nicht = 0,5 Punkte	
Gab es bei Verwandten 1. Grades (Eltern oder Geschwister) Fälle von Herzinfarkt, Schlaganfall oder Krebs, die vor dem 60. Lebensjahr auftraten?	nein = 0 Punkte 1 Fall = 1 Punkt mehr als 1 Fall = 2 Punkte	
Gehen Sie zu den angebotenen Vorsorgeuntersuchungen (Gynäkologe, Prostata, Darmkrebs)?	nie = 2 Punkte unregelmäßig = 1 Punkt regelmäßig = 0 Punkte	
Haben Sie Tätigkeiten u. Projekte, die Sie wirklich interessieren (beruflich oder als Hobby)?	nein = 1 Punkt mitunter = 0,5 Punkte immer = 0 Punkte	
Wie viele Menschen stehen Ihnen wirklich nahe?	keiner = 2 Punkte 1 = 1 Punkt 2–3 = 0,5 Punkte 4 oder mehr = 0 Punkte	

Fragen	Wertung	Ihre Punkte
Sind Sie mit Ihrem Sexualleben zufrieden?	eher ja = 0 Punkte geht so = 0,5 Punkte eher nein = 1 Punkt	
Wie schlafen Sie?	gut = 0 Punkte mittelmäßig = 0,5 Punkte schlecht = 1 Punkt	
Würden Sie sich insgesamt als glücklichen Menschen bezeichnen?	ja = 0 Punkte eher ja = 0,5 Punkte eher nein = 1,5 Punkte nein = 2 Punkte	
Gesamtpunktzahl		

Auswertung

Die Formel zur Berechnung des biologischen Alters lautet (einfach eintragen und in dieser Reihenfolge in den Taschenrechner eingeben):

(______	– 20) x	______	x 0,01 +	______	=	______
(Gesamtpunktzahl)		(Lebensalter)		(Lebensalter)		(biol. Alter)

Ihr biologisches Alter beträgt ______ Jahre.

Die Formel zur Berechnung der Lebenserwartung lautet (einfach eintragen und in dieser Reihenfolge in den Taschenrechner eingeben):

– 0,8 x	______	+ 96 =	______
	(Gesamtpunktzahl)		(Lebenserwartung)

Bei Fortsetzung Ihres derzeitigen Lebensstils liegt Ihre Lebenserwartung am wahrscheinlichsten bei ______ Jahren.

Dieser Test bezieht natürlich nur die wichtigsten bekannten Einflussfaktoren auf die Lebenserwartung ein. Sollten Sie beispielsweise Ihre durch diesen Test errechnete Lebenserwartung schon überschritten haben, liegen bei Ihnen schützende Faktoren vor, die bisher nicht identifiziert werden konnten.

Nützliche Internetadressen

Gesundheitsportale

- Netdoktor
  www.netdoktor.de
- Onmeda (Medicine worldwide)
  www.onmeda.de
- Focus online (mit zahlreichen Selbsttests)
  www.focus.msn.de/gesundheit

zu Teil I

Demografie

- Statistisches Bundesamt Deutschland (Zahlen zur Bevölkerungsentwicklung, Gesundheit, Sterblichkeit etc.)
  www.destatis.de
- Alternsforschung
  Deutsches Zentrum für Alternsforschung, Heidelberg (das Neueste aus der Forschung)
  www.dzfa.uni-heidelberg.de

Prävention allgemein

- Deutsches Forum Prävention und Gesundheitsförderung
  www.forumpraevention.de
- Allgemeine Infos für die Generation über 50. Gesundheit, Verbraucherschutz, Geld, Versicherungen etc.
  www.atlantis-city.de

Anti-Aging allgemein

- Deutsche Gesellschaft für Anti-Aging-Medizin, einschl. Ärzteliste
  www.gsaam.de

zu Teil II

Gesunde Ernährung

- Deutsche Gesellschaft für Ernährung (alle Aspekte gesunder Ernährung, Gewichtskontrolle, Nahrungsergänzungsmittel etc.)
  www.dge.de
- Deutsche Lipid-Liga (Infos zu Blutfetten, Cholesterin etc.)
  www.lipid-liga.de

Reduktionsdiäten

- Deutsche Gesellschaft für Ernährung
  www.dge.de

Metabolisches System

- Infos zur Insulinresistenz/zum metabolischen Syndrom und zum Diabetes
  www.diabetes-und-insulin-resistenz.de

Bewegung/Sport

- Deutsche Gesellschaft für Sportmedizin und Prävention
  www.dgsp.de
- Richtig fit ab 50 (sehr gute Informationsseite des Deutschen Sportbundes)
  www.richtigfit-ab50.de
- Kieser-Training (gesundheitsorientiertes Krafttraining)
  www.kieser-training.com

Rauchfrei leben

- Bundeszentrale für gesundheitliche Aufklärung
  www.rauchfrei-info.de

- Deutsche Krebshilfe
  www.krebshilfe.de
- Die Easyway-Methode von Allen Carr
  www.easywell.de

Sexualität

- Informationsplattform der Firma Lilly zur erektilen Dysfunktion
  www.ed-magazin.de

Gut schlafen

- Deutsche Gesellschaft für Schlafforschung und Schlafmedizin
  www.dgsm.de
- Informationen zu Schlafstörungen und Schlaflabors
  www.schlafgestoert.de

Stress und Entspannung

- Selbsttest zum Thema Stress der Siemens Betriebskrankenkasse
  www.sbk.org/stresstest
- Entspannungsverfahren
  www.entspannungsverfahren.com

Gedächtnis

- Infos des Bürgerhospitals Stuttgart zu Gedächtnisproblemen
  www.gedaechtnisonline.de

Naturnahe Nahrungsergänzungsmittel

- Cellagon (Saftkonzentrat)
  www.cellagon.de
- LaVita (Saftkonzentrat)
  www.lavita.de
- Frutix (Saftkonzentrat)
  www.frutix.de
- Juice Plus (Kapseln)
  www.juiceplus.de
- LifePak von Pharmanex (Tabletten)
  www.pharmanex.com

Endokrinologie

- Deutsche Gesellschaft für Endokrinologie (Informationen für Patienten, Verzeichnis von Endokrinologen)
  www.endokrinologie.net

Vorsorgeuntersorgungen

- AOK (gute Übersicht über die von den Krankenkassen übernommenen Vorsorgeleistungen)
  www.aok.de
- Medizinisches Präventions-Centrum Hamburg (MPCH) am Uniklinikum Hamburg-Eppendorf (Premium-Check-up einschließlich Ganzkörper-MRT unter Leitung von Prof. Bamberger)
  www.mpch.de
- Preventicum Essen (Ganzkörper-MRT und mehr)
  www.preventicum.de
- Prevent (Gesundheitschecks in mehreren Städten Deutschlands)
  www.prevent.de
- Zertifizierte Brustzentren in Deutschland (Vorsorge und Behandlung des Brustkrebses)
  www.krebsgesellschaft.de
- Prävention in der Augenheilkunde, Früherkennung von Gefäßerkrankungen durch digitale Analyse des Augenhintergrundes
  www.talkingeyes.de

Impfpläne

- Homepage der Techniker Krankenkasse (exzellentes Gesundheitsportal mit sehr guten Impfplänen für Jung und Alt)
  www.tk-online.de

Impfungen bei Reisen

- Reisemedizinisches Zentrum des Tropeninstitutes in Hamburg
  www.gesundes-reisen.de

Wellness

- Deutscher Wellness Verband (unabhängiger Ratgeber für die Qualität von Wellness-Anbietern)
  www.wellnessverband.de

Kosmetikführer

- Das Neueste aus der Welt der Kosmetik
  www.ki-online.de

Register

Werner Tiki Küstenmacher

mit Lothar J. Seiwert

Simplify your Life

Einfacher und glücklicher leben

Das Leben meistern, die Fähigkeit besitzen, das volle Potential seines Lebens auszuschöpfen, glücklich und erfüllt sein: Wer will das nicht? Die beiden Erfolgsautoren geben erprobte Regeln für ein sinnvolles Leben an die Hand. Sinnvoll leben heißt, die eigenen Möglichkeiten optimal zu entwickeln und den Platz in der Gemeinschaft einzunehmen, an dem man sich selbst und die Gemeinschaft am besten weiterbringt. Einfach erlernbare Techniken, sofort umsetzbare Tipps und verblüffend neue Methoden: wie Sie den Stapel auf Ihrem Schreibtisch besiegen, wie Sie Ihr Leben entschleunigen, wie Sie fit und gesund bleiben, wie Sie Freunde gewinnen, wie Sie Partnerschaft und Beruf optimal verbinden, wie Sie zu Ihrem innersten Lebensziel finden.

»Dieses Buch räumt Ihr Leben auf.«
Stern

Knaur Taschenbuch Verlag

Werner Tiki & Marion Küstenmacher

Love your life!

100 Gründe, warum es sich lohnt zu leben

Das Leben kann so schön sein: Jeden Morgen können wir bei null anfangen; kostenlos können wir den Sonnenuntergang genießen und auch mal großzügig Zeit verschenken. Man braucht so wenig, um gut zu leben.
In diesem hinreißenden Buch liefern die Bestsellerautoren Werner »Tiki« und Marion Küstenmacher eine herzerfrischende Dosis guter Gründe, das Leben lebenswert zu finden. Es sind ganz einfache – und darum so bestechende – Ratschläge, wie man Glück, Zufriedenheit und Lebenssinn aus kleinen alltäglichen Dingen schöpfen kann.

Knaur Taschenbuch Verlag